神经内科常见病
临床思路精解

主　编　王拥军
副主编　周　东　胡学强　赵　钢

科学技术文献出版社
SCIENTIFIC AND TECHNICAL DOCUMENTATION PRESS
·北京·

图书在版编目（CIP）数据

神经内科常见病临床思路精解/王拥军主编. —北京：科学技术文献出版社，2016.11
（2024.1重印）
ISBN 978-7-5189-1949-9

Ⅰ.①神⋯　Ⅱ.①王⋯　Ⅲ.①神经系统疾病—诊疗　Ⅳ.①R741

中国版本图书馆 CIP 数据核字（2016）第 231562 号

神经内科常见病临床思路精解

策划编辑：袁婴婴　责任编辑：孔荣华　袁婴婴　责任校对：赵　瑗　责任出版：张志平

出　版　者	科学技术文献出版社
地　　　址	北京市复兴路15号　　邮编 100038
编　务　部	（010）58882938，58882087（传真）
发　行　部	（010）58882868，58882870（传真）
邮　购　部	（010）58882873
官方网址	www.stdp.com.cn
发　行　者	科学技术文献出版社发行　全国各地新华书店经销
印　刷　者	北京虎彩文化传播有限公司
版　　　次	2016 年 11 月第 1 版　2024 年 1 月第 14 次印刷
开　　　本	787×1092　1/16
字　　　数	330千
印　　　张	19　彩插2面
书　　　号	ISBN 978-7-5189-1949-9
定　　　价	88.00元

编委会

主　编：王拥军

副主编：周　东　胡学强　赵　钢

编　者：（按姓氏笔画排序）

毛志锋　王伊龙　王光耀　王蓬莲　乔亚男

刘大成　刘永红　刘丽萍　吴欣桐　张长青

张星虎　李子孝　李劲梅　李昕頔　李焰生

杜　芳　陆菁菁　陈海波　周安娜　武冬冬

郑华光　赵　琳　常艳宇　彭丹涛

序
Foreword

为响应国家医改"强基层"的政策号召，贯彻落实关于加强医院管理、提升服务能力、加强上下联动的政策指导，达到全面提升县级医院综合能力的目的，国家卫生计生委医院管理研究所在国家卫生计生委医政医管局的指导下开展"县级公立医院医院管理及临床重点专科能力建设"项目。

该项目计划以县级医院的实际需求为依据，采用以临床需求为出发点、以医疗问题为导向、以临床案例为引导的方法，编写适应县级医院需求的培训及学习教材，进而帮助提高县级医务人员的能力。基于基层的实际需求，教材将涵盖神经内科、心血管内科、呼吸内科及重症医学等四个学科领域，并分别由王拥军教授、霍勇教授、王辰教授、邱海波教授担任主编。

参加本系列教材的编写者均为各专业领域的专家学者。为使教材内容贴近县级医院需求，疾病的选择或基于调研结果或基于对基层需求的直接了解，同时参照国家卫生计生委相关指导性文件，如《国家卫生计生委办公厅关于印发县医院医疗服务能力基本标准和推荐标准的通知》，部分内容的撰写亦征求基层医生意见，力求覆盖主要基层常见病种。

为促进知识更新和对新知识的学习，出版社还组织专家或专家团队中的执笔医生，同步发展了在线教育内容，并在 APP 平台展现。纸质内容主要是以具体病例为引导、展示临床思维模式，在线内容可包括具体疾病分类、检查方法详述、鉴别诊断要点、详细治疗指南推荐、手术／介入治疗方案等，并以文档、PPT、音频、视频等形式展现，是纸质内容的有力补充。在线教育内容二维码将在教材有延伸阅读内容的章节出现，基层医院专业人员用手机扫描二维码后可直接连接到 APP 中的在线内容进行学习。

　　科学技术文献出版社的各位编辑对本系列教材的精心的设计及编排，保证了教材顺利与读者见面；本系列教材的出版还得到辉瑞投资有限公司的大力支持，在此一并表示诚挚的感谢！

　　由于水平及时间所限，有的内容可能不尽完善，敬请读者批评指正。

国家卫生计生委医院管理研究所

内容简介

　　本书为"县级公立医院医院管理及临床重点专科能力建设"项目配套培训和学习教材，其读者对象为县级公立医院的骨干医师。针对该部分医师群体的培训应更注重临床思维能力的提高、临床诊疗方法的实际应用。为凸显本书的可读性和实用性，本书采用了线上和线下内容相结合的方式进行编写、出版。

　　线下内容：线下内容即纸书，书中内容力求简单明了，提纲挈领。基于以上原则，本教材的撰写以突出临床医师诊疗思维过程的培养和临床实践操作能力的提升为主线（对应每节内容的"案例分析"部分），同时向基层医师传递该领域新进展，以拓展其知识面（对应每节内容的"疾病知识拓展"部分）。案例分析部分从病史询问思路开始，到体格检查、辅助检查分析、诊断、鉴别诊断、治疗等内容，每个诊疗过程均配有思路的"提示"，便于引导临床医师的思考和思维方向。本书共分8章，包括脑血管疾病、癫痫、运动障碍疾病、痴呆、头痛与头晕、中枢神经系统感染、神经肌肉疾病及脱髓鞘疾病。

　　线上内容：线上内容通过扫描二维码的方式实现。本书各章节在案例分析、诊断、治疗等部分插入不同二维码，读者扫描后可进入"县在起航"平台中的相应内容，实现在线学习。在线内容包括PPT、音频、视频等形式，是纸质内容的有力补充。

线上内容学习说明：

第一步：扫描下方的二维码安装"医大帮"APP

第二步：阅读正文内容时，扫描书中二维码即可进入相应内容的线上部分

特别提示：为便于线上学习，请先安装"医大帮"APP。

目 录
Contents

第一章　脑血管疾病

第一节　缺血性卒中

一、案例分析

【主诉】林某，女，62岁，主因"右侧肢体无力伴言语不利1.5小时"就诊。

【提示】对脑卒中进行临床拟诊时，通常先根据病史和体征进行定位与定性分析，得出初步诊断，再通过相应的辅助检查加以验证，使其起到支持或排除初步诊断的佐证作用，及时修正或完善诊断。病史和体征是诊断资料的主要来源，也是临床思维导向的主要依据，因此应夯实询问病史和体格检查的基本功。定位、定性诊断中通常要遵循一元论的原则，即尽量用一个病灶或一个病因去解释患者的全部临床表现和经过。若难以解释或解释不完全时，再考虑多病灶或多原因的可能。

安装"医大帮"app

直通本章更新内容

（一）病史采集

【病史询问思路】（表1-1-1）

表1-1-1　病史询问思路

1. 时间：明确症状出现的时间非常重要，如果患者不能提供病史，要努力明确患者最后看起来正常的时间

2. 卒中发生时正在从事的活动

3. 症状进展时序（如起病即达高峰、逐步恶化、阶梯样恶化）

4. 既往卒中或短暂性脑缺血发作（TIA）病史

5.伴随症状：头痛、颈痛、呕吐、意识下降

6.危险因素/血管病史：高血压、血脂异常、糖尿病、心肌梗死、心绞痛、心房颤动、风湿性心脏病、心力衰竭、主动脉夹层动脉瘤、周围动脉病、吸烟

7.可引起局灶性神经功能缺损的非动脉粥样硬化性疾病：癫痫病史、偏头痛、脑原发或转移肿瘤、脑动脉瘤、头外伤、多发性硬化、药物滥用、其他

【现病史】患者于1.5小时前散步时突发右侧肢体无力伴言语不利，自觉走路时腿部发沉，行走困难，右上肢抬举困难，自感讲话笨拙，无找词困难及理解障碍，伴有全身大汗，无肢体麻木，无大小便失禁，无肢体抽搐，无意识障碍。就诊于我院急诊，测血压为164/95 mmHg，行头颅电子计算机断层扫描（CT）未见高密度影，诊断为"脑梗死"。患者发病时间在3小时溶栓时间窗内，未发现存在溶栓的绝对和相对禁忌证，静脉溶栓可能获益。向家属告知病情，家属同意静脉溶栓治疗，为给予静脉溶栓治疗收入我科。

【既往史】高脂血症病史2年，脂肪肝病史2年；吸烟30年，20支/日，不饮酒；否认高血压、糖尿病及冠心病史。否认外伤、输血史。对青霉素过敏。

（二）体格检查

【提示】体格检查要注意了解患者的一般情况，更需注重神经系统专科检查，力求通过体征寻找患者出现意识障碍的病变定位（表1-1-2）。

表1-1-2　体格检查重点

1.生命体征；神经科查体

2.头外伤者行头眼耳鼻喉检查；视网膜变化（高血压性改变、胆固醇结晶、视乳头水肿、玻璃体下出血）

3.颈部血管杂音

4.心脏杂音、奔马律、心室功能障碍、肺动脉高压

5.腹部血管杂音

6.周围血管杂音、搏动性减弱，皮肤缺血性改变，淤点淤斑或远端栓塞的表现

【本例体格检查结果】左侧血压153/94 mmHg，右侧血压150/85 mmHg，呼吸18次/分，血氧饱和度97%，心率85次/分，脉搏85次/分，双侧脉搏对称有力。双

肺听诊呼吸音清，未闻及干、湿啰音；心律齐，各瓣膜听诊区未闻及病理性杂音；腹软，无压痛、无反跳痛及肌紧张。双下肢无水肿。神经系统查体：神清，轻度构音障碍，计算力、定向力、记忆力、理解力等高级皮质功能正常。双瞳等大等圆，直径 3 mm，双眼直接、间接对光反射灵敏，双侧眼球各向运动充分，无眼震，双侧咬肌对称有力，双侧额纹对称，右侧鼻唇沟稍浅，粗测听力正常，气导大于骨导，悬雍垂居中，双侧软腭上抬有力，咽反射灵敏，双侧转颈和耸肩对称有力，伸舌右偏。右侧肢体肌力 4+ 级，左侧肢体肌力正常，四肢肌张力正常，双侧腱反射正常存在。右侧指鼻试验欠稳准，余肢体共济运动稳准。双侧病理征未引出。右侧肢体痛觉减退，双侧肢体振动觉正常。颈软，脑膜刺激征阴性。颈部各血管听诊区未闻及杂音。美国国立卫生研究院卒中量表（NIHSS）评分 6 分。

（三）辅助检查

1. 实验室检查

【实验室检查项目】（表 1-1-3）

表 1-1-3　实验室检查项目

1. 通过全血细胞计数查找卒中的潜在病因：红细胞压积＞ 60%；白细胞＞ 150000/mm³；血小板＞ 100 万 /mm³ 或＜ 20000/mm³；镰状细胞贫血或其他血红蛋白病的证据

2. 红细胞沉降率（肿瘤、感染或血管炎时升高）

3. 血糖（高血糖可能会使急性期结局恶化，低血糖可能会引起局灶性神经功能改变）

4. 电解质

5. 血脂

6. PT、PTT、INR、纤维蛋白原等凝血功能检测

7. 抗心磷脂抗体

8. 神经梅毒者行快速血浆反应素试验

9. 如果可疑，行可卡因、苯丙胺尿检

注：①PT：凝血酶原时间；②PTT：部分凝血活酶时间；③INR：国际标准化比值。

【本例实验室检查结果】血常规、尿常规、粪常规 + 隐血试验、凝血象、红细胞沉降率、C 反应蛋白、糖化血红蛋白、血同型半胱氨酸各指标正常；生化全套：三酰甘油 2 mmol/L 升高，低密度脂蛋白（LDL）2.78 mmol/L，余指标正常。

2. 影像学检查

【提示】所有怀疑卒中的患者均应行急诊头颅 CT 或磁共振成像（MRI）检查以明确是缺血性卒中还是出血性卒中。如果头颅 CT 未显示出血、肿瘤或局灶感染，病史不支持偏头痛、低血糖、脑炎或蛛网膜下腔出血，那么最可能是缺血性卒中。

【临床常用影像学检查方法分析】

（1）头颅 CT：头颅 CT 是最方便、快捷和常用的结构影像学检查手段，缺点是对早期缺血，脑干、小脑部分病灶和较小梗死灶分辨率差。急性期 CT 是鉴别脑出血和脑梗死的"金标准"。

1）平扫头颅 CT：脑梗死的超早期阶段（发病 6 小时内），CT 可以发现一些细微的改变：大脑中动脉高密度征（皮质边缘，尤其在岛叶外侧缘以及豆状核区灰白质分界不清楚）、脑回肿胀、脑沟变浅等，这些改变的出现提示梗死面积较大，预后较差。多数病例发病 24 小时后逐渐显示低密度的梗死灶，可表现均匀片状或楔形的明显低密度灶，面积较大梗死可继发脑水肿、占位效应和出血性梗死呈混杂密度。发病后 2～3 周为梗死吸收期，梗死灶水肿减轻和吞噬细胞浸润可导致梗死灶与周围正常脑组织呈等密度，CT 上难以分辨，称为"模糊效应"。

2）增强头颅 CT：可在梗死后 1～2 天出现增强，1～2 周最明显，可呈脑回样不均匀强化。

（2）头颅 MRI：MRI 与 CT 相比，能提供更好的大脑灰白质的对比度。诊断 72 小时以内的脑梗死以及评估后颅窝病变（脑干和小脑），MRI 比 CT 更敏感。但体内有起搏器或其他铁磁性金属者不能行 MRI 检查。

1）常规 MRI：常规 MRI（T1 加权、T2 加权、FLAIR）在发病数小时后，部分病例即可显示 T1 像上低信号，T2 和 FLAIR 像上高信号的区域。与平扫头颅 CT 相比，MRI 有助于识别急性小梗死灶、脑干、小脑梗死。

2）弥散加权成像（diffusion weighted imaging，DWI）：在症状出现数分钟内就可发现缺血灶并可早期确定部位、大小与时间，对早期发现小梗死灶较常规 MRI 更敏感。与灌注加权成像（perfusion weighted imaging，PWI）相结合，存在低灌注区而无与其相应大小的弥散异常的不匹配区，提示存在缺血半暗带，为超早期溶栓治疗提供了影像学的依据。

3）梯度回波序列（gradient echo pulse sequence，GRE）或磁敏感加权成像

（susceptibility-weighted imaging，SWI）：对原发或脑梗死继发的出血或微出血较为敏感。

（3）磁共振血管成像（MRA）和 CT 血管成像（CTA）

1）MRA：基于 MR 成像时血液产生的"流空效应"而开发的一种磁共振成像技术，它通过抑制背景信号将血管分离出来，单独显示血管结构。优点：方便省时、无放射损伤及无创性。缺点：空间分辨率不及 CTA 和数字减影血管造影技术（DSA）。信号变化复杂，易产生伪影，对细小血管显示差。主要用于大血管闭塞、颅内动脉瘤、脑血管畸形等的诊断。MR 静脉成像（MRV）可显示上矢状窦、直窦、横窦、乙状窦及脑大静脉狭窄或闭塞的部位和程度。

2）CTA：指静脉注射含碘造影剂，经计算机对图像进行后处理，三维显示颅内外血管，主要用于大血管闭塞、颅内动脉瘤、脑血管畸形等诊断。当存在涡流或复杂血流形态时，相比 MRA，CTA 不易产生假象。

（4）脑血管造影：脑血管造影是应用含碘造影剂注入颈动脉或椎动脉内，然后在动脉期、毛细血管期和静脉期分别摄片。DSA 是目前显示脑血管形态的"金标准"检查手段，对于细小血管也能清晰显示。DSA 优点是血管影像清晰，可三维显示血管，能明确病变血管、侧支循环、引流静脉等。缺点是 DSA 为有创性检查，需要动脉穿刺和注射造影剂。DSA 可用于明确颅内外动脉狭窄或闭塞、脑动脉瘤、脑血管畸形、静脉窦血栓等脑卒中的病因。

（5）多普勒超声：多普勒超声分为经颅多普勒超声检查（TCD）和颈动脉彩色多普勒超声。TCD 对颅内动脉最常用的检查部位是颞、枕和眶三个窗口：①通过颞窗可检查大脑中动脉、大脑前动脉、颈内动脉末端和大脑后动脉；②通过枕窗可检测椎动脉和基底动脉；③通过眼窗能检测眼动脉和颈内动脉虹吸段。TCD 检查对脑血管的识别主要是根据探头位置、超声波角度、血流方向、频谱形态等。

TCD 可用于脑卒中病因或并发症的辅助诊断：①颅内外血管狭窄或闭塞以及侧支循环评估；②动静脉畸形或动静脉瘘供血动脉的判断；③蛛网膜下腔出血（SAH）等疾病所致脑血管痉挛的判断；④脑动脉中微栓子的监测；⑤颈动脉内膜剥脱术或血管内介入治疗术中及术后的血流监测。颈动脉彩色多普勒超声一般采用 5 ～ 10 MHz 探头，可用于双侧颈动脉、椎动脉的检测，可观察血管壁的结构、血管内径、血流方向。临床常用于颈动脉狭窄或闭塞、锁骨下动脉盗血综合征等诊断。

（6）超声心动图：心脏多普勒超声心动图是进行心功能评估，评价心脏收缩和舒张功能，心脏及室壁结构以及血流动力学变化。当怀疑卒中的病因是心源性栓塞时，超声心动图有助于评估心肌病／心瓣膜病的性质和程度。

【本例影像学检查结果】

（1）MRA：左侧大脑中动脉下干起始及右侧大脑中动脉上干起始部各显示一管腔局限性狭窄；左侧颈内动脉颅内段及大脑中动脉显影较右侧稍浅；右侧椎动脉管腔较对侧细，显影极浅。

（2）颈部血管超声：双侧颈动脉斑块（强回声和混合回声）形成；右侧椎动脉内径细（生理性），流速低。

（四）诊断

【提示】 对卒中患者进行临床诊断时，要遵循一些常规步骤及原则。首先应关注整体层面的问题，然后深入相关细节。诊断的关键首先要解决两个问题：①病变"在哪里"：是疾病的定位诊断，通过神经系统症状、查体、影像学检查可解决；②"是什么"卒中：是定性诊断，指卒中的类型（缺血性卒中／出血性卒中），通过病史、临床症状、影像学检查可解决。之后明确具体的病因和发病机制。

【本例诊断分析】

1. 定位诊断：左侧大脑中动脉

患者中年女性，临床主要表现为右侧肢体无力和言语笨拙，查体右侧肢体肌力4+级，考虑左侧皮质核束受累；构音障碍，主要表现为发音欠清晰，右侧中枢性面瘫，考虑累及左侧皮质核束；查体右侧肢体痛觉减退，考虑累及左侧脊髓丘脑束或丘脑感觉中继核团或丘脑辐射；查体右侧指鼻试验欠稳准，考虑前庭小脑或其联系纤维通路受累；脑结构影像学提示左侧内囊后肢可见异常信号，综合上述临床表现和影像学特点，考虑为左侧大脑中动脉深穿受累神经血管综合征，考虑为左侧豆纹动脉供血区，其载体动脉为左侧大脑中动脉，故定位。

直通本章更新内容

2. 定性诊断：脑梗死

患者中年女性，既往有脂蛋白代谢紊乱、吸烟的动脉粥样硬化危险因素。本次为急性活动中起病，迅速达到高峰，主要表现为右侧肢体无力和言语笨拙等神经功能局灶性缺损症状和体征，症状持续不缓解，发病1小时行头颅CT检查，未见高密度出血影，发病24小时后头颅磁共振DWI提示左侧内囊后肢可见片状高信号，边界模糊，相应ADC值降低，故急性脑梗死诊断明确。

3. 病因诊断：大动脉粥样硬化性

患者中年女性，既往有脂蛋白代谢紊乱、吸烟的动脉粥样硬化危险因素，血管评价提示左侧大脑中动脉下干起始部及右侧大脑中动脉上干起始部各显示一管腔局限性狭窄、双侧颈动脉斑块（强回声和混合回声）形成、双侧下肢动脉硬化伴斑块形成，为动脉粥样硬化的证据，结合MRA提示本次责任血管左侧大脑中动脉的管腔局限性狭窄，故病因考虑为大动脉粥样硬化性。

【鉴别诊断】主要需要与以下疾病进行鉴别：

1. 脑出血

缺血性卒中急性期有时与脑出血的临床表现相似，但情绪激动、活动中起病、病情进展快、发病当时血压明显升高，常提示脑出血，CT检查发现高密度出血灶可明确诊断。

2. 颅内静脉及静脉窦血栓形成

本病各年龄组均可发病，常无高血压、动脉粥样硬化、冠心病等病史，多为亚急性或慢性起病，症状和体征主要取决于静脉（窦）血栓形成的部位、性质、范围以及继发性脑损害的程度等因素，包括高颅压综合征和神经系统局灶综合征，结合CT、MR、CTV（CT静脉成像）、MRV影像学表现，尤其DSA检查可明确诊断。

3. 硬膜下血肿或硬膜外血肿

本病多有头部外伤史，病情进行性加重，出现急性脑部受压的症状，如意识障碍、头痛、恶心、呕吐等颅高压症状，瞳孔改变及偏瘫等。某些硬膜下血肿，外伤史不明确，发病较慢，老年人头痛不重，应注意鉴别。头部CT检查在颅骨内板的下方，可发现局限性梭形或新月形高密度影，骨窗可见颅骨骨折线、脑挫裂伤等。

4. 颅内占位性病变

除本病外，颅内肿瘤或脑脓肿等也可急性发作，引起局灶性神经功能缺损，类似于脑梗死。脑脓肿可有身体其他部位感染或全身性感染的病史。头部CT及MRI(需增强)检查有助于明确诊断。

5. 其他

癫痫发作（如 Todd 麻痹）、代谢性疾病（如低血糖）、中毒、功能性疾病（如焦虑症、癔症）、复杂型偏头痛、周围性眩晕和多发性硬化等需要进行相鉴别。

（五）治疗

【提示】急性缺血性卒中作为神经内科的急症之一，强调"时间就是脑"，提高全民的急救意识和完善院前急救体系建设。临床早期诊断和超早期治疗可挽救患者的神经功能，急性期的正确处理可减少患者的病死率、致残率和并发症，提高生存率。

【本例治疗方案】

1. 静脉溶栓

患者脑梗死诊断明确，年龄 62 岁，发病 1.5 小时，NIHSS 评分 6 分，急查血糖 6.47 mmol/L，血小板 159×10^9/L，APTT 30 秒，INR 0.89，头颅 CT 无早期大面积脑梗死影像学改变，排除颅内出血。家属签署知情同意书，符合阿替普酶 [又称重组组织型纤溶酶原激活剂，英文缩写（rt-PA）] 静脉溶栓的适应证，无禁忌证。收入卒中单元病房，给予 rt-PA 静脉溶栓。溶栓前 NIHSS 评分 6 分，左侧血压 153/94 mmHg，体重 70 kg，按照标准剂量 0.9 mg/kg 计算，rt-PA 总用量为 63 mg，其中 6.3 mg（10%）1 分钟内静脉推注，剩余 56.7 mg（90%）1 小时内持续静脉泵入。溶栓 1 小时，rt-PA 输注结束。溶栓过程顺利，患者无出血、水肿等并发症，自觉右上肢和言语较前稍好转，余神经系统查体较前无变化。以下是各个时间段溶栓治疗后相关变化：

（1）溶栓 1 小时：NIHSS 评分 4 分。

（2）溶栓 2 小时：右侧指鼻试验较前好转，NIHSS 评分为 3 分，血压 125/80 mmHg，心率 63 次 / 分，呼吸 16 次 / 分，血氧饱和度 96%。无明显皮下出血、牙龈出血等，继续严密监测患者病情变化。

（3）溶栓 6 小时：血压 128/82 mmHg，心率 65 次 / 分，呼吸 186 次 / 分，血氧饱和度 97%。神经系统查体较前无变化，NIHSS 评分为 3 分。患者无明显皮下出血、牙龈出血等，继续严密监测患者病情变化。

（4）溶栓 24 小时：血压 106/63 mmHg。神清，轻度构音障碍，双侧额纹对称，双侧鼻唇沟对称，伸舌居中。四肢肌力 5 级，双侧腱反射正常存在。四肢共济试验稳准。右侧巴氏征阳性。全身深浅感觉查体未见明显异常。NIHSS 评分为 1 分。

2. 抗栓

患者 24 小时后复查头颅磁共振的 SWI 序列上未见微出血，给予阿司匹林 300 mg 口服抗血小板聚集，1 次 / 日，1 周后改为 100 mg 口服，1 次 / 日。

3. 降脂

患者缺血性卒中，病因为大动脉粥样硬化性，伴有持续吸烟，LDL 2.78 mmol/L，结合血脂分层管理考虑为极高危 II，给予口服阿托伐他汀 40 mg 强化降脂，1 次 / 日，治疗目标值使 LDL-C 降至 2.1 mmol/L（80 mg/dl）或使 LDL-C 降低幅度 > 40%。

4. 控制血压

患者入院后 24 小时内血压降至 130/85 mmHg 以下，住院期间动态血压提示平均值 120/79 mmHg，未达到高血压诊断标准，嘱继续监测血压。

5. 血糖

患者发病时即刻血糖 6.47 mmol/L，住院期间空腹血糖正常，糖化血红蛋白 6.0%，未达到糖尿病诊断标准，嘱继续监测血糖。

6. 并发症防治

患者吞咽功能评价正常，低盐低脂饮食；下肢可活动，完善下肢静脉超声未见血栓形成，嘱患者多下地活动；患者肢体肌力和语言恢复正常，无康复计划；给予戒烟健康宣教。

直通本章更新内容

二、疾病知识拓展

（一）缺血性卒中分型

急性缺血性卒中正确的临床分型对患者的急性期治疗、二级预防以及卒中相关研究都至关重要。目前，在临床试验和临床实践中应用最为广泛的卒中分型是类肝素药物治疗急性缺血性脑卒中试验（TOAST）分型，2007 年国外又发表了两种新的卒中分型：停止卒中研究 TOAST 系统（SSS-TOAST）和韩国改良的 TOAST 分型，这两种分型是在 TOAST 分型基础上对动脉粥样硬化和小动脉闭塞的诊断标准进行了改良和优化。2009 年发表的 ASCO 分型更适合于二级预防、临床试验以及基因相关研究。2011 年，中国学者提出了包含病因和发病机制的卒中分型诊断——中国缺血性卒中亚型（chinese ischemic stroke subclassification，CISS）。

1. TOAST 分型的概念及各型临床特征

1993 年 TOAST 研究组对 10 172 例缺血性卒中患者进行分类，建立了 5 个缺血性卒中亚型的 TOAST 分型（图 1-1-1），各分型临床特征（表 1-1-4）。

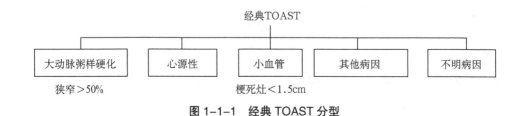

图 1-1-1 经典 TOAST 分型

表 1-1-4 缺血性卒中 TOAST 分型的临床特征

特征	类型			
	大动脉粥样硬化型	心源性栓塞型	小动脉闭塞型	其他原因型
临床				
皮质或小脑功能障碍	+	+	−	+/−
腔隙性综合征	−	−	+	+/−
影像				
皮质、小脑、脑干或皮质下梗死 > 1.5 cm	+	+	−	+/−
皮质下梗死或脑干 < 1.5 cm	−	−	+/−	+/−
辅助检查				
颈内动脉颅外段狭窄	+	−	−	−
心源性栓塞	−	+	−	−
其他检查异常	−	−	−	+

（1）大动脉粥样硬化性脑梗死：指颈部大动脉或颅底较大动脉存在 50% 以上的动脉粥样硬化性狭窄或闭塞，其引起的脑梗死有明确的临床特征和影像学表现。临

床特征：有大脑半球损伤（包括失语、忽略、感觉运动障碍等皮质损害体征）或脑干、小脑损伤的症状或体征；有间歇跛行史及同一血管区域短暂性脑缺血发作反复发作史；颈动脉杂音或动脉搏动减弱。影像：CT/MRI 显示梗死灶位于皮质、皮质下、脑干、小脑，直径＞1.5 cm，与大动脉粥样硬化相关。血管超声、动脉血管造影显示颅内、外动脉狭窄＞50%，诊断时应排除心源性栓塞。如果血管超声、动脉血管造影正常或仅显示轻度异常，不能诊断大动脉粥样硬化性梗死。

（2）心源性脑栓塞：患者由于心脏栓子脱落导致动脉闭塞引发脑栓塞。在TOAST 分型方法中，列出了造成心源性栓子的高度、中度危险因素。临床特征：至少有一项证据证明栓子很可能／可能源于心脏。既往有心源性栓子脱落导致的超过一个动脉供血区的 TIA 史、卒中史或全身系统性栓塞史；临床检查可以除外大动脉粥样硬化性脑血栓形成和脑栓塞。影像：脑形态学改变类似于大动脉粥样硬化性脑梗死。DSA：无大动脉狭窄的证据。

（3）小动脉闭塞性卒中：指颅内小动脉病变引起的腔隙性脑梗死，表现为典型的腔隙综合征，包括纯运动性、纯感觉性、感觉运动性、共济失调轻偏瘫综合征等，且无大脑质层受损的表现。常有糖尿病、高血压病史（高血压、糖尿病等可引起小动脉壁增厚，造成其狭窄或闭塞）。影像：CT/MRI 显示的小梗死灶最大径＜1.5 cm，临床伴或不伴经典的腔隙性梗死综合征；脑部影像未显示可以解释临床综合征的病灶，但临床表现为经典的腔隙综合征。血管检查未发现病变区域相关血管狭窄。诊断应排除心源性栓塞和同侧颅外大动脉狭窄 50% 的动脉粥样硬化性狭窄。

（4）其他原因引发的缺血性卒中：这一类是由其他少见原因引发的脑梗死，如非动脉粥样硬化性血管病变、动脉夹层、纤维肌发育不良（MFD）、血管炎、血液系统疾病、遗传性疾病等。影像：CT 或 MRI 可发现任何部位、形态的急性梗死灶。实验室检查和动脉血管造影可以发现其发病原因。排除大动脉粥样硬化或心源性卒中的可能性。

（5）原因不明的缺血性卒中：这一类别包括 3 种情况：①证实有两种或多种病因，但不确定哪种与该次卒中有关；②辅助检查阴性未找到病因，除非再做更深入的检查；③常规的血管影像或心脏检查尚未完成，难以确定病因。

（6）隐源性卒中：指患者入院后经过全面检查仍不能明确病因，或有多个病因无法判别此次致病的病因。2014 年 4 月在《Lancet Neurology》杂志新发表了一个全新的缺血性卒中概念—原因不明的栓塞性卒中（embolic strokes of undetermined source，ESUS），在隐源性缺血性卒中，除去 ESUS，其他为原因不明的缺血性卒中。隐源性卒中占整个缺血性卒中大约 1/4，大多数病灶为栓塞性病灶（非腔隙性梗死），诊断出栓塞的病因至关重要，常见栓塞的病因包括卵圆孔未闭（PFO）、心脏瓣膜病、心房黏液瘤、主动脉弓斑块和颈动脉斑块等。

2. CISS 分型的概念及分型说明

TOAST 分型的缺陷是未能将缺血性卒中的病因及发病机制分离开来。因此，北京天坛医院脑卒中研究团队编写并发表了适应我国临床实践的第一部中国缺血性卒中亚型分型标准。

该标准体系的分型过程分为两步：第一步同经典的 TOAST 分型相似，亦将病因分为 5 种类型：大动脉粥样硬化（large artery atherosclerosis，LAA）、心源性卒中（cardiogenic stroke，CS）、穿支动脉疾病（penetrating artery disease，PAD）、其他病因（other etiology，OE）以及病因不确定（undetermined etiology，UE），其中 LAA 还按照部位分为主动脉弓粥样硬化和颅内外大动脉粥样硬化。第二步对颅内外大动脉粥样硬化性脑梗死的发病机制进行分型，分为四种类型：载体动脉（斑块或血栓）堵塞穿支、动脉到动脉栓塞、低灌注 / 栓子清除下降以及混合机制（图 1-1-2）。

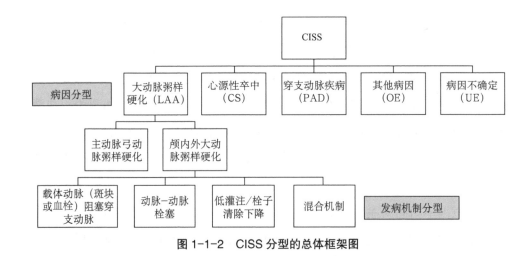

图 1-1-2　CISS 分型的总体框架图

（1）大动脉粥样硬化：在 CISS 分型中，大动脉粥样硬化包括主动脉弓和颅内外大动脉粥样硬化：

1）主动脉弓粥样硬化诊断标准

①急性多发梗死病灶，累及双侧前循环或前后循环同时受累；

②没有与之相对应的颅内或颅外大动脉粥样硬化性病变（易损斑块或狭窄≥50%）的证据；

③没有心源性卒中潜在病因的证据；

④没有可以引起急性多发梗死灶的其他病因，如血管炎、凝血异常以及肿瘤性栓塞的证据；

⑤存在潜在病因的主动脉弓动脉粥样硬化证据［经高分辨磁共振/磁共振血管成像和（或）经食道超声证实的主动脉弓斑块≥4 mm和（或）表面有血栓］。

2）颅内外大动脉粥样硬化诊断标准

①无论何种类型梗死灶（除外了穿支动脉区孤立梗死灶），有相应颅内或颅外大动脉粥样硬化证据（易损斑块或狭窄≥50%）；

②对于穿支动脉区孤立梗死灶类型，以下情形也归到此类：其载体动脉有粥样硬化斑块（HR-MRI证实）或任何程度的粥样硬化性狭窄（经颅多普勒超声、MRA、CT血管成像或DSA证实）；

③需排除心源性卒中；

④排除其他可能的病因。

（2）心源性卒中诊断标准：

1）急性多发梗死灶，特别是累及双侧前循环或前后循环共存的在时间上很接近的包括皮质在内的梗死灶；

2）无相应颅内外大动脉粥样硬化证据；

3）不存在能引起急性多发梗死灶的其他原因，如血管炎、凝血系统疾病、肿瘤性栓塞等；

4）有心源性卒中证据；

5）如果排除了主动脉弓粥样硬化，为肯定的心源性，如果不能排除，则考虑为可能的心源性。

心源性卒中的潜在病因包括：二尖瓣狭窄，心脏瓣膜置换，既往4周内的心肌梗死，左心室附壁血栓，左心室室壁瘤，任何有记录的永久性或阵发性房颤或房扑、伴有或不伴有超声自发显影或左房栓子，病态窦房结综合征，扩张性心肌病，射血

分数 < 35%，心内膜炎，心内肿物，伴有原位血栓的卵圆孔未闭（PFO），在脑梗死发生之前伴有肺栓塞或深静脉血栓形成的 PFO。

（3）穿支动脉疾病：由于穿支动脉口粥样硬化或小动脉纤维玻璃样变所导致的急性穿支动脉区孤立梗死灶称为穿支动脉疾病。诊断标准：

1）与临床症状相吻合的发生在穿支动脉区的急性孤立梗死灶，不考虑梗死灶大小；

2）载体动脉无粥样硬化斑块（HR-MRI）或任何程度狭窄（TCD、MRA、CTA 或 DSA）；

3）同侧近端颅内或颅外动脉有易损斑块或 > 50% 的狭窄，孤立穿支动脉急性梗死灶归类到不明原因（多病因）；

4）有心源性栓塞证据的孤立穿支动脉区梗死灶归类到不明原因（多病因）；

5）排除了其他病因。

（4）其他病因：存在其他特殊疾病（如血管相关性疾病、感染性疾病、遗传性疾病、血液系统疾病、血管炎等）的证据，这些疾病与本次卒中相关，且可通过血流动力学检查、脑脊液（CSF）检查以及血管影像学检查证实，同时排除了大动脉粥样硬化或心源性卒中的可能性。

（5）病因不确定

1）未发现能解释本次缺血性卒中的病因；

2）多病因：发现 2 种以上病因，但难以确定哪一种与该次卒中有关；

3）无确定病因：未发现确定的病因，或有可疑病因但证据不够强，除非再做更深入的检查；

4）检查欠缺：常规血管影像或心脏检查都未能完成，难以确定病因。

（二）CISS 分型中颅内外大动脉粥样硬化性卒中的发病机制

CISS 分型中颅内外大动脉粥样硬化性卒中的发病机制分为：载体动脉（斑块或血栓）堵塞穿支、动脉 - 动脉栓塞、低灌注 / 栓子清除下降以及混合机制，各机制定义标准如下：

1. 载体动脉（斑块或血栓）阻塞穿支动脉

穿支动脉分布区的急性孤立梗死灶，载体动脉存在斑块或任何程度狭窄的证据。例如：发生在基底节区的急性孤立梗死灶，在同侧大脑中动脉（MCA）分布区不存在其他急性梗死病灶；或者在脑桥发生的急性孤立梗死灶，而在基底动脉供血区内不存在其他急性梗死病灶。该急性孤立梗死灶推断是由载体动脉的斑块突出后堵塞了穿支动脉的血流所致。

2. 动脉 - 动脉栓塞

影像学上显示在粥样硬化的颅内外大动脉分布区内皮质的小梗死灶或单发的区域性梗死灶。在该病变血管分布区内不存在与之相关的分水岭区梗死。如果病灶为多发，或者虽为单一梗死病灶但在 TCD 上发现微栓子信号，则该诊断可以明确。但是，即使皮质梗死病灶为单发或虽有流域性梗死但 TCD 未发现微栓子信号，也可以诊断动脉 - 动脉栓塞。

3. 低灌注 / 栓子清除下降

此类机制的梗死病灶仅位于分水岭区。在病变血管分布区内没有急性皮质梗死灶或区域性梗死灶。与临床症状相对应的颅内或颅外血管狭窄程度通常＞ 70%，伴有或不伴有低灌注或侧支代偿不好的证据。

4. 混合机制

上述 2 种或 2 种以上机制同时存在。

本分型最大优点是将动脉粥样硬化所致缺血性卒中的病因及发病机制区分开来，更符合疾病发生发展的病理生理过程；同时将主动脉弓动脉粥样硬化作为大动脉粥样硬化的一个亚型而非心源性栓塞的一个病因，不仅对患者二级预防意义重大，也对开展研究时患者的分类筛选具有重要指导意义。

直通本章更新内容

（三）缺血性卒中急性期诊治流程

1. 缺血性卒中的分层诊断和分层治疗

同是缺血性卒中，其背后的发病机制却千差万别，因此治疗不能千篇一律，这就是临床强调的缺血性脑血管病的分层诊断和处理。不同发病机制的特征及诊断要点（表 1-1-5）。

表 1-1-5　急性缺血性卒中不同发病机制的特征及诊断要点

亚型	发病来源、部位	机制	诊断要点
动脉粥样硬化性大血管闭塞	动脉粥样硬化（包括颈内动脉、大脑中动脉、椎基底动脉）	脑血流降低、脑灌注不足、动脉–动脉源性栓塞	·临床表现为大动脉闭塞综合征 ·脑影像学提示大血管供血区梗死 ·刻板样 TIA 发作 ·分水岭梗死 ·血流动力学证据，如严重靶血管狭窄、血压阈值下降等相关的临床表现 ·频繁发作的多形式 TIA ·一过性单眼黑蒙 ·多发的皮层或皮层下梗死 ·无血流动力学相关临床表现
心源性脑栓塞	来源于心脏、主动脉的栓子；不符合动脉供血分布区的多发栓子；原因不明栓子	栓塞	·表现为脑栓塞综合征 ·影像学符合栓塞性（如多发、不符合血管分布或大面积等）
腔隙性脑梗死	粥样硬化斑块、透明脂质样变等（脑底大动脉的深穿支动脉）	原位闭塞	·表现为腔隙性脑梗死综合征 ·影像学符合小血管闭塞特点 ·无同侧近端脑血管狭窄或闭塞证据 ·小血管闭塞性疾病的危险因素
其他	来源、部位不定	动脉夹层、复杂偏头痛、脑静脉血栓、烟雾病、遗传性、免疫性、感染性、线粒体脑病、药物和毒物、创伤等	临床表现或影像学不能解释前三种病因，提示有其他病因亚型

在临床上，虽然都是动脉闭塞，但不同的病理生理机制所形成的影像学形态不同，要把血管影像学和脑结构影像学结合起来分析明确诊断，决定下一步的治疗。不同发病机制的分层处理原则见表 1-1-6、表 1-1-7、表 1-1-8。

表 1-1-6　急性期脑梗死分层处理原则

亚型	进一步辅助检查与评价	预防急性期卒中事件复发与进展
大血管闭塞	·鉴别血流动力学低灌注与动脉-动脉源性栓塞型梗死，包括 TCD 和其他血管影像学检查，部分病例需要灌注成像（MR、CT、PET 或 SPECT） ·考虑快速血脂、脂蛋白、维生素 B_{12} 水平、叶酸及同型半胱氨酸检查； ·考虑心脏负荷试验 ·影像学提示全脑低灌注损伤证据（如双侧分水岭梗死或低氧性脑病），考虑是否存在心肌缺血或心律失常 ·评估处于可挽救脑组织的大小及可挽救程度，权衡利弊决策下一步干预策略 ·CEA 手术、支架成形术前或全身麻醉术前心脏风险评估	·无抗凝禁忌者（如大面积脑栓塞、出血转化、感染性心内膜炎等），尤其是进展性卒中或病情不稳定者，考虑使用低分子肝素或普通肝素 ·对于低灌注可能随 CBF 升高而病情改善者，可考虑适当升压治疗；大面积脑梗死者，避免持续血压升高 ·对于高度 ICA 狭窄的 TIA 或小卒中患者考虑颅外颈动脉支架成形术和内膜剥脱术 ·对于最佳药物治疗失败的颅内颈内动脉和基底动脉患者，考虑颅内动脉支架成形术 ·考虑神经保护治疗
心源性脑栓塞	·考虑 TTE 或 TEE ·TEE 可排除主动脉弓粥样硬化、二尖瓣赘生物；获得最佳左心房和左心耳图像；PFO（卵圆孔未闭）/ASD（房间隔缺损）关闭术前检查 ·高凝状态实验检查 ·动态心电监护 ·高度怀疑感染性心内膜炎，避免使用肝素 ·除外心肌梗死 ·发现 PFO 证据者，行骨盆 MRV(磁共振静脉成像) 排除静脉血栓	·早期应用华法林或阿司匹林 ·无抗凝禁忌者，尤其是进展性卒中或病情不稳定者，考虑使用低分子肝素或未分类肝素 ·对于低灌注可能随 CBF 升高而病情改善者，可考虑适当升压治疗；大面积脑梗死者，避免持续血压升高 ·小脑栓塞有压迫脑干或造成脑积水者，考虑神经外科会诊 ·考虑神经保护治疗
腔隙性脑梗死	·考虑快速血脂、脂蛋白、维生素 B_{12} 水平、叶酸及同型半胱氨酸检查 ·如果梗死系大动脉粥样硬化斑块阻塞深穿支引发，参照大动脉型处理	·考虑抗血小板治疗 ·病情波动者，考虑静脉肝素治疗 ·考虑神经保护治疗

表 1-1-7　亚急性期三种亚型脑梗死分层处理原则

内科治疗	功能评估与急性期康复
·避免急性降压 ·避免高热、低血糖、高血糖 ·出现气道问题、严重高血压、急性心梗、脑水肿、脑积水、主要脏器衰竭等，考虑转至重症监护室 ·非优势半球顽固性脑水肿、脑疝征象者考虑去骨板减压术 ·去骨板减压术 ·评估并管理： 　◇ 下肢深静脉血栓（DVT） 　◇ 吞咽困难 　◇ 排尿能力及泌尿系感染 　◇ 误吸及鼻饲营养 　◇ 胃肠及尿道出血 　◇ 心肺功能、气管切开指征	·评估日常生活能力及活动的安全性 ·尿便失禁 ·肢体痉挛与强直 ·运动锻炼的耐受度 ·认知功能

注：亚急性期三种亚型为大血管闭塞、心源性脑栓塞、腔隙性脑梗死。

表 1-1-8　恢复性期大血管闭塞脑梗死分层处理原则

出院计划	长期二线预防
·与患者及家属讨论 　◇ 治疗与预后 　◇ 危险因素与管理策略 ·与制定康复计划 　◇ 短期、长期护理需求 　◇ 家庭护理及康复病房或门诊	·患者及家属健康教育 　◇ 卒中诊断与预警症状识别 　◇ 理解与降低卒中危险因素 ·危险因素控制 　◇ 心源性：关闭 PFO 　◇ 大血管源性：考虑 CEA/ 支架成形术 ·治疗计划 　◇ 血压 / 血脂 / 血糖异常管理、戒烟、合理饮食等 　◇ 持续抗血小板与抗凝治疗 　◇ 门诊长期随访

缺血性卒中诊治流程图（图 1-1-3、图 1-1-4、图 1-1-5）。

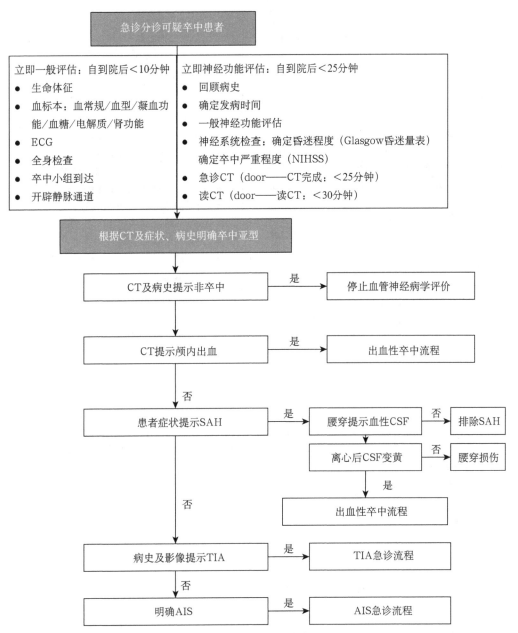

注：ECG：心电图；NIHSS：美国国立卫生院卒中量表；Door：急诊；CSF：脑脊液；SAH：蛛网膜下腔出血；TIA：短暂性脑缺血发作；AIS：急性缺血性卒中

图1-1-3 可疑卒中患者急诊初筛与处理流程图

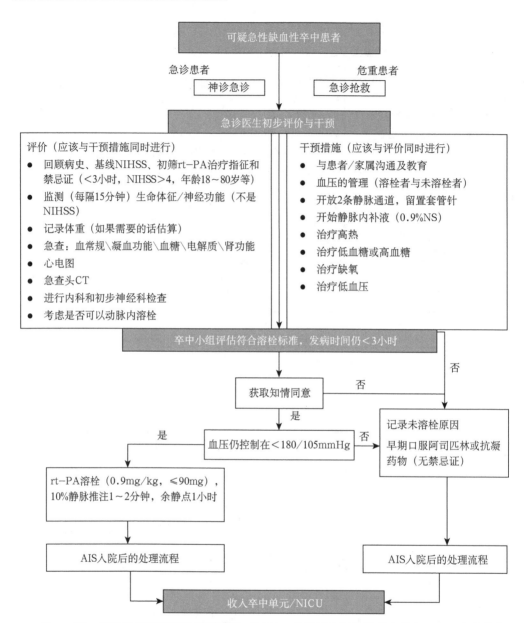

注：rt-PA：重组组织型纤溶酶原激活剂；NIHSS：美国国立卫生院卒中量表；NS：生理盐水；AIS：急性缺血性卒中；NICU：神经重症监护室。

图1-1-4　急性缺血性卒中急诊评价及处理流程

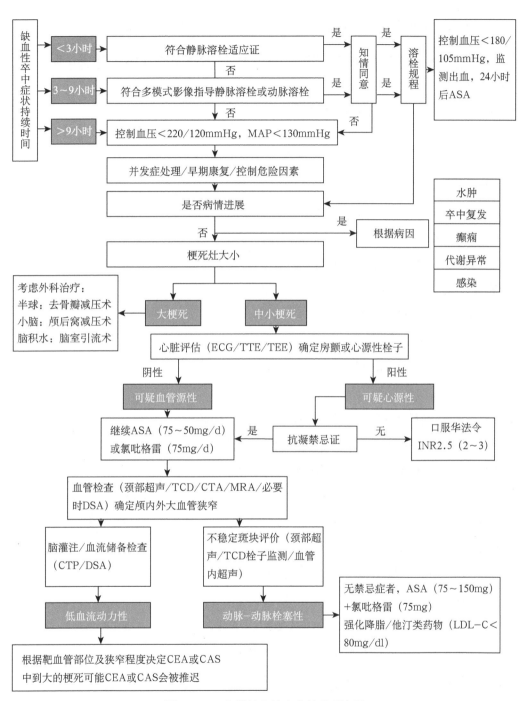

图 1-1-5　急性缺血性卒中的处理流程

2. 缺血性卒中急性期静脉溶栓治疗（表 1-1-9、表 1-1-10）

表 1-1-9　发病后 3 小时内可以用 rt-PA 治疗的缺血性卒中患者的入选和排除标准

入选标准

诊断为缺血性卒中，有可测的神经功能缺损

在开始治疗之前症状发生 < 3 小时

年龄 ≥ 18 岁

排除标准

最近 3 个月内有明显的头部创伤或卒中

症状提示蛛网膜下腔出血

最近 7 天内有不可压迫部位的动脉穿刺

有颅内出血史

颅内肿瘤、动静脉畸形、动脉瘤

近期颅内或脊髓内手术

血压高（收缩压 > 185 mmHg 或舒张压 > 110 mmHg）

活动性内出血

急性出血素质，包括但不限于血小板计数 < 100 000/mm^3（100 × 10^9/L）

最近 48 小时内接受肝素治疗，APTT 高于正常范围的上限

正在口服抗凝剂；INR > 1.5 或 PT > 15 秒

正在使用直接凝血酶抑制剂或直接因子Ⅹa抑制剂，敏感的实验室指标升高，如：APTT、INR、血小板计数和蛇静脉酶凝结时间（ECT）；凝血酶时间（TT）；或适当的因子Ⅹa测定

血糖浓度 < 50 mg/dL（2.7 mmol/L）

CT 提示多脑叶梗死（低密度范围 > 1/3 大脑半球）

相对排除标准

最近的经验提示，在某些情况下患者可以接受溶栓治疗尽管具有以下 1 个或多个相对禁忌证。当这些相对禁忌证存在时，要仔细权衡静脉 rt-PA 的风险与获益

神经系统症状轻微或快速自发缓解

妊娠

痫性发作后遗留神经功能缺损

最近 14 天内大手术或严重创伤。最近 21 天内胃肠道或尿道出血

最近 3 个月内心肌梗死

表 1-1-10　静脉使用 rt-PA 溶栓治疗急性缺血性卒中的给药流程及注意事项

1. rt-PA 0.9 mg/kg（最大剂量 90 mg），60 分钟输完。先将 10% 剂量用 1 分钟推注

2. 收入重症监护室或卒中单元监护

3. 如果患者出现严重头痛、急性高血压、恶心或呕吐，停药（如果仍在给予 rt-PA），急诊查 CT。

4. 定时测量血压，最初 2 小时，每 15 分钟 1 次，随后的 6 小时，每 30 分钟 1 次，最后每小时 1 次直至 rt-PA 治疗后 24 小时

5. 如果可使用降压药安全降低患者血压，静脉溶栓是合理的。在开始静脉 rt-PA 治疗前，医师应评价患者血压的稳定性。如果收缩压 ≥ 180 mmHg 或舒张压 ≥ 105 mmHg，要提高测血压的频率；给予降压药以维持血压等于或低于这些水平

6. 推迟放置鼻胃管、保留导尿管或动脉内测压导管

7. 静脉使用 rt-PA 后 24 小时，在开始使用抗凝剂或抗血小板药前，复查头 CT 或 MRI

8. 患者接受溶栓治疗时，医生要注意观察并能随时处理潜在的不良反应，包括出血和血管性水肿，后者可导致部分性呼吸道梗阻

rt-PA 静脉溶栓后的颅内出血转换或脑梗死症状恶化的干预：

溶栓后 24 小时内症状加重，应首先通过影像学检查确定有无症状性脑出血（sICH）。影像学检查发现的无症状性或出血性梗死，无须特殊干预，应遵循指南在溶栓后 24 小时常规启动并维持抗血小板治疗；对于 sICH 或脑实质血肿形成，应暂缓使用或停用抗血小板治疗，并积极控制血压，必要时手术清除血肿。对于溶栓后非出血原因导致的症状恶化，或好转后再加重，应通过临床、实验室及神经影像学检查尽可能明确其原因，采取针对性的干预。

3. 缺血性卒中急性期常规治疗及并发症防治

（1）抗血小板治疗：中国急性脑卒中试验（CAST 研究）和国际脑卒中试验在大样本人群中研究脑卒中后 48 小时内口服阿司匹林的疗效，结果显示，阿司匹林可以降低随访期末的病死率和残疾率，轻度增加症状性颅内出血的风险，进一步的联合分析显示阿司匹林的最重要的作用是可以降低再发卒中的风险。氯吡格雷或双嘧达莫在急性卒中治疗中的应用仅有有限的经验。当以 75 mg/d 的剂量开始氯吡格雷治疗时，需要约 5 天才能达到抑制血小板聚集的最大效应。而 300 ～ 600 mg 的单次大剂量氯吡格雷能迅速抑制血小板聚集。在给予合适剂量的氯吡格雷后继以 75 mg/d 维持已被用于急性心肌缺血患者的治疗。但是氯吡格雷治疗急性缺血性卒中的有效性尚

不确定，尚需要更多研究。轻型脑梗死或 TIA 患者早期联用氯吡格雷与阿司匹林可能减少血管事件。目前普遍认为阿司匹林在急性缺血性脑卒中溶栓治疗 24 小时后可以使用，但是并不推荐在 24 小时内使用，同时也不能作为溶栓治疗的替代治疗方法。

对于不符合溶栓适应证且无禁忌证的缺血性脑卒中患者，应在发病后尽早给予口服阿司匹林 150 ～ 300 mg/d。急性期后可改为预防剂量 50 ～ 150 mg/d。溶栓治疗者，阿司匹林等抗血小板药物应在溶栓 24 小时后在进行影像学检查，无明确出血表现后开始使用。对不能耐受阿司匹林者，可考虑选用氯吡格雷等抗血小板药物。

实际操作中，非溶栓患者一般尽早给予阿司匹林 300 mg（1 次 / 日，口服）；持续 2 周后，改为阿司匹林 100 mg（1 次 / 日，口服）或氯吡格雷 75 mg（1 次 / 日，口服）。

对于缺血性卒中或 TIA 患者，阿司匹林联合氯吡格雷治疗方面，氯吡格雷治疗急性非致残性脑血管事件高危人群的疗效研究（CHANCE 研究，是一项大型、多中心、随机、双盲临床试验）提供了强有力的循证医学证据。研究结果显示轻型卒中或 TIA 患者在发病后 24 小时内给予阿司匹林联合应用氯吡格雷（起始剂量为 300 mg，随后 75 mg/d）治疗 21 天，之后单独应用氯吡格雷（75 mg/d）直到第 90 天，比单独使用阿司匹林更能降低 90 天内缺血性卒中复发的风险，且并没有增加出血风险。

静脉应用的血小板糖蛋白 II b/ III a 受体拮抗剂正在被考虑用于急性缺血性卒中的治疗，因为它可增高血管再通率，改善微循环。这类药物包括阿昔单抗、替罗非班、依替巴肽。虽然临床研究发现阿昔单抗治疗急性缺血性卒中会增高出血风险，但是替罗非班并不会增高出血性转化或脑实质出血发生率，而且能降低 5 个月时的病死率。研究显示：替罗非班的药理学机制不同于阿昔单抗和依替巴肽，它的半衰期为 4 ～ 8 小时，停药 2 小时后血小板功能即可恢复正常，在出血并发症方面的安全性相对较好。

（2）他汀类药物治疗

1）胆固醇水平升高的缺血性卒中 /TIA 患者，应该进行生活方式的干预、饮食控制及药物治疗，建议使用他汀类药物。

2）长期使用他汀类药物可以降低缺血性卒中 /TIA 的复发风险。

3）对于有动脉粥样硬化证据的缺血性卒中 /TIA，如果 LDL-C 水平≥ 2.6 mmol/L，无论是否存在其他并发动脉粥样硬化性心血管病的证据，建议使用他汀治疗以减少卒中复发风险，将 LDL-C 降至 2.6 mmol/L 以下。为达到最佳疗效，合适的靶目标值为 LDL-C 下降≥ 50% 或 LDL-C 水平< 1.8 mmol/L。

4）对动脉粥样硬化源性缺血性卒中或 TIA，且 LDL-C < 100 mg/dl 的患者，无其他临床动脉粥样硬化性心血管病证据，高强度他汀治疗以降低卒中和心血管事件的危险。

5）服用他汀类药物达到最大治疗剂量 LDL-C 仍无法达标的患者，或不能耐受和（或）服用他汀类药物有禁忌时，可以考虑联合或换用胆固醇吸收抑制剂或其他类降脂药物。

6）长期使用他汀类药物治疗总体上是安全的。他汀类药物用于卒中一级预防人群中不增加脑出血的风险，针对卒中二级预防人群中有脑出血病史及脑出血高风险人群应权衡风险和获益以使合理使用。

7）长期使用他汀类药物总体上是安全的。他汀类药物治疗期间，应结合患者的临床表现，监测可能的不良反应；多种药物联合使用时，应注意药物配伍的安全性；如果监测指标持续异常并排除其他影响因素，或出现指标异常相应的临床表现，应及时减药或停药观察。（参考：肝酶超过 3 倍正常上限，肌酶超过 5 倍正常上限，停药观察）；老年人或合并严重脏器功能不全的患者，初始剂量不宜过大，并加强监测。

（3）心房颤动的抗凝治疗：单独心房颤动可以使卒中的风险增加 3～4 倍，这是因左心耳血液淤滞诱导血栓形成引起的栓塞所致。不论是持续性房颤还是阵发性房颤，它们均是首发和再发卒中的危险因素。

2014 年美国心脏病学会 / 美国心脏协会（ACC/AHA）和欧洲心脏协会（ESC）发布了新版心房颤动治疗指南指出，对于既往脑卒中或 TIA 史，或 CHA2DS2-VASc ≥ 2 分的非瓣膜病房颤患者，建议使用口服抗凝药，药物选择包括华法林（INR 2.0～3.0）、达比加群酯、利伐沙班或阿哌沙班。对于不能维持 INR 治疗范围者，建议使用新型口服抗凝药。指南明确规定了新型口服抗凝药不能用于机械瓣的患者。同时，阿司匹林的地位进一步下降。该指南明确提出了抗凝治疗个体化的原则：对房颤患者的抗栓治疗应当个体化，在权衡卒中与出血的风险及患者意见的基础上共同决策。具体治疗推荐如下：

1）应根据心房颤动患者绝对危险因素分层、出血风险评估、患者意愿以及当地医院是否可以进行必要的抗凝监测，决定进行何种抗栓治疗。

2）无其他卒中危险因素的心房颤动患者，年龄小于 60 岁、没有其他心脏病或任何一种血栓栓塞危险因素（低危患者）的心房颤动患者，推荐采用 75 ～ 325 mg/d 阿司匹林预防卒中。

3）除禁忌证外，有任何一种中度危险因素的心房颤动患者，可以选择阿司匹林（75 ～ 325 mg/d）或华法林治疗（INR 控制在 2.0 ～ 3.0）。

4）除禁忌证外，有任何一种高危因素或 ≥ 2 种中危因素的心房颤动患者，应选择华法林抗凝治疗（INR 控制在 2.0 ～ 3.0）。

5）置换金属瓣膜的心房颤动患者，选择华法林抗凝（INR 控制在 2.5 ～ 3.5）。

6）有口服抗凝剂治疗禁忌证的心房颤动患者，或就诊医院无条件进行 INR 监测，不应使用华法林抗凝。对中、低危卒中风险的心房颤动患者，推荐使用抗血小板治疗（阿司匹林 150 ～ 325 mg/d）。对卒中高风险的心房颤动患者，使用阿司匹林（75 ～ 100 mg/d）联合氯吡格雷（75 mg/d）治疗效果优于单用阿司匹林，但可增加出血风险。

（4）合并糖尿病患者的降糖治疗

1）缺血性卒中或 TIA 后，所有患者均应接受空腹血糖、糖化血红蛋白或口服葡萄糖耐量试验来筛查糖尿病。筛查方法和时机的选择应根据临床判断，应注意疾病急性期对血糖检测可能产生的影响。在临床事件刚刚发生后，糖化血红蛋白（HbA1c）与其他筛查方法相比可能更准确。

2）对糖尿病或糖尿病前期患者进行生活方式和（或）药物干预能减少包括缺血性卒中 /TIA 在内的大血管事件。一般情况下，建议 HbA1c 治疗目标 < 6.5%。对于缺血性卒中 /TIA 患者，在降糖治疗的同时，应充分考虑患者自身的情况和药物安全性，制定个体化的血糖控制目标，要警惕低血糖事件带来的危害，避免低血糖的发生。

3）缺血性卒中 /TIA 患者在控制血糖的同时，还应对患者的其他危险因素进行综合管理。糖尿病合并高血压时，降血压药物以血管紧张素转换酶抑制剂、血管紧张素 Ⅱ 受体拮抗剂类在降低心脑血管事件方面获益明显（Ⅰ 级推荐，A 级证据）。在严格控制血糖、血压的基础上联合他汀类药物可以降低脑卒中的风险。

（5）高血压的管理

1）对于急性卒中伴有血压明显升高但不接受溶栓的患者，在卒中后最初 24 小时内将血压降低大约 15%，或者控制其发病前的水平是合理的。血压高至何种程度应当使用降压药物尚未可知，但通常只有当收缩压＞ 220 mmHg 或舒张压＞ 120 mmHg 才使用降压药。

2）缺血性脑卒中和 TIA 合并高血压者，应进行抗高血压治疗，以降低脑卒中和其他血管事件复发的风险。

3）在参考发病年龄、基础血压、平时用药、可耐受性的情况下，降压目标一般应该为≤ 140/90 mmHg，理想应≤ 130/80 mmHg，存在明显血管狭窄的患者血压目标值尚不确定，具体药物的选择和联合方案应个体化。

4）老年高龄患者存在直立性低血压风险的，应进行血压体位试验。避免使用中枢和周围性交感神经拮抗性降压药物，以防治直立性低血压的发生。

（6）预防下肢深静脉血栓（DVT）及肺栓塞（PE）：　深静脉血栓形成（deep vein thrombosis，DVT）的危险因素包括静脉血流淤滞、静脉系统内皮损伤、血液高凝状态。瘫痪重、年老及心房颤动者发生比例更高。DVT 最重要的并发症为肺栓塞。

1）应鼓励患者在病情允许的情况下尽早活动、抬高下肢。

2）应尽量避免下肢（尤其是瘫痪侧）静脉输液。

3）对于发生 DVT 及肺栓塞风险高且无禁忌证的患者，可给予低分子肝素或普通肝素治疗，有抗凝禁忌证的患者给予阿司匹林治疗。

4）可联合加压治疗（弹力袜或交替式压迫装置）和药物预防 DVT，不宜常规单独使用加压治疗；但对有抗栓禁忌证的缺血性脑卒中患者，可单独应用加压治疗预防 DVT 和肺栓塞。

5）对于无抗凝和溶栓禁忌证的 DVT 或肺栓塞患者，首先可行肝素抗凝治疗，症状无缓解的近端 DVT 或肺栓塞患者可给予溶栓治疗。

急性缺血性脑卒中卧床患者深静脉血栓管理流程见图 1-1-6。

（7）控制脑水肿及颅内压升高：严重脑水肿和颅内压增高是急性重症脑梗死的常见并发症，是死亡的主要原因之一。提示存在颅内压增高的临床征象包括：意识障碍加重、瞳孔不等大或呼吸节律异常；影像学上可以有血管主干闭塞造成的大面积梗死、中线移位、脑沟饱满、脑室受压变形和小脑梗死继发脑干和第四脑室受压等。脑水肿及颅内压增高的急性期处理包括根据病情必要时可联合使用内科与外科措施。

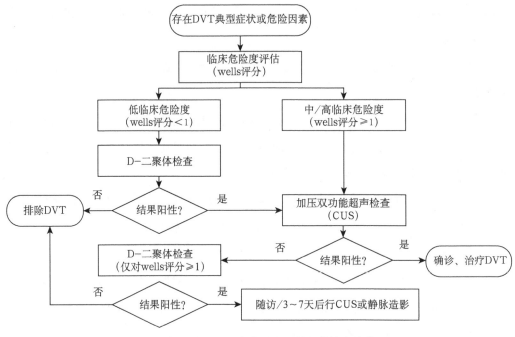

图 1-1-6　急性缺血性脑卒中卧床患者深静脉血栓管理流程

1）一般处理：应卧床休息，保持呼吸道通畅，床头抬高 30° 以利于患者呼吸。应减轻和消除引起颅内压增高的因素，如头颈部过度扭曲、躁动、发热、尿潴留和便秘等。癫痫应积极控制，高热患者给予物理降温。

2）可使用甘露醇静脉滴注，必要时也可用甘油果糖或呋塞米、白蛋白等，关注电解质和肝肾功能情况。

3）对于发病 48 小时内、60 岁以下的恶性大脑中动脉梗死伴严重颅内压增高、内科治疗不满意且无禁忌证者，可请神经外科会诊考虑是否行去骨瓣减压术。

4）对压迫脑干的大面积小脑梗死患者可请神经外科会诊协助处理。

（8）吞咽困难的筛查及评估：入院时约 50% 的脑卒中患者存在吞咽困难，3 个月时降为 15% 左右。为防治脑卒中相关性肺炎与营养不良，应重视吞咽困难的评估与处理（图 1-1-7）。

1）建议患者进食前采用饮水试验进行吞咽功能评估。

2）吞咽困难短期内不能恢复者早期可插鼻胃管进食，吞咽困难长期不能恢复者可行经皮内镜下胃造瘘术（percutaneousendoscopic gastrostomy，PEG）进食。

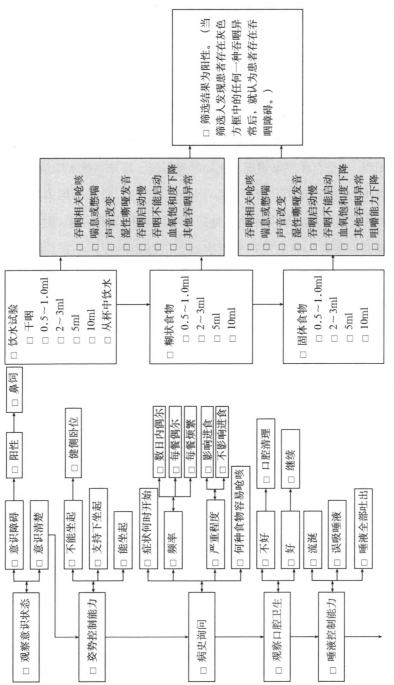

图 1-1-7　急性缺血性脑卒中吞咽困难筛查流程推荐

（9）营养评估：卒中患者因意识障碍、吞咽困难且分解代谢增强，发生营养不良的概率很高。卒中患者常常同时伴有应激性胃肠道黏膜屏障受损导致胃肠道消化吸收功能障碍，"序贯营养支持"的方法应该给予推荐，即：首先提供短肽型肠内营养制剂（当肠内营养耐受困难时，可加上部分胃肠外营养剂），逐步过渡到胃肠道功能完整后提供含多种膳食纤维的整蛋白型肠内营养。

（10）预防感染

1）对于体温＞38℃的患者应给予包括物理和（或）药物的退热措施，并进一步明确发热原因。如果存在感染情况（比如呼吸系统、泌尿系统）应给予抗感染治疗。

2）卒中后患者会因意识障碍、吞咽困难、呕吐、卧床等因素导致误吸，引起肺炎，影响患者预后。应早期评估和处理吞咽困难和误吸问题，对意识障碍患者应注意预防肺炎。疑有肺炎的发热患者宜给予抗感染治疗，不宜预防性使用抗感染治疗。

3）卒中后排尿障碍主要包括尿失禁与尿潴留，可继发尿路感染。对排尿障碍应进行早期评估和干预，并记录排尿情况。尿失禁者宜尽量避免留置尿管。尿潴留者应测定膀胱残余尿，排尿时可在耻骨上施压协助排尿。必要时可间歇性导尿或留置导尿。有尿路感染者应给予抗感染治疗。

（11）卒中后早期癫痫的识别和防治：缺血性卒中后可出现症状性癫痫，早期发生率为2%～33%，晚期发生率为3%～67%。

1）不推荐预防性应用抗癫痫药物。

2）孤立发作1次或缺血性卒中急性期痫性发作控制后，不宜长期使用抗癫痫药物。

3）脑卒中后2～3个月再发的癫痫，应按癫痫常规治疗，即进行长期药物治疗。

4）卒中后癫痫持续状态，应按癫痫持续状态治疗原则处理。

（四）缺血性卒中二级预防

1. 行为学危险因素的管理

（1）戒烟：让吸烟者增强戒烟意识，提高戒烟率，是预防卒中的一项重要举措。对于卒中患者应该坚决劝告其戒烟，同时要避免被动吸烟。建议采用综合性控烟措施，包括心理辅导、尼古丁替代疗法、口服戒烟药物等。

（2）过量饮酒或酗酒宣教：过量饮酒或酗酒会增加卒中的风险性，应戒酒或减少饮酒量，如需饮酒可以考虑轻到中度饮酒，即男性每日饮酒的酒精摄入量不应超过20～30 g，女性不应超过12～20 g。

（3）适当的体力活动建议

1）从卒中预防的角度讲，不提倡剧烈的活动，因为剧烈运动可对各系统造成损害，可能危害人体健康。

2）对于能进行体力活动的缺血性卒中或TIA患者，建议每周3次以上的至少30分钟的锻炼；对于遗留功能残疾的缺血性卒中患者，建议早期开始体力活动，以预防及减少并发症改善预后。

2. 血管危险因素的管理

（1）非心源性缺血性卒中和TIA的抗栓治疗

1）非心源性缺血性卒中或TIA患者，应根据患者的危险因素、耐受性、药物有效性及其他临床情况个体化选择抗血小板药物，以预防缺血性脑卒中和其他心血管事件的再发；阿司匹林（50～325 mg/d）单药治疗或氯吡格雷（75 mg/d）单药治疗，应作为非心源性缺血性卒中或TIA起病后的首选治疗方案。

2）对于轻型缺血性卒中或TIA患者，起病3周内可合并使用阿司匹林及氯吡格雷，之后改为75 mg/d氯吡格雷维持治疗。

（2）合并心房颤动的缺血性卒中/TIA患者的抗栓治疗

1）应根据患者的危险因素、耐受性、潜在的药物相互作用和肾功能、服用华法林治疗的INR值来个体化选择抗凝药物，华法林、阿派沙班或达比加群均可用于非瓣膜性房颤（阵发性或永久性）患者再发卒中的预防；华法林的目标剂量是维持INR在2.0～3.0；对于不能接受抗凝治疗的患者，可使用阿司匹林抗血小板治疗，联合应用氯吡格雷和阿司匹林需要慎重权衡安全性。

2）对于出血风险高（大面积梗死、出血转化、血压控制不佳或存在出血倾向）的患者，可在缺血性脑卒中或TIA神经缺损症状出现14天后启动抗凝治疗，否则应在14天内开始治疗。

（3）脑出血后的抗栓治疗

1）颅内出血，蛛网膜下腔出血或硬膜下血肿的患者，在出血后1～2周的急性期内应该停用所有抗凝药和抗血小板药，还应立即用适当的药物来翻转抗凝剂的效应（例如维生素 K，新鲜冰冻血浆）。

2）蛛网膜下腔出血，只有在破裂的动脉瘤被夹闭绝对安全后才可以重新开始口服抗凝药物；对于 MRI 上显示的脑叶出血、微出血灶和可疑的大脑淀粉样血管病的患者，如果重新开始使用抗凝药物治疗，脑出血复发的风险性会升高。

（4）血压管理

1）缺血性脑卒中或 TIA 合并高血压，或既往无降压治疗，缺血性脑卒中和 TIA 起病数天后收缩压 ≥ 140 mmHg 或舒张压 ≥ 90 mmHg 的患者，应进行抗高血压治疗，以降低脑卒中和其他血管事件复发的风险。

2）具体药物的选择和联合方案应个体化；在参考发病年龄、基础血压、平时用药、可耐受性的情况下，降压目标一般应该 < 140/90 mmHg。

3）在条件允许的情况下，应注意调整生活方式，如低盐低脂饮食，控制体重。

（5）血脂管理

1）对缺血性脑卒中或 TIA 患者，合并动脉粥样硬化心血管疾病（ASCVD，包括动脉粥样硬化起源的缺血性脑卒中或 TIA、急性冠脉综合征、心肌梗死、稳定或不稳定型心绞痛，冠脉或其他的血管重建）；或原发性 LDL-C 升高 ≥ 4.92 mmol/L；或无 ASCVD，年龄 40 ～ 75 岁之间，LDL-C 介于 1.8 ～ 4.92 mmol/L 的糖尿病患者；或无 ASCVD、糖尿病，年龄 40 ～ 75 岁之间，LDL-C 介于 1.8 ～ 4.92 mmol/L，10 年 ASCVD 风险 ≥ 7.5% 的患者，应该进行生活方式的干预、饮食控制及他汀类药物降脂治疗。

2）在以上四组患者中，对合并 ASCVD，年龄低于 75 岁，或原发性 LDL-C 升高 ≥ 4.92 mmol/L，年龄超过 21 岁；或无 ASCVD，年龄 40 ～ 75 岁之间，LDL-C 介于 1.8 ～ 4.92 mmol/L 的糖尿病患者，其 10 年 ASCVD 风险 ≥ 7.5%；或无 ASCVD、糖尿病，年龄 40 ～ 75 岁之间，LDL-C 介于 1.8 ～ 4.92 mmol/L，10 年 ASCVD 风险 ≥ 7.5% 的缺血性脑卒中和 TIA 患者，应给予高强度他汀类药物治疗，其他患者则给予中等强度他汀类药物治疗。

3）动脉粥样硬化起源的缺血性脑卒中或 TIA 患者，LDL-C ≥ 2.6 mmol/L，不论是否合并 ASCVD，都应给予强效降脂的他汀类药物治疗；如果 LDL-C < 2.6 mmol/L，没有动脉粥样硬化心血管疾病，可考虑给予强效降脂的他汀类药物治疗。

4）长期使用他汀类药物总体上是安全的。他汀类药物治疗前及治疗中，应定期监测肌痛等临床症状及肝酶（谷氨酸和天冬氨酸氨基转移酶）、肌酶（肌酸激酶）变化，如出现监测指标持续异常并排除其他影响因素，应停药观察（肝酶＞3倍正常上限，肌酶＞5倍正常上限时停药观察）；老年患者如合并重要脏器功能不全或多种药物联合使用时，应注意合理配伍并监测不良反应。

5）对于有脑出血病史或脑出血高风险人群应权衡风险和获益，谨慎使用他汀类药物（表1-1-11）。

表 1-1-11　同强度他汀类药物治疗

他汀类药物	每日剂量		
	高强度	中等强度	低强度
阿托伐他汀	40～80 mg	10（20）mg	
瑞舒伐他汀	20（40）mg	（5）10 mg	
辛伐他汀		20～40 mg	10 mg
普伐他汀		40（80）mg	10～20 mg

（6）血糖管理

1）缺血性脑卒中和 TIA 患者入院后，可考虑予空腹血糖、HbA1c 或 OGTT 检查筛查糖尿病或糖耐量异常。

2）糖尿病患者血糖控制的目标为 HbA1c＜6.5%，血糖过低可能使病死率增高。糖尿病合并高血压患者应将血压控制在 140/80 mmHg 以下。卒中伴发糖尿病患者的 LDL-C 水平通常建议控制在 2.6 mmol/L 以下，极高危患者建议控制在 1.8 mmol/L 以下。

（7）代谢综合征管理

1）AHA 对代谢综合征的诊断需要至少满足以下任意三点：

①腹围增加；

②血三酰甘油 ≥ 1.7 mmol/L；

③HDL-C＜1.0 mmol/L（男性）或 HDL-C＜1.3 mmol/L（女性）；

④收缩压 ≥ 130 mmHg 或舒张压 ≥ 85 mmHg；

⑤空腹血糖 ≥ 5.6 mmol/L。

2）对合并代谢综合征的缺血性脑卒中或 TIA 患者，应针对异常的成分进行控制，尤其是血脂紊乱和高血压；此外，还应该进行生活方式的调整，包括饮食控制、增加运动和减轻体重。

（8）血同型半胱氨酸管理：高同型半胱氨酸血症定义：空腹血浆同型半胱氨酸水平 ≥ 16 μmol/L。缺血性脑卒中或 TIA 患者，每日可给予维生素 B$_6$、维生素 B$_{12}$ 和叶酸口服以降低同型半胱氨酸水平。

（9）特殊原因的缺血性脑卒中 /TIA 治疗

1）对于合并主动脉弓粥样硬化斑块的缺血性卒中或 TIA 患者，应给予抗血小板和他汀药物治疗。

2）对于合并颅外颈动脉或椎动脉夹层的缺血性卒中或 TIA 患者，可考虑给予至少 3 个月的抗血小板或抗凝治疗。

3）对于合并卵圆孔未闭没有使用抗凝治疗的缺血性卒中或 TIA 患者，应给予抗血小板治疗；对于合并卵圆孔未闭和静脉来源血栓的缺血性卒中或 TIA 患者，应权衡卒中情况给予抗凝治疗；如果存在抗凝治疗禁忌，可考虑给予下腔静脉滤器。

4）对凝血功能异常没有使用抗凝治疗的缺血性卒中或 TIA 患者，应予抗血小板治疗。

5）对缺血性卒中或 TIA 患者，抗磷脂抗体检测异常，但没有达到抗磷脂抗体综合征的诊断标准，或虽然达到抗磷脂抗体综合征的诊断标准，但还没开始给予抗凝治疗，应给予抗血小板药物。

6）对合并镰状细胞病的缺血性卒中或 TIA 患者，应慢性输血将血红蛋白 S 控制在低于总血红蛋白的 30%。

（10）大动脉粥样硬化性脑卒中 /TIA 患者的治疗策略

1）缺血性脑卒中 /TIA 患者合并颅外大动脉粥样硬化

①6 个月内曾患 TIA 或缺血性脑卒中，同侧症状性颈动脉狭窄 70% ～ 99%，围手术期死亡风险评估 < 6% 的患者，应实施 CEA。

②症状性颈动脉狭窄 50% ～ 69% 的患者，围手术期死亡风险评估 < 6%，根据患者的年龄、性别、伴发疾病等实施 CEA，可能最适用于近期（2 周内）出现半球症状、男性、年龄 ≥ 75 岁的患者。

③可在最近一次缺血事件发生后 2 周内施行 CEA。

④症状性颈动脉狭窄 < 50% 的患者不推荐施行 CEA。

⑤对于症状性颈动脉高度狭窄（无创成像＞70%或导管成像＞50%），围手术期死亡风险评估＜6%的患者，可考虑行CAS。如果有CEA禁忌证或手术不能到达、CEA后早期再狭窄、放疗后狭窄，可考虑行CAS。对于高龄患者（＞70岁）行CAS要慎重。

⑥支架植入术后应予抗血小板治疗，同时维持他汀治疗和控制危险因素。

2）缺血性脑卒中/TIA患者合并颅内大动脉粥样硬化

①对于缺血性脑卒中或TIA因颅内主要动脉狭窄超过50%～99%所致的患者，服用阿司匹林325 mg/d优于华法林，并且应将收缩压控制于140 mmHg以下，维持高强度他汀药物治疗。

②对于30天内发生由颅内主要动脉狭窄超过70%～99%所致的缺血性脑卒中或TIA患者，可以考虑在服用阿司匹林的基础上加用氯吡格雷75 mg/d，服用90天。

③不论狭窄程度如何，不宜进行血管成形术、支架植入术或颅内/颅外搭桥手术。

三、专家临床经验分享

缺血性卒中的病死率、复发率、致残率高。早期的溶栓治疗能使一部分患者的脑血管再通，从而降低病死率和致残率。将缺血性卒中患者快速转运至有溶栓能力的医院进行溶栓治疗至关重要；根据患者缺血性卒中的病因分型和发病机制进行分层，规范的抗栓、应用他汀类药物、稳定血压、血糖等治疗，对于预防缺血性卒中的复发至关重要；卒中后合理的康复治疗，预防并发症的发生，对于降低缺血性卒中的致残率和并发症至关重要。

（张长青）

第二节　短暂性脑缺血发作

一、案例分析

【主诉】李某，男，57岁，主因"发作性眩晕伴右侧肢体无力3个月，加重1周"

就诊。

【提示】对短暂性缺血发作进行临床拟诊时，通常先根据病史和体征进行定位与定性分析，得出初步诊断，再做相应的辅助检查加以验证，使其起到支持或排除初步诊断的佐证作用，及时修正或完善诊断。病史和体征是诊断资料的主要来源，也是临床思维导向的主要依据，因此应夯实询问病史和体格检查的基本功。定位、定性诊断中通常要遵循一元论的原则，即尽量用一个病灶或一个原因去解释患者的全部临床表现和经过。若难以解释或解释不合理时，再考虑多病灶或多原因的可能。

安装"医大帮"app　　直通本章更新内容

（一）病史采集

【病史询问思路】（表 1-2-1）

表 1-2-1　病史询问思路

1. 发病的形式：明确患者是急性起病，呈发作性病程的特点

2. 症状的表现形式：发作性眩晕、右侧肢体无力，症状可自行缓解，且恢复基本完全

3. 既往卒中或 TIA 病史

4. 伴随症状：头痛、颈痛、呕吐、意识不清、肢体抽搐、有无二便失禁

5. 危险因素/血管病史：高血压、血脂异常、糖尿病、心肌梗死、心绞痛、心房颤动、风湿性心脏病、心力衰竭、主动脉夹层动脉瘤、周围动脉病、吸烟史、饮酒史

6. 可引起局灶性神经功能缺损的非动脉粥样硬化性疾病：癫痫病史、偏头痛、脑原发或转移肿瘤、脑动脉瘤、头外伤、多发性硬化、药物滥用及其他疾病

【现病史】患者于 3 个月前早晨起床后洗漱过程中突然出现头晕、伴视物旋转，无明显恶心、呕吐，上述症状持续约 1 分钟后完全缓解。近 3 个月来上述症状无特殊诱因间断反复发作，有时伴右侧肢体无力，每次持续约 1~6 分钟，然后自行缓解，基本完全恢复，与体位变换无明显关系；偶伴呕吐，呕吐物为胃内容物。曾于当地医院就诊，考虑"短暂性脑缺血发作"，给予"波立维、瑞舒伐他汀、代文"等药物治疗，疗效差；于 1 周前开始上述症状加重，发作频繁，为进一步诊治，来我院急诊

就诊。发病以来，精神差，饮食可，二便正常，近期体重无明显变化。发病前 4 周工作压力大、睡眠欠佳。

【既往史】 高血压病史 10 年（规律服用降压药，血压平时控制良好），高脂血症病史 2 年，吸烟 30 年，30～40 支 / 日，不饮酒；否认糖尿病和冠心病史。否认外伤、输血史。对磺胺类药物过敏。

（二）体格检查

【提示】 体格检查既要注意了解患者的一般情况，更需注重神经系统专科检查，力求通过体征寻找患者出现 TIA 的病变位置（表 1-2-2）。

表 1-2-2　体格检查重点

1. 生命体征；神经科查体
2. 头外伤者行头眼耳鼻喉检查；视网膜变化（高血压性改变、胆固醇结晶、视乳头水肿、玻璃体下出血）
3. 颈部血管杂音
4. 心脏杂音、奔马律、心室功能障碍、肺动脉高压
5. 腹部血管杂音、动脉瘤
6. 周围血管杂音、搏动性减弱，皮肤缺血性改变，淤点淤斑或远端栓塞的表现

【本例体格检查结果】 左侧血压 165/95 mmHg，右侧血压 163/92 mmHg，呼吸 19 次 / 分，血氧饱和度 97%，心率 88 次 / 分，脉搏 88 次 / 分，双侧脉搏对称有力。双肺听诊呼吸音清，未闻及干、湿啰音；心律齐，各瓣膜听诊区均未闻及病理性杂音；腹软，无压痛、无反跳痛及肌紧张。双下肢无水肿。神经系统查体：神清，言语流利，计算力、定向力、记忆力、理解力等高级皮质功能正常。双眼直接、间接对光反射灵敏，双瞳等大等圆，直径 3 mm，双侧眼球各向运动充分，无眼震，双侧咬肌对称有力，双侧额纹和双侧鼻唇沟对称，粗测听力正常，气导大于骨导，悬雍垂居中，双侧软腭上抬有力，咽反射灵敏，双侧转颈和耸肩对称有力，伸舌居中。四肢肌力 5 级，四肢肌张力正常，双侧腱反射正常。四肢共济运动稳准。四肢疼痛觉正常，双侧肢体振动觉正常。双侧病理征未引出。颈软，脑膜刺激征阴性。双侧颈动脉听诊区未闻及明显杂音；双足背动脉，双桡动脉搏动对称。NIHSS 评分 0 分。双

上肢血压无明显差异；神经系统未见明显阳性体征。

（三）辅助检查

1. 实验室检查

【实验室检查项目】（表 1-2-3）

表 1-2-3　实验室检查项目

1. 通过全血细胞计数查找卒中的潜在病因：红细胞压积 > 0.6；白细胞 > 10×10^9/L 或 > 15×10^9/L；血小板 > 100×10^9/L 或 < 100×10^9/L；镰状细胞贫血或其他血红蛋白病的证据检查

2. 红细胞沉降率（肿瘤、感染或血管炎时升高）

3. 血糖（高血糖可能会使急性期结局恶化，低血糖可能会引起局灶性神经功能改变）

4. 电解质

5. 血脂和纤维蛋白原

6. PT、PTT、INR 等凝血功能检测

7. 抗心磷脂抗体

8. 神经梅毒者行快速血浆反应素试验

9. 如果可疑，行可卡因、苯丙胺尿检

【本例实验室检查结果】

（1）血常规：白细胞、中性粒细胞、红细胞、血红蛋白、血小板均在正常范围。

（2）尿常规、粪常规 + 隐血试验、凝血象、纤维蛋白原、红细胞沉降率、血同型半胱氨酸在正常范围。

（3）血糖：6.96 mmol/L（↑）。

（4）糖化血红蛋白：6.0%。

（5）血脂：总胆固醇：7.26 mmol/L。

（6）三酰甘油：1.27 mmol/L。

（7）高密度脂蛋白 1.35 mmol/L（↓）。

（8）低密度脂蛋白 5.67 mmol/L（↑）。

（9）肝肾功能/电解质：GGT 62U/L（↑）、总蛋白 59 g/L（↓）、白蛋白 30 g/L（↓）。

（10）其余各项生化检查均在正常范围。超敏 C 反应蛋白：34.53 mg/L（↑）。

2. 影像学检查

【提示】 所有高危的 TIA 患者均应行急诊 CT 或 MRI 检查，以明确诊断。如果 CT

未显示出血、肿瘤或局灶感染，病史不支持偏头痛、低血糖、脑炎或蛛网膜下腔出血，那么最可能是 TIA。

【临床常用影像学检查方法】头颅 CT、颅脑 MRI、颈动脉彩超、TCD、双下肢动脉彩超、颅脑 MRA、DSA、心脏彩超。TIA 全面检查和评估方法见本节"疾病知识拓展"。

【本例影像学检查结果】

（1）头颅 CT：颅内未见明显异常。

（2）颅脑 MRI：脑白质轻度脱髓鞘改变。

（3）颈动脉彩超：双侧颈动脉内中膜增厚伴球部多发斑块形成，左侧颈动脉球部狭窄（轻度），右侧颈动脉球部狭窄（中度）。

（4）TCD：颅内外动脉多发狭窄。

（5）双下肢动脉彩超：双下肢动脉多发斑块形成。

（6）颅脑 MRA：颅内外动脉多发狭窄。

（7）DSA：右侧颈内动脉起始部重度狭窄伴不稳定斑块形成，右侧椎动脉与基底动脉交界处重度狭窄，左侧椎动脉远端接近闭塞，表明低灌注发病机制进一步明确。

（8）心脏彩超：二尖瓣、主动脉瓣退行性改变。

（四）诊断

【提示】对 TIA 患者进行临床诊断时，要遵循一些常规步骤及原则。首先应关注整体层面的问题，然后深入相关细节。诊断的关键首先要解决两个问题：①是否为 TIA：即 TIA 诊断，通过神经系统症状、查体、影像学检查可解决；② TIA 原因和发病机制：即导致 TIA 的病因，通过病史、临床症状、影像学检查可解决。之后明确具体的病因和发病机制，给予个体化的治疗。

直通本章更新内容

【本例诊断分析】

1. 定位诊断：椎 - 基底动脉系统

根据患者中年男性，主要表现为发作性头晕、视物旋转，偶伴呕吐，定位于前庭 - 小脑系统；发作性右侧肢体无力，定位于左侧皮质脊髓束；脑结构影像学提示无明显异常，DSA 结果提示右侧颈内动脉起始部重度狭窄伴不稳定斑块形成，右侧椎动脉与基底动脉交界处重度狭窄，左侧椎动脉远端接近闭塞，综合定位于左侧脑干；责任血管定位于椎 – 基底动脉系统。

2. 定性诊断：椎 – 基底动脉系统短暂性脑缺血发作

根据患者是中年男性，既往有高血压、脂蛋白代谢紊乱、吸烟等动脉粥样硬化危险因素，本次为急性起病，呈发作性病程。临床主要表现为发作性眩晕、呕吐、右侧肢体无力，症状可自行缓解，恢复基本完全。查体神经系统未见明显异常；结合头颅 CT 和 MRI 提示未见明显异常，以及 DSA 结果提示右侧颈内动脉起始部重度狭窄伴不稳定斑块形成，右侧椎动脉与基底动脉交界处重度狭窄，左侧椎动脉远端接近闭塞，故诊断考虑为椎 – 基底动脉系统短暂性脑缺血发作。

3. 病因诊断：动脉粥样硬化性

血管评价提示双侧颈动脉斑块（强回声和混合回声）形成、双侧下肢动脉硬化伴斑块形成，为动脉粥样硬化的证据；结合发作时症状以及 DSA 结果提示本次责任血管为椎 – 基底动脉系统，故病因考虑为大动脉粥样硬化性。

4. 发病机制：血流动力学型（低灌注）

根据患者的症状刻板，反复发作，症状持续时间短且可完全恢复，DSA 提示右侧椎动脉与基底动脉交界处重度狭窄，左侧椎动脉远端接近闭塞，考虑患者本次发病机制为低灌注。

【鉴别诊断】本例患者主要需要与以下疾病进行鉴别：

1. 梅尼埃病

梅尼埃病是一种特发性内耳疾病，表现为发作性眩晕、恶心、呕吐，与椎 – 基底动脉 TIA 相似，但本病发作时间往往超过 24 小时，经常伴有耳鸣、耳部阻塞感，症状反复发作后听力下降。不伴其他神经系统定位症状。发病年龄较轻，多数在 50 岁以下。

2. 基底动脉型偏头痛

本病在偏头痛发作期间，出现脑干神经功能紊乱，常伴有全盲及意识变化等。本病多见于青春期女孩，多数发作与月经周期有关。发作开始出现鲜明的、不成形的视幻觉或畏光，累及整个视野，甚至出现全盲，同时或接着发生眩晕、耳鸣、听力减退、复视、构音障碍、共济失调、双侧性感觉异常、双侧轻瘫或精神错乱等。多在数分钟至 1 小时内消失，继而发现双侧枕部的搏动性头痛。间隙期一切正常。

3. 心脏疾病

阿－斯综合征、严重心律失常（如室速或室颤、病态窦房结综合征、室上性心动过速等）可因为阵发性全脑供血不足出现头晕、头昏、晕倒、意识不清，但多数无神经系统局灶性症状出现，超声心动图检查、动态心电图监测常有异常发现。

4. 低血糖综合征

低血糖综合征是一组由多种病因引起的综合征，低血糖症可发生广泛的神经系统损害。可表现为偏瘫、轻瘫、失语及单瘫、眩晕、共济失调、吞咽困难及声音嘶哑等各种神经系统受损症状。早期经过恰当治疗后，症状可迅速好转。延误诊断与治疗会造成永久性的神经病变。

5. 其他

少量脑出血、慢性硬膜下血肿、颅内占位性病变、功能性疾病（如焦虑症、癔症）等需要进行相鉴别。头部 CT 及 MRI 平扫和（或）增强检查、心理功能测验有助于明确诊断。

（五）治疗

【提示】TIA 是严重的、需紧急干预的"卒中预警"事件，是最为重要的急症，同时也是积极进行二级预防的最佳时机。对 TIA 的正确处理可减少患者未来卒中的再发率、病死率、致残率，提高患者的生存质量，减低家庭和社会的经济负担。

【本例治疗方案】

1. 抗血小板聚集治疗

该患者既往有高血压病史、吸烟史且有动脉粥样硬化性狭窄的证据，属于高危组，给予口服氯吡格雷 75 mg/d。入院第 6 天 DSA 检查提示右侧颈内动脉起始部重度狭窄，伴不稳定斑块形成，右侧椎动脉与基底动脉交界处重度狭窄，左侧椎动脉远端接近闭塞，择期进行血管内支架成形术，给予联合抗血小板聚集治疗（阿司匹林 100 mg ＋ 氯吡格雷 75 mg/d）。

2. 降脂治疗

该患者有动脉粥样硬化性易损斑块的证据，立即启动强化降脂治疗，目标值 LDL ＜ 2.07 mmol/L 或降低幅度 ＞ 40%，给予口服阿托伐他汀 40 mg/d，颈内动脉支架植入术后属于极高危组患者，继续

直通本章更新内容

强化降脂，阿托伐他汀 40 mg/d。出院时 LDL 为 1.86 mmol/L，降脂达标，但仍属于极高危组患者，继续强化降脂，阿托伐他汀 20 mg/d。

3. 降压治疗

该患者既往存在高血压并接受降压治疗，现收缩压 ≥ 140 mmHg，舒张压 ≥ 90 mmHg，为预防卒中复发和其他血管事件，理论上应启动降压治疗，但由于该患者本次发病机制为低灌注，所以密切观察病情变化，根据病情决定是否以及何时启动降压治疗。TIA 患者的降压治疗目标值尚不明确，应根据具体情况定。一般认为应将其血压控制在 140/90 mmHg。

4. 血糖管理

该患者无糖尿病病史，入院后血糖在正常范围内，未予降糖治疗。

5. 支架成形术

根据指南推荐，对于症状性颅内动脉狭窄的患者，血管内治疗可能有效（Ⅱ级推荐，B 级证据），支架植入术前给予氯吡格雷和阿司匹林联用，持续至术后至少 1 个月，之后单独使用氯吡格雷至少 12 个月（Ⅳ级推荐，D 级证据）；该患者入院第 6 天 DSA 检查结果提示右侧椎动脉远段重度狭窄，结合临床表现考虑右侧椎动脉为责任血管。病史 3 个月余，经药物治疗效果不明显，有介入治疗指征。同时提示右侧颈内动脉起始部重度狭窄，且斑块形态不规则，考虑为易损斑块，其内有造影剂滞留，局部可形成血栓，引起动脉源性脑栓塞，患者头颅 MRI 可见右侧半球有小缺血病灶，考虑与此有关，有介入治疗的指征，也应予以同期行介入支架治疗。入院第 12 天，实施右侧椎动脉 + 右侧颈内动脉支架植入术后，患者症状较前明显恢复；术前、术后均给予阿司匹林和氯吡格雷联合抗血小板聚集治疗。

6. 扩容治疗

该患者 DSA 检查提示右侧颈内动脉起始部重度狭窄伴不稳定斑块形成，右侧椎动脉与基底动脉交界处重度狭窄，左侧椎动脉远端接近闭塞；考虑为低灌注导致的短暂性脑缺血发作，支架植入术前静脉给予低分子右旋糖酐 500 ml /d。

二、疾病知识拓展

（一）短暂性脑缺血发作定义的演变

随着医学对 TIA 的进一步了解以及神经影像学技术飞速发展，TIA 的定义也几经变化。目前在临床上应用比较广泛的定义主要有两个：

（1）基于时间的传统定义：TIA 是由于血管原因所致的突发性局灶神经功能（脑、脊髓或视网膜）障碍，神经缺损症状持续时间 < 24 小时。

（2）基于组织学的新定义：TIA 是由脑、脊髓或视网膜缺血引起的短暂性神经功能障碍，不伴有通过影像学检查发现的急性梗死。

（二）TIA 的病因和发病机制

目前短暂性脑缺血的病因与发病机制尚未完全明确。一般认为，TIA 病因与发机制常分为 2 种类型，即血流动力学型和微栓塞型。

（1）血流动力学型：TIA 是在动脉严重狭窄基础上血压波动导致的动脉远端一过性脑供血不足引起的，血压低时 TIA 发生，血压高时症状缓解，这种类型的 TIA 占很大一部分。

（2）微栓塞型：又分为心源性栓塞和动脉 – 动脉源性栓塞。动脉 – 动脉源性栓塞是由大动脉粥样硬化斑块破裂所致，斑块破裂后脱落的栓子会随血流移动，栓塞远端小动脉，如果栓塞后很快发生自溶，即会出现一过性缺血发作。心源栓塞型 TIA 的发病机制与心源性脑梗死相同，其发病基础主要是来源于心脏的栓子进入脑动脉系统引起血管阻塞，如果栓子自溶则发生心源性 TIA。

（三）TIA 的危险分层及早期临床评估

临床上遇到 TIA 患者，早期对其开展危险分层、优化医疗资源配置、紧急启动 TIA 的临床评估与二级预防，可显著降低早期卒中的发病率以及高复发风险。较常用的 TIA 早期卒中危险分层工具是 ABCD 评分系统（表 1-2-4）。2007 年 Johnston 等结合加利福尼亚评分及 ABCD 评分提出了 ABCD² 评分（表 1-2-5）。根据这种模型评定为高危、中危和低危的患者，在发生 TIA 后 2 天内发生卒中的比率分别为 8.1%（评分 6 ～ 7 分）、4.1%（评分 4 ～ 5 分）和 1.0%（评分 0 ～ 3）。既往的研究结果显示 ABCD² 评分能很好地预测 TIA 短期卒中的风险，目前其在临床应用最为广泛。新研究结果提示在 ABCD² 评分基础上增加 TIA 发作频率和影像学检查（ABCD³ 和 ABCD³－Ⅰ），能更有效地评估 TIA 患者的早期卒中风险，但其取决于影像检查能否快速获取。建议疑似 TIA 的患者应早期行 ABCD² 评估，并尽早进行全面检查与评估。评估的主要目的是明确导致 TIA 的病因和可能发病机制。

表 1-2-4　ABCD 评分系统

		ABCD	ABCD²	ABCD³	ABCD³－Ⅰ
年龄（A）	≥ 60 岁	1分	1分	1分	1分
血压（B）	血压 ≥ 140/90 mmHg	1分	1分	1分	1分
临床症状（C）	一侧肢体无力	2分	2分	2分	2分
	言语障碍，不伴无力	1分	1分	1分	1分
症状持续时间（D）	≥ 60 分	2分	2分	2分	2分
	10 ～ 59 分	1分	1分	1分	1分
糖尿病（D）	有	×	1分	1分	1分
双次（7 天内）TIA 发作（D）	有	×	×	2分	2分
影像学检查（Ⅰ）	同侧颈动脉狭窄 ≥ 50%	×	×	×	2分
	DWI 出现高信号				2分
总分		0 ～ 6 分	0 ～ 7 分	0 ～ 9 分	0 ～ 13 分

表 1-2-5　不同 ABCD 评分系统采用的不同危险分层分值

	低危	中危	高危
ABCD	0 ～ 2	3 ～ 4	5 ～ 6
ABCD²	0 ～ 3	4 ～ 5	6 ～ 7
ABCD³	0 ～ 3	4 ～ 5	6 ～ 9
ABCD³－Ⅰ	0 ～ 3	4 ～ 7	8 ～ 13

（四）TIA 全面检查和评估方法

（1）一般检查：包括心电图、全血细胞计数、血电解质、肝功能、肾功能及快速血糖和脂测定。

（2）血管检查：所有 TIA 患者均应尽快进行血管评估。颈动脉血管超声和经颅多普勒超声可发现颅内外大血管病变。利用 CT 血管成像、磁共振血管成像和 DSA 等血管成像技术可获得较为准确的结果。DSA 是颈动脉行动脉内膜剥脱术（CEA）及颈动脉血管成形和支架植入术治疗（CAS）术前评估的"金标准"。

（3）侧支循环代偿及脑血流储备评估：通过脑灌注成像、TCD 和 DSA 等检查评估侧支循环代偿及脑血流储备，对于判断是否存在灌注异常和指导治疗有一定价值。

（4）易损斑块的检查：易损斑块是动脉栓子的重要来源。颈部血管超声、血管内超声、高分辨 MRI 及 TCD 微栓子监测有助于对动脉粥样硬化的易损斑块进行评价。

（5）心脏评估：如果患者 TIA 原因怀疑为心源性栓塞时，或 45 岁以上患者颈部和脑 MRA 检查及血液学筛查未能明确病因者，TIA 发作后应尽快进行多种心脏检查。当最初脑影像和心电图不能确定病因时，应该进行长时间的心电监测或 Holter 监测。对于可疑 TIA 患者（尤其是利用除心脏评估检查方法以外的检查不能确定病因时），应行经胸超声心动图（TTE）。必要时做经食道超声心动图（TEE）检查，TEE 可用于诊断卵圆孔未闭、主动脉弓粥样硬化瓣膜病，识别这些情况有助于决定治疗决策。

（6）根据相关病史做其他相关检查。

（五）TIA 评价流程

TIA 发生后卒中风险高，因此，如果患者为新发 TIA，按急症处理；如果患者TIA 发作在 72 小时内并存在以下情况之一者，建议入院治疗。

（1）$ABCD^2$ 评分 ≥ 3 分。

（2）$ABCD^2$ 评分 0～2 分，但不能确保 2 天之内在门诊完成系统检查的患者。

（3）$ABCD^2$ 评分 0～2 分，但有其他证据提示症状由局部缺血造成。

（4）$ABCD^2$ 评分 0～2 分，但存在心源性证据需要紧急抗凝治疗（图 1-2-1）。

（六）尽早启动二级预防，有效减少卒中复发

患者 TIA 发作后 2～7 天为发生卒中的高风险期，因此，早诊断和治疗是降低卒中风险的关键。优化医疗资源配置，建立基于以 $ABCD^2$ 评分评估危险分层的急诊医疗模式，尽早启动 TIA 的评估与二级预防，可显著降低 TIA 患者的卒中风险。

一项具有前瞻性、观察性的研究SOS-TIA（a transient ischemic attack clinic with round the-clock access），对TIA患者进行快速评估和治疗能否减少卒中复发风险；另一项前后对照研究EXPRESS（effect of urgent treatment transient ischemic attack and minor stroke on early recurrent stroke），调查了解对TIA患者进行早期干预是否影响患者卒中风险。这两项研究结果显示，TIA患者的二级预防应从急性期即开始实施，有利于降低患者的卒中风险。

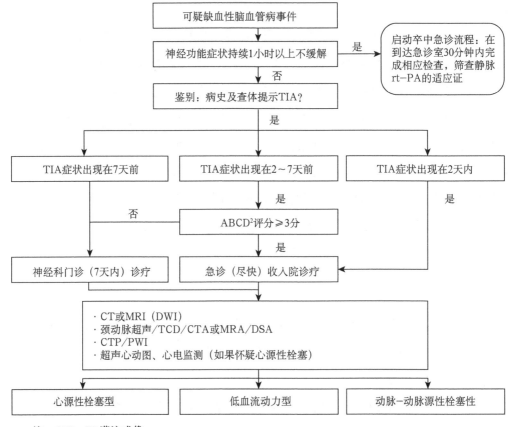

注：CTP：CT灌注成像。

图1-2-1 TIA早期评价与诊断流程

直通本章更新内容

《中国缺血性脑卒中和短暂性脑缺血发作二级预防指南2014》和《中国急性缺血性脑卒中诊治指南2014》均强调二级预防应从急性期就开始实施。旨在提醒广大神经科医师要准确把握TIA二级预防启动的最佳时机，前移二级预防的关口，规范二级预防的治疗。

三、专家临床经验分享

（一）TIA 的操作建议

（1）从本质上来说，TIA 和脑梗死是脑缺血损伤的动态过程中的不同阶段。建议在急诊时，对症状持续 ≥ 30 分钟者，应按急性缺血性卒中流程开始溶栓评估，在 4.5 小时内应考虑溶栓治疗。

（2）在有条件做颅脑核磁的医院，建议尽可能采用 DWI 作为主要诊断技术，如脑部 DWI 未发现急性脑梗死证据，则为影像学确诊的 TIA。如有明确的急性脑梗死证据，则无论发作时间长短均不再诊断为 TIA。对急诊无颅脑核磁、DWI 的医院，在最短的时间内尽可能采用其他结构影像学检查，对于 24 小时内发现发作症状及相应脑部位急性梗死证据者，诊断为脑梗死；未发现者诊断为临床确诊 TIA。

（3）对于以社区为基础的流行病学研究，鉴于常规采用组织学标准诊断 TIA 不具有可操作性，同时考虑到与国际上、既往流行病学研究数据的可比性和延续性，建议仍采用传统 24 小时的定义，诊断为临床确诊 TIA。

（二）TIA 治疗

1.危险因素的控制

（1）高血压：既往没有接受降压治疗的 TIA 患者，若发病后数日收缩压 ≥ 140 mmHg 或舒张压 ≥ 90 mmHg，应启动降压治疗。TIA 患者的降压治疗目标值尚不明确，应根据具体情况而定。一般认为，应将其血压控制在 140/90 mmHg。既往诊断高血压并接受降压治疗的 TIA 患者，为预防卒中和其他血管事件发生，应在数日后恢复降压治疗。

一些生活方式改变可降低血压，也是全方面降压治疗的合理组成部分，例如限盐、减重、摄取富含水果、蔬菜和低脂产品的饮食、规律的有氧运动和限制酒精摄入。

特定药物的选择和降压目标值应当个体化。根据药物的作用机制以及每个患者的特点，如颅外脑血管闭塞性疾病、肾功能损害、心脏病和（或）糖尿病，应服用某些特定的药物。

（2）血脂异常：在动脉粥样硬化源 TIA 患者中，不论 LDL-C 是否达标，有或无其他临床动脉粥样硬化性心血管疾病（ASCVD）的证据，均推荐接受高强度他汀治疗，以减少卒中和心血管事件。他汀类药物治疗期间，如果监测指标持续异常并排除其他影响因素，或出现相应的临床表现，应及时减药或停观察（肝酶超过 3 倍正常值上限，肌酶超过 5 倍正常值上限）；老年人或合并严重脏器功能不全的患者，初始剂量不宜过大。

对缺血性卒中 /TIA 合并其他 ASCVD 患者，应根据 2013 年 ACC/AHA 胆固醇管理指南进行管理，包括改变生活方式、饮食控制和推荐的药物治疗。高强度他汀治疗包括：阿托伐他汀 40 ～ 80 mg/d 或者瑞舒伐他汀 20 mg/d。

（3）糖代谢异常：TIA 发生后，所有患者应通过快速血糖检测、糖化血红蛋白或口服葡萄耐量试验进行糖尿病筛查。由于急性疾病可能暂时扰乱血糖检测，因此，应根据临床判断和认识选择方法和时机。一般来说，在临床事件发生后立即检测糖化血红蛋白比其他筛选测试更准确。对已确诊糖尿病的 TIA 患者，推荐用现有的指南进行血糖控制和心血管风险因素管理。

（4）除上述危险因素控制外，还应进行戒烟、戒酒、体育锻炼等危险因素的控制。

2. 非心源性栓塞 TIA 的抗血小板治疗

（1）对于非心源性栓塞 TIA 患者，建议给予口服抗血小板药物而非抗凝药物预防脑卒中及其他心血管事件的发生。

（2）阿司匹林（50 ～ 325 mg/d）或氯吡格雷（75 mg/d）单药治疗，均可以作为首选抗血小板药物。阿司匹林单药抗血小板治疗的最佳剂量为 75 ～ 150 mg/d。阿司匹林（25 mg）+ 缓释型双嘧达莫（200 mg）2 次 / 日或西洛他唑（100 mg）2 次 / 日，均可作为阿司匹林和氯吡格雷的替代治疗药物。抗血小板药物应根据患者危险因素、费用、耐受性以及其他临床特征进行个体化选择。

（3）发病在 24 小时内，具有脑卒中高复发风险（$ABCD^2$ 评分 ≥ 4 分）的急性非心源性 TIA，应尽早给予阿司匹林联合氯吡格雷治疗 21 天。此后阿司匹林或氯吡格雷均可作为长期二级预防一线用药。

（4）发病 30 天内伴有症状性颅动脉严重狭窄（狭窄率 70%～ 99%）的 TIA 患者，应尽早给予阿司匹林联合氯吡格雷治疗 90 天。此后阿司匹林或氯吡格雷均可作为长期二级预防一线用药。

（5）伴有主动脉弓粥样硬化斑块证据的 TIA 患者，推荐抗血小板及他汀类药物治疗。口服抗凝药物与阿司匹林联合氯吡格雷治疗效果的比较尚无明确定论。

（6）非心源性栓塞 TIA 患者，不推荐常规长期应用阿司匹林联合氯吡格雷抗血小板治疗。

3. 大动脉粥样硬化性 TIA 治疗

（1）TIA 患者合并颅外段颈动脉狭窄

1）首先应对所有发生过 TIA 伴有颈动脉狭窄患者进行最佳的药物治疗。包括抗血小板治疗、他汀类药物和其危险因素干预。

2）对于近期发生 TIA 合并同侧颈动脉颅外段严重狭窄（70%～99%）的患者，如果预计围手术期病死率和卒中复发率＜6%，推荐进行 CEA 或 CAS 治疗。CEA 或 CAS 的选择应依据患者个体化情况进行选择。

3）对于近期发生 TIA 合并同侧颈动脉颅外段中度狭窄（50%～69%）的患者，如果预计围手术期病死率和卒中复发率＜6%，推荐进行 CEA 或 CAS 治疗。CEA 或 CAS 的选择应依据患者个体化情况进行选择。

4）TIA 患者的颈动脉颅外段狭窄程度＜50%时，不推荐行 CEA 或 CAS 治疗。

5）当 TIA 患者有行 CEA 或 CAS 的治疗指征时，如果无早期再通禁忌证，应在 2 周内进行手术。

（2）TIA 患者合并颅外段椎动脉、锁骨下动脉和头臂干狭窄

1）首先，应对所有发生过 TIA 伴有颅外椎动脉、锁骨下动脉或头臂干狭窄患者进行最佳的药物治疗。包括抗血小板治疗、他汀类药物和其危险因素干预。

2）最佳的药物治疗无效时，可选择支架置入术或外科手术作为内科药物治疗的辅助治疗手段。

4. TIA 患者合并颅内动脉狭窄

（1）首先应对所有发生过 TIA 伴有颅内动脉狭窄患者进行最佳的药物治疗，包括抗血小板治疗、他汀类药物和其危险因素干预。

（2）对于症状性颅内动脉粥样硬化狭窄≥70%的 TIA 患者，在标准内科药物治疗无效的情况下，以及在严格和慎重选择患者情况下，可选择血管内介入治疗作为内科药物治疗的辅助技术手段。

5. 心源性栓塞 TIA 的抗栓治疗

（1）心房颤动

1）对伴有心房颤动（包括阵发性心房颤动）的 TIA 患者，推荐使用适当剂量的华

法林口服抗凝治疗，预防再发的血栓塞事件。华法林目标剂量是维持 INR 在 2.0 ~ 3.0。

2）新型口服抗凝剂可作为华法林的替代药物，包括达比加群、利伐沙班、阿哌沙班以及依度沙班，选择何种药物均应考虑个体化因素。

3）伴有心房颤动的 TIA 患者，若不能接受口服抗凝药物治疗，推荐应用阿司匹林单药治疗。也可以选择阿司匹林联合氯吡格雷抗血小板治疗。

4）伴有心房颤动的 TIA 患者，应根据缺血的严重程度和出血转化风险，选择抗凝时机。建议出现神经功能症状 14 天内给予抗凝治疗预防脑卒中发生。对于出血风险高的患者，应适当延迟抗凝时机。

5）TIA 患者，尽可能接受 24 小时的动态心电图检查。对于原因不明患者，建议延长心电监测时间，以确定有无抗凝治疗指征。

（2）其他心源性栓塞

1）伴有急性心肌梗死的 TIA 患者，若影像学检查发现左室附壁血栓形成，推荐给予至少 3 个月的华法林口服抗凝治疗（目标 INR 值为 2.5，范围 2.0 ~ 3.0）。如无左室附壁血栓形成，但发现前壁无运动或异常运动，也应考虑给予 3 个月的华法林口服抗凝治疗（目标 INR 值为 2.5，范围 2.0 ~ 3.0）。

2）对于有风湿性二尖瓣病变但无心房颤动及其他危险因素（如颈动脉狭窄）的 TIA 患者，推荐给予华法林口服抗凝治疗（目标 INR 值为 2.5，范围 2.0 ~ 3.0）。对于已使用华法林抗凝治疗的风湿性二尖瓣疾病患者，发生 TIA 后，不应常规联合抗血小板治疗。但在使用足量的华法林治疗过程中仍出现 TIA 时，可加用阿司匹林抗血小板治疗。

3）不伴有心房颤动的非风湿性二尖瓣病变或其他瓣膜病变（局部主动脉弓、二尖瓣环钙化、二尖瓣脱垂等）的 TIA 患者，可以考虑抗血小板聚集治疗。

4）对于植入人工心脏瓣膜的 TIA 患者，推荐给予长期华法林口服抗凝治疗。对于已经植入人工心脏瓣膜的既往有 TIA 病史的患者，在充分华法林抗凝基础上若仍出现 TIA 发作，若患者出血风险低，可在华法林基础上加用阿司匹林。

6. 特殊原因的 TIA 治疗

（1）对于合并主动脉弓粥样硬化斑块的 TIA 患者，应给予抗血小板和他汀药物治疗。

（2）对于合并颅外颈动脉或椎动脉夹层的 TIA 患者，可考虑给予至少 3 ~ 6 个月抗血小板或抗凝治疗。

（3）对于合并卵圆孔未闭而且没有使用抗凝治疗的 TIA 患者，应给予抗血小板治疗；对于合并卵圆孔未闭和静脉来源血栓 TIA 患者，权衡卒中情况可给予抗凝治疗；如果存在抗凝治疗禁忌，可考虑给下腔静脉过滤器治疗。

（4）对于凝血功能异常且没有使用抗凝治疗的 TIA 患者，应予抗血小板治疗。

（5）对于抗磷脂抗体检测异常，但没有达到抗磷脂抗体综合征诊断标准的 TIA 患者，或虽然达到抗磷脂抗体综合征的诊断标准，但尚没有开始抗凝治疗的 TIA 患者，应给予抗血小板药物治疗。

（6）对于合并镰状细胞病的 TIA 患者，应输血将血红蛋白 S 控制至低于总血红蛋白的 30%。

（王蓬莲）

第三节　脑出血

一、案例分析

【主诉】张某，男，49 岁，主因"头痛，右侧肢体无力伴言语不利 6 小时"收入住院。

【提示】脑出血是卒中的主要类型之一，因此既有卒中的共同特性，又有其独特之处。在神经功能缺损的同时可伴有高颅压及脑膜刺激征，意识障碍的发生较缺血性卒中更常见。头痛伴有明确神经功能缺损的患者，若拟诊为脑出血时，在病史采集过程中，对于头痛诊断的六要素（发生情况、部位、程度、性质、出现/持续时间、诱因）需逐一明确；在体格检查过程中，需注意意识水平、眼底、脑膜刺激征等相关体征；在影像学判读时需关注脑室及蛛网膜下腔是否累及、脑水肿的严重程度等。其诊断思路即为：①是否卒中；②哪一类型卒中；③严重程度如何；④病因及分型。

安装"医大帮"app　　直通本章更新内容

（一）病史采集

【病史询问思路】（表 1-3-1）

表 1-3-1　病史询问思路

1. 时间：明确症状出现的时间，如果患者不能提供病史，可询问目击者，努力明确患者最后看起来正常的时间
2. 卒中发生是否存在诱因（情绪激动、用力排便、饮酒等）及卒中发生时的状态（如睡眠、清醒安静状态、一般活动状态、激烈运动或情绪激动状态）
3. 首要症状及症状进展时序（如起病即达高峰、逐步恶化、阶梯样恶化）
4. 伴随症状：头痛、颈痛、呕吐、意识下降、抽搐
5. 既往高血压病史、病前数天之内的相关活动（头外伤、未导致直接外伤的急刹车等、头颈部按摩推拿、大量饮酒等）、反复头痛病史、既往的卒中或 TIA 病史、癫痫病史、家族中是否有类似病史、近期是否有认知功能下降（反应迟钝、记忆力减退等）
6. 其他既往史：是否有缺血性卒中、糖尿病史、吸烟及饮酒史、有无药物滥用（如可卡因等）、是否存在凝血功能障碍或其他诱发出血的内科疾病（如肝病等）
7. 服用药物情况：降压药物（种类、是否规律、最后一次服药时间）、抗凝药物（种类、是否规律服药、是否规律监测凝血象、最后一次服药时间）、抗血小板药物（种类、是否规律、最后一次用药时间），发病后用药与否及用药种类
8. 可引起局灶性神经功能缺损的非动脉粥样硬化性疾病：癫痫病史、偏头痛、脑原发性或转移性肿瘤、脑动脉瘤、头外伤、多发性硬化、药物滥用等

【现病史】 患者于 6 小时前与友人聊天时突感头痛，为双颞顶胀痛，随即出现右侧肢体无力，不能持物、站立，伴言语不利，表现为吐字不清，可理解他人言语。无头晕、恶心、呕吐，无肢体麻木及肢体抽搐，无意识障碍及二便失禁。即呼叫 120 送来我院，途中呕吐胃内容物一次，量约 50 ml。发病后 4 小时就诊于我院急诊，测血压为 182/112 mmHg，急诊考虑脑卒中可能性大，行颅脑一站式多模式 CT 检查，平扫 CT 检查提示左侧基底节区高密度影，CTA 原始图像未见造影剂渗漏征象，CTA 检查见颅内大动脉走形及分布未见明显异常，诊断为"脑出血"，为进一步诊治收入住院。

【既往史】 高血压病史 2 年，血压最高 210/120 mmHg，未规律服药也未监测血压；高脂血症病史 2 年；吸烟 30 年，20 支/日；间断饮酒；否认糖尿病及冠心病史。否认外伤、手术史。否认食物及药物过敏。

（二）体格检查

【提示】体格检查首先评估患者的生命体征以及呼吸道情况，而后在关注神经系统专科检查的同时，注重患者一般情况的评价以及内科心、肺、腹全面检查，目的在于病变定位、疾病严重程度的评价、病因的探索，建议体格检查的同时应用相关量表，如格拉斯哥昏迷评分量表（CGS）、NIHSS 量表等。进行量化评价，用于后期病情变化的比较与描述（表 1-3-2）。

表 1-3-2　体格检查重点

1. 生命体征评价（双侧血压、脉搏、呼吸、体温），呼吸道、呼吸和循环功能评估
2. 意识水平评价：可结合格拉斯哥昏迷评分量表进行量化
3. 认知功能评价：理解力、定向力、计算力检查，远近记忆力评价 [可结合简易智力状态检查（MMSE）量表进行量化]
4. 神经系统查体（可结合 NIHSS 量表进行量化）
5. 内科查体，同时评价患者的吞咽功能

【本例体格检查结果】血压 182/112 mmHg（双侧），呼吸 18 次 / 分，血氧饱和度 97%，心率 85 次 / 分，脉搏 85 次 / 分，体温 37℃。双侧脉搏对称有力。双肺听诊呼吸音清，未闻及干、湿啰音；心律齐，各瓣膜听诊区未闻及病理性杂音；腹软，无压痛、无反跳痛及肌紧张。双下肢无水肿。神经系统查体：神清，轻度构音障碍，计算力、定向力、记忆力、理解力等高级皮质功能正常。双眼直接、间接对光反射灵敏，双瞳等大等圆，直径 3 mm，双侧眼球各向运动充分，无眼震，双侧咬肌对称有力，双侧额纹对称，右侧鼻唇沟稍浅，粗测听力正常，气导大于骨导，悬雍垂居中，双侧软腭上抬有力，咽反射灵敏，伸舌右偏。右侧肢体肌力 1 级，左侧肢体肌力正常，四肢肌张力正常，右侧肢体腱反射减低。右侧指鼻、轮替动作不能配合，Romberg 征不能配合。右侧 Babinski 征阳性。右侧肢体痛觉减退，右侧肢体振动觉减退。颈软，脑膜刺激征阴性。颈部各血管听诊区未闻及杂音。NIHSS 评分 10 分。

（三）辅助检查

1. 实验室检查

【实验室检查项目】（表 1-3-3）

表 1-3-3　实验室检查项目

1. 全血细胞计数（包括血小板计数）

2. 血糖、肝功能、肾功能、电解质

3. 凝血功能检查（PT、APTT、INR、纤维蛋白原）

4. 血气分析（必要时）

【本例实验室检查结果】除血糖 8.47 mmol/L 外，血常规、凝血象（含 PT、APTT、INR、纤维蛋白原）、血生化（肝肾功能、电解质）等均正常。

2. 影像学检查

【提示】所有怀疑卒中的患者均应行急诊 CT 或 MRI 检查，以明确是缺血性卒中还是出血性卒中。对于脑出血（ICH）的患者，CT 平扫检查能够准确地显示血肿的部位、形态、出血量、占位效应、是否破入脑室或蛛网膜下腔以及既往脑组织受损的情况，因此为首选的影像学检查方法。此外，MR 检查也可有效诊断脑出血。

【临床常用影像学检查方法分析】

（1）头颅 CT：头颅 CT 是最方便、快捷和常用的结构影像学检查手段，脑出血急性期 CT 是鉴别脑出血和脑梗死的"金标准"。

1）平扫 CT：CT 扫描示血肿灶为高密度影，边界清楚，CT 值为 75 ～ 80 Hu；随着时间推移，血肿逐渐变为等密度或低密度。通过平扫 CT，可根据简易公式粗略计算血肿体积 [血肿量 =0.5× 最大面积长轴（cm）× 最大面积短轴（cm）× 层面数（扫描层厚 1 cm）]，有些医院的设备可以通过相关软件根据 CT 图像精确计算血肿体积。

2）增强 CT、CTA、CTV：增强 CT 扫描可以发现血肿内的造影剂渗漏，为早期血肿扩大提供预警。三维重建的 CTA、CTV 检查，可以发现血管畸形、动脉瘤、颅内静脉窦血栓形成等 ICH 病因，以便为后期的有针对性治疗提供依据。CT 灌注成像则可提供 ICH 以后脑组织灌注情况。对于有条件在首诊时进行一站式多模式 CT 检查的医院，可以在首诊时即完成 CT 平扫 +CTA+CTV+CTP 检查。

（2）磁共振检查：标准序列 MRI（包括 T1、T2 及质子密度加权序列）在慢性出血及发现血管畸形方面优于 CT，在急性期脑出血诊断应用上有其局限性：费用高、扫描时间长，部分患者无法完成（如患者有心脏起搏器、金属植入物、幽闭恐惧症或脑出血后的意识障碍、呕吐、躁动等）。此外，ICH 在 MRI 上的表现较复杂，根据血肿的时间长短而有所不同（表 1-3-4）。

表 1-3-4　不同时期 ICH 的磁共振表现

阶段	时间	血肿成分	T1	T2	FLAIR
超急性期	＜24 小时	氧合血红蛋白	低信号（黑）	高信号（白）	高信号（白）
急性期	1～3 天	脱氧血红蛋白	低信号（黑）	低信号（黑）	低信号（黑）
亚急性早期	3～7 天	正铁血红蛋白	高信号（白）	低信号（黑）	低信号（黑）
亚急性晚期	7～4 天	正铁血红蛋白	高信号（白）	高信号（白）	高信号（白）
慢性期	＞14 天	含铁血黄素	低信号（黑）	低信号（黑）	低信号（黑）

1）梯度回波序列或磁敏感加权序列：可以为脑出血患者的病因诊断提供更多信息，特别是对脑淀粉样变性的诊断。二者可在有条件的医院作为病因诊断的辅助手段，特别是脑叶出血的患者。但并非必备检查，而且对于急救患者不应为此延误。

2）MR 血管成像（MRA、MRV）：具有方便省时、无放射损伤、无须注射造影剂及无创性的优点，但具有磁共振检查的前述局限性，结合其他序列，为 ICH 的病因诊断提供依据，但其准确性与 DSA 及 CTA 相比尚有不足。

3）DSA：用于 ICH 的病因诊断，能清晰显示脑血管各级分支及动脉瘤的位置、大小、形态及分布，畸形血管的供血动脉及引流静脉，了解血流动力学改变，为血管内栓塞治疗或外科手术治疗提供可靠的病因和病理解剖情况。对于病因不明或高度怀疑动脉瘤、脑血管畸形、颅内静脉窦血栓时可考虑行 DSA 检查明确。

【本例影像学检查结果】

（1）头颅 CT（发病 4 小时）：左侧底节区可见高密度团块影，边界尚清，轴位大小 42 cm×24 cm，周围可见低密度，脑室略受压，中线结构居中，脑沟裂池未见异常，各扫描层面内双侧眼眶未见明显异常，各鼻旁窦都形态、大小、密度都未见明显异常。

（2）血管评价：发病后 4 小时，首诊即完成一站式多模式 CT 检查（包括 CTA+CTV），CTA 各大血管走行未见明显异常，未见异常血管影；CTV 未见异常。

（四）诊断

【提示】ICH 患者进行临床诊断时，需遵循的步骤：①是否卒中；②是否为脑出血；③疾病严重程度；④病因及分型。

【本例诊断分析】

1. 定位诊断

患者中年男性，临床主要表现为右侧肢体无力和言语笨拙，查体右侧肢体肌力1级，考虑左侧皮质核束受累；构音障碍，右侧中枢性面瘫，考虑累及左侧皮质核束；查体右侧肢体痛觉减退，考虑累及左侧脊髓丘脑束或丘脑感觉中继核团或丘脑辐射；发病后CT提示左基底节区高密度，综合上述临床表现和影像学特点，考虑为左侧基底节区受累。

2. 定性诊断：脑出血

患者中年男性，急性卒中样起病，主要表现为右侧肢体偏瘫及构音障碍等神经功能局灶性缺损的症状和体征，起病时伴有头痛、呕吐等颅高压的表现。发病后4小时行头颅CT检查，见基底节区高密度影，故脑出血诊断明确。

3. 病因诊断：高血压性

患者中年男性，既往有高血压病史且未规律服药及监测血压，出血部位位于基底节区，为高血压性脑出血的常见部位，发病时血压明显升高，多模式CT未发现颅内动静脉异常，除血糖 8.47 mmol/L 外，全血细胞计数、肝肾功能、凝血功能检查未见异常，故病因考虑为高血压性。

【鉴别诊断】 主要需要与以下疾病进行鉴别：

1. 脑梗死

脑梗死与ICH有共同的起病形式、临床表现，急性期的平扫CT检查未见高密度病灶即可明确鉴别。

2. 其他原因脑出血

由于血管畸形、动脉瘤、凝血功能障碍、抗凝或抗血小板药物治疗后、溶栓治疗后、梗死后出血转化、血液病、烟雾病、原发性或转移性肿瘤、静脉窦血栓形成、血管炎、妊娠及其他明确的病因导致的脑出血，通过血管检查（CTA、CTV、MRA、MRV、DSA 等）、询问病史、实验室检查明确诊断。

3. 硬膜下血肿或硬膜外血肿

本病可表现为头痛、恶心、呕吐，严重者可伴有意识障碍及瞳孔变化。典型者有明显的头部外伤史，但老年患者也可无明显的外伤史。头部CT检查在颅骨内板的下方，可发现局限性梭形或新月形高密度影，可据此与ICH相鉴别。

4. 颅内占位性病变

脑脓肿、神经系统原发肿瘤及转移瘤特别是肿瘤卒中时，可有局灶性神经功能缺损，同时伴有颅高压症状，头部 CT 及 MRI（需增强）检查有助于明确诊断。

直通本章更新内容

5. 其他

代谢性疾病（比如低血糖）、中毒、高血压脑病等也需要进行相关鉴别，依据体格检查、实验室检查、CT 检查结果予以鉴别。

（五）治疗

【提示】脑出血作为神经内科的急症之一，与缺血性卒中相比，目前尚缺乏有针对性的有效治疗。在急性期主要针对 ICH 继发损害及并发症的综合治疗来减少死亡的发生、改善患者的预后。

【本例诊疗方案】

1. 一般治疗

急性期脑出血患者应保持安静，卧床休息，避免长途转运及过度搬运，保持排便通畅。密切监测生命体征，维持生命体征稳定，维持酸碱、水及电解质平衡。保持呼吸道通畅，定期翻身，随时吸出口腔分泌物和呼吸道分泌物，防止感染。

2. 控制血压

患者发病后 4 小时就诊于我院急诊时测血压为 182/112 mmHg，收缩压＞180 mmHg，可使用静脉或口服降压药物控制血压，根据患者临床表现调整降压速度，以 160/90 mmHg 为参考的降压目标值。首先对患者的头痛、烦躁不安，尿潴留等情况给予相应处理，然后给予口服降压药物治疗，根据患者既往血压情况给予硝苯地平缓释片治疗。此后患者血压逐渐平稳，波动于 140/90 mmHg 左右，加用替米沙坦 40 mg/d。

3. 颅高压治疗

患者发病后有头痛、恶心、呕吐等颅内压增高的表现。入院后首先应抬高床头约 30°，以降低颅内压。此外应用 20% 甘露醇 125 ml，8 小时 / 次。

4. 血糖

患者发病时即刻血糖 8.47 mmol/L，未予特殊处理，住院期间空腹血糖正常，糖化血红蛋白 5.6%，考虑可能存在应激性血糖升高，嘱继续监测血糖，内分泌科门诊就诊。

5. 并发症防治

患者吞咽功能评价正常，给予低盐低脂饮食；无癫痫发作及应激性溃疡的发生。患侧肢体肌力 1 级，为预防下肢静脉血栓的发生，给予抬高患肢，避免患侧输液。D- 二聚体正常、下肢静脉超声检查未见血栓的发生，应用间歇性空气压缩装置预防下肢静脉血栓。

6. 复查 CT

该患者发病 4 小时到院行 CT 检查，尚处于血肿扩大的高发时间点，多模式 CT 未见 CTA 原始图像内造影剂渗漏，且患者入院后病情无明显变化，故给予发病 24 小时复查头颅 CT，未见血肿扩大，无明显脑室受压、出血破入脑室和蛛网膜下腔、脑积水等并发症的发生，结合患者意识平稳，继续内科治疗。10 天后再次复查头颅 CT，见出血吸收，血肿周围水肿存在，无明显中线移位及脑室受压。脱水药物停用，患者转康复医院继续行康复治疗。

直通本章更新内容

7. 康复训练

患者经急诊收入卒中单元住院，肢体康复训练于生命体征平稳特别是血压控制良好后开始，出院后转往社区医院继续康复治疗。

二、疾病知识拓展

（一）脑出血的分型及病因诊断

脑出血是常见的脑卒中类型之一，在 CT 广泛应用于临床以后，ICH 的诊断简单而快捷。ICH 的分型方法多样，目的各不同。国际疾病分类 – 第 10 版（ICD-10）只是根据出血部位进行分类，对于临床的诊断及治疗指导意义有限。与缺血性卒中一样，针对病因的分型有利于 ICH 的个体化治疗。

SMASH-U 分型是 Meretoja 等在 2012 年新提出的 ICH 病因分型方法，即 SMASH-U（Structural lesion，Medication，Amyloid angiopathy，Systemic/other disease，Hypertension，Undetermined）分类法。这一分型方法是将 ICH 病因分为 6 个类型：①血管结构病变导致出现；②药物使用导致 ICH；③淀粉样血管病；④系统性或其他疾

病导致 ICH；⑤高血压性 ICH；⑥不明原因 ICH。

（二）脑出血急性期诊断流程

直通本章更新内容

ICH 的诊断流程在明确是否为 ICH 的同时，对疾病的严重程度及病因进行诊断具有指导意义。

（1）是否为卒中：对于疑似急性卒中的患者，行头颅 CT/MR 检查，除颅内占位、头外伤、硬膜下、硬膜外出血外。

（2）是否为 ICH：对于 CT 或 MR 确诊为 ICH 的患者，根据病史及影像学检查，明确是否为蛛网膜下腔出血、脑梗死后出血转换（包括溶栓及血管开通等治疗后）、脑静脉窦及皮质静脉血栓。

（3）疾病严重程度的评价：生命体征、意识水平评价，神经系统查体，CT（包括血肿量、血肿周围水肿、是否破入脑室、是否存在脑积水、是否存在中线结构以及脑疝征象等）。

（4）是否存在血管结构异常：通过 CT 及 MR 的血管检查明确诊断。

（5）是否为药物相关出血：通过询问病史及实验室检查，明确是否为药物相关 ICH[发病前 3 天内使用过华法林（且国际标准化比值 ≥ 2.0）或全剂量肝素以及非缺血性卒中（因其他疾病）的系统性溶栓]。

（6）是否为淀粉样血管病：临床诊断要点包括：①老年患者，特别是 70 岁以上；②慢性进行性痴呆或卒中后急性痴呆；③非外伤性、非高血压性 ICH，头颅 CT 或 MRI 性指在枕叶、颞叶、顶叶或额叶皮质或皮质下区可见血肿高密度影，可破入蛛网膜下腔；④ ICH 的发生具有时间及空间的多发性，MR 的 SWI 或 GRE 提示大脑皮质和皮质下的多发性脑内出血；⑤病理学检查有确诊意义：脑组织活检动脉壁经刚果红染色后在旋光镜下呈绿色的双折射反应，即可诊断为本病。

（7）是否为高血压 ICH：其诊断要素包括：①有明确的高血压病史；②位于典型的高血压 ICH 的部位（基底节区、丘脑、脑干、小脑半球）；③排除继发性 ICH 的病因。

（8）以上均不符合，归为原因不明型 ICH。

（三）ICH 急性期常规治疗及并发症防治

ICH 发病凶险，急性期病情变化快，患者需卧床、保持安静，稳定血压，防止继续出血，根据情况，防治脑水肿，维持水电解质，管理血糖及体温；对于重症患者加强呼吸道管理及护理，预防及防止各种颅内及全身并发症，及时复查 CT。

（1）血压管理：ICH 患者的血压升高与疾病的严重程度明确相关。对于去除头痛、烦躁不安，尿潴留等病因，仍有血压升高的患者，应根据血压情况决定是否进行降压治疗及降压的程度和方式。对于收缩压＞ 220 mmHg 的患者，应积极降压，可选用静脉降压药物，如尼卡地平、乌拉地尔等；对于收缩压＞ 180 mmHg 的患者，可使用静脉或口服降压药物控制血压，根据患者临床表现调整降压速度，以 160/90 mmHg 为参考的降压目标值。在降压治疗期间，每 15 分钟监测一次血压。由于血压的波动幅度（血压变异性）可能与患者的预后相关，所以应选择平稳的降压方式。

（2）颅高压的治疗：颅内压增高的患者首先应抬高床头约 30°，以降低颅内压。可应用脱水剂，如 20% 甘露醇、甘油果糖、高渗盐水、白蛋白、利尿剂等，同时监测肾功能、电解质，维持内环境稳定。

（3）血糖的管理：血糖值可控制在 7.7 ～ 10.0 mmol/L 的范围内。如血糖超过 10 mmol/L 时可给予胰岛素治疗；血糖低于 3.3 mmol/L 时，可给予 10%～ 20% 葡萄糖溶液口服或注射治疗。

（4）抗癫痫治疗：对于没有痫性发作的患者不需预防性抗癫痫药物治疗；有明确的痫性发作的患者应给予抗癫痫治疗，发病 2 ～ 3 个月时出现癫痫性发作的晚发型的患者可能需要长期规律的抗癫痫药物治疗。

（5）下肢静脉血栓的预防：对于肢体瘫痪严重的患者，应抬高患肢，避免下肢静脉输液，特别是患侧下肢；同时嘱患者适当床上活动，有条件者可使用弹力袜和间歇性空气压缩装置预防下肢深静脉血栓。血栓风险极高的患者可给予低分子肝素。

（四）外科治疗

手术治疗的意义在于一方面可以清除血肿的机械压迫，缓解高颅压及其继发损害；另一方面可以减少红细胞破裂后的继发损害。理论上对 ICH 的急性期治疗非常有利，但实际上手术治疗仅能使部分患者的临床预后有所改善。

（1）ICH 的手术治疗的方式包括：开颅血肿清除、微创手术、脑室引流、去骨瓣减压手术。

（2）手术治疗的适应证及手术方式

1）对于距皮质表面 1 cm 范围内的脑叶出血，若超过 30 ml，可考虑标准开颅术清除幕上血肿或微创手术清除血肿。

2）40 ml 以上的重症 ICH 患者，若意识水平下降，可考虑微创手术清除血肿。

3）发病 72 小时内，血肿体积 20～40 ml、GCS ≥ 9 分的幕上高血压 ICH 患者，需经严格选择后可应用手术治疗。

4）对于出现神经功能恶化或脑干受压的小脑出血患者，无论有无脑室梗阻致脑积水的表现，都应尽快手术清除血肿。

三、专家临床经验分享

ICH 是卒中的常见类型之一，病死率及致残率高。CT 广泛应用临床以后，ICH 的诊断并不困难。但是早期血肿扩大、ICH 的早期血压管理、外科治疗等问题仍存争议，国内外指南及专家共识等均有推荐，但各有不同。在临床实践中，应以诊断、分型、有针对性治疗的诊疗顺序，对患者进行指南指导下的个体化治疗。在关注患者生命体征、改善预后的同时针对病因进行 ICH 的二级预防。此外，随着脑梗死溶栓治疗的普及和心源性卒中检出率的提高，抗凝治疗的使用也在逐渐增加，ICH 的预防及 ICH 患者的再出血预防将会是我们面临的新问题。

（陆菁菁）

第四节　蛛网膜下腔出血

一、案例分析

【主诉】李某，男，58 岁，主因"突发头痛 12 小时"就诊。

【提示】对突发头痛患者进行问诊时，应重点关注头痛的诱因、部位、性质、其他伴随症状以及发展过程。最常见的病因有颅高压、中枢神经系统感染、蛛网膜下腔出血、颅内占位病变等。其中，动脉瘤性蛛网膜下腔出血是病死率极高的急症，需及时处理，发病率并不

安装"医大帮"app　　直通本章更新内容

低，需引起足够的重视。绝大多数蛛网膜下腔出血可经头颅 CT 明确诊断，极少数需行腰椎穿刺明确。

（一）病史采集

【病史询问思路】（表 1-4-1）

表 1-4-1 病史询问思路

1. 诱因：情绪激动？体位变化（低颅压性头痛）？外伤？无明显诱因？

2. 头痛部位：整个头部疼痛？局部头痛？具体哪一部位头痛？部位变幻不定的头痛？

3. 头痛发生形式：突然发生（动脉瘤破裂）？缓慢加重（颅内肿瘤）？发作性？持续性？周期性？

4. 头痛性质及程度：钝痛？胀痛？刀割样痛（三叉神经痛）？爆炸样痛？搏动样痛？头痛程度：轻微？剧烈？

5. 伴随症状：发热（颅内感染）？恶心、喷射性呕吐（颅内高压）？颈部僵硬？颅神经麻痹？眼痛畏光（青光眼）？肢体无力麻木（颅内出血）？肢体抽搐？

6. 诊疗经过：是否曾于外院就诊？所做检查？检查结果？是否曾应用药物或手术治疗？治疗效果如何？

7. 一般情况：精神、食欲、睡眠、二便

8. 既往史及家族史：有无高血压？动脉瘤？颅内肿瘤？家族性动脉瘤史？

【现病史】患者 12 小时前活动（骑自行车）后突发头痛，呈全脑爆炸样痛，后枕部明显，程度剧烈，伴恶心，无呕吐，无言语不清、口角歪斜；无肢体麻木、无力，无四肢抽搐，无发热、眼痛、畏光。患者上述症状持续不缓解，休息后无好转，遂急于外院就诊，查血压 144/90 mmHg，行头颅 CT 示环池、脚间池、外侧裂高密度影，诊断为"蛛网膜下腔出血"，外院未予处理，立即转我院急诊就诊。急诊给予甘露醇脱水降颅压、氨酚羟考酮止痛治疗，患者头痛症状稍缓解。遂急诊行 DSA 术，术中见左侧后交通动脉瘤，瘤颈较宽，考虑介入栓塞治疗有难度，未行介入治疗。现为进一步治疗收入我科。Hunt-Hess 分级 2 级。

【既往史】吸烟 30 年，20 支/日，否认酗酒史；否认高血压、糖尿病及冠心病史。否认手术、外伤、输血史。否认过敏史。否认家族性动脉瘤史。

（二）体格检查

【提示】体格检查既要注意了解患者的一般情况，更需注重神经系统专科检查，力求通过体征证实病史询问的可能结果（表 1-4-2）。

表 1-4-2 体格检查

1. 生命体征：血压、脉搏、呼吸、心率、体温

2. 内科查体：心肺听诊、腹部查体

3. 颈部血管杂音

4. 神经系统查体：重点关注脑膜刺激征

【本例体格检查结果】左侧血压 134/80 mmHg，右侧血压 136/84 mmHg，呼吸 20 次/分，心率 85 次/分，脉搏 72 次/分，体温 37.0℃。双肺听诊呼吸音清，未闻及干、湿啰音；心率 72 次/分，心律齐，各瓣膜听诊区未闻及病理性杂音；腹软，无压痛、无反跳痛及肌紧张，肝脾肋下未及。双下肢无水肿。神经系统查体：神清，语利，高级皮质功能正常。双眼直接间接对光反射灵敏，双瞳等大等圆，直径 3 mm，双侧眼球各向运动充分，无眼震，双侧咬肌对称有力，双侧额纹对称，鼻唇沟对称，粗测听力正常，悬雍垂居中，双侧软腭上抬有力，咽反射灵敏，双侧转颈和耸肩对称有力，伸舌居中。四肢肌力 5 级，四肢肌张力正常，双侧腱反射正常。共济运动正常。双侧病理征未引出。双侧肢体针刺觉、振动觉正常。颈项强直，颏胸距 3 横指，克氏及布氏征阴性。颈部各血管听诊区未闻及杂音。

（三）辅助检查

1. 实验室检查
【实验室检查项目】（表 1-4-3）

表 1-4-3 实验室检查

1. 血常规

2. 肝肾功能

3. 血糖

4. 电解质

5. PT、PTT、INR 等凝血功能检测

6. 血型（可能的术前准备）

7. 梅毒、艾滋病、丙肝、乙肝等传染病筛查（可能的术前准备）

8. 腰椎穿刺（当 CT 未能证实蛛网膜下腔出血，而临床高度提示时可实行）

【本例实验室检查结果】肝肾功能、血糖、电解质、凝血象、梅毒、艾滋病、丙肝、乙肝等检查未见异常，血常规示白细胞绝对值为 $13 \times 10^9/L$，中性粒细胞绝对值 92.7%，余未见异常，考虑应激反应。

2. 影像学检查

【提示】对于临床怀疑蛛网膜下腔出血的患者应首选急诊 CT 检查以明确诊断。CT 血管成像是明确是否有动脉瘤存在的首选办法。在条件具备时，对明确的蛛网膜下腔出血患者可尽早行全脑动脉造影检查。

【临床常用影像学检查方法分析】

（1）头颅 CT：出血早期，平扫 CT 敏感性高，可检出 90% 以上的 SAH，显示大脑外侧裂、前纵裂池、鞍上池、脑桥小脑脚池、环池和后纵裂池高密度影。但出血量少时，CT 扫描显示不清。根据 CT 上积血的部位及程度，还可初步判断颅内动脉瘤的位置。

（2）MRI：MRI 是诊断蛛网膜下腔出血的辅助技术。MRI 在急性期敏感度与 CT 接近，但随病程发展，敏感度可优于 CT。但因部分急症患者不配合检查、运动伪影、检查时间较长、费用高等问题限制了其应用。蛛网膜下腔出血发病数小时，T1WI 为低信号，T2WI 为等信号或高信号。发病 24 小时后，出血处 T1WI 高信号、T2WI 低或高信号、FLAIR、DWI 均高信号，而 SWI 序列为低信号。

（3）MR 血管成像和 CT 血管成像

1）MRA：是基于 MR 成像时血液产生的"流空效应"而开发的一种磁共振成像技术，它通过抑制背景信号将血管分离出来，单独显示血管结构。优点：方便省时、无放射损伤及无创性，适用于孕妇；缺点：空间分辨率不及 CTA 和 DSA，信号变化复杂，易产生伪影，对细小血管显示差。在动脉瘤定位、判断动脉瘤颈与所属血管关系方面都存在局限性。

2）CTA：是指静脉注射含碘造影剂，经计算机对图像进行后处理，三维显示颅内外血管。CTA 快捷、普及率广，适用于危重患者，对较大的动脉瘤（≥ 5 mm）的灵敏度达 95%～ 100%。相比 DSA，可较好地确定动脉瘤瘤壁是否钙化、动脉瘤腔内血栓及动脉瘤与骨性标志的关系。目前，CTA 已逐步取代 DSA 成为明确是否有动脉瘤的首选检查。并且，在对于动脉瘤患者的随访及动脉瘤家族史的筛查中有重要作用。但 CTA 的缺点是需碘造影剂、骨性伪影对成像有干扰、对远端小血管不可及等。

（4）脑血管造影 DSA：脑血管造影是应用含碘造影剂注入颈动脉或椎动脉内，然后在动脉期、毛细血管期和静脉期分别摄片。DSA 是明确蛛网膜下腔出血病因、诊断颅内动脉瘤的"金标准"。部分卒中中心可同时行介入治疗。首次 DSA 阴性的患者占 20%～30%。1 周后再行 DSA，1%～2%的患者发现之前未发现的动脉瘤。由于 DSA 有一定风险且费用偏高，是否行二次检查因人而异。

（5）经颅多普勒超声 TCD：TCD 对颅内动脉最常用的检查部位是颞、枕和眶三个窗口。通过颞窗可检查大脑中动脉、大脑前动脉、颈内动脉末端和大脑后动脉；通过枕窗可检测椎动脉和基底动脉；通过眼窗能检测眼动脉和颈内动脉虹吸段。TCD 检查对脑血管的识别主要是根据探头的位置、超声波的角度、血流方向、频谱形态等。TCD 可用于蛛网膜下腔出血患者脑血管痉挛的判断。当同侧大脑中动脉 MCA 与颈内动脉 ICA 颅外段血流速度比值，即 Lindegaard 指数＞3 强烈提示血管痉挛，＞6 提示重度血管痉挛。

【本例影像学检查结果】

（1）CT：双侧外侧裂、环池、脚间池高密度影，诊断为蛛网膜下腔出血（图 1-4-1）。

（2）DSA：左侧后交通动脉瘤（图 1-4-2）。

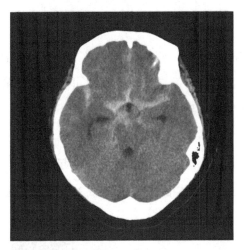

图 1-4-1　蛛网膜下腔出血 CT-Fisher 分级 3 级

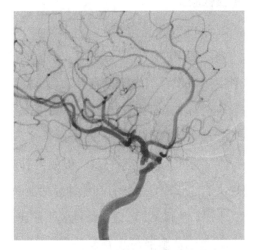

图 1-4-2　左侧后交通动脉瘤

（四）诊断

【提示】对蛛网膜下腔出血患者的诊断，主要应关注病因诊断。85%蛛网膜下腔出血病因为动脉瘤，其他病因包括中脑周围非动脉瘤性出血、血管畸形、硬脑膜动静脉瘘、凝血功能障碍等。

【本例诊断分析】本病例综合临床表现、体格检查及辅助检查结果后，诊断如下：

1. 定位诊断：蛛网膜下腔

患者头痛为主要表现，查体发现脑膜刺激征阳性，头颅 CT 示脑沟裂池内高密度影，故定位于蛛网膜下腔。

2. 定性诊断：蛛网膜下腔出血，左侧后交通动脉瘤破裂

患者中年男性，急性起病，主要表现为全脑爆炸样头痛，持续不缓解，查体发现颈项强直 3 横指，头颅 CT 提示脑沟裂池高密度，故诊断蛛网膜下腔出血明确。

动脉瘤为蛛网膜下腔出血的最常见病因。本患者行 DSA 检查，证实左侧后交通动脉瘤存在，故病因考虑为左侧后交通动脉瘤破裂。

【鉴别诊断】主要需要与以下疾病进行鉴别：

1. 血管畸形

血管畸形是蛛网膜下腔出血的第二大病因，但常见于青年患者，DSA 等影像学检查可明确发现畸形血管团。本患者中年男性，已行 DSA 未发现畸形血管团，故不考虑该诊断。

2. 颅内感染

颅内感染亦可表现为头痛，查体脑膜刺激征阳性，应与本病鉴别。但颅内感染多有发热表现，脑脊液检查可发现细胞数及蛋白异常，脑实质受累时可有偏瘫、脑病等表现。本患者无发热，头颅 CT 已证实蛛网膜下腔出血，故不考虑本诊断。

3. 颅内肿瘤

本病亦可有头痛等表现。但颅内肿瘤引起的头痛多呈亚急性或慢性起病，逐渐出现头痛症状，且多伴有其他神经功能缺损的症状或体征，头颅 CT 或 MRI 可协助诊断。本患者头颅 CT 已证实蛛网膜下腔出血，故不考虑本病。

4. 其他应鉴别的疾病包括

中脑周围非动脉瘤性出血、硬脑膜动静脉瘘等。

直通本章更新内容

（五）治疗

【提示】蛛网膜下腔出血是神经科急诊之一，需要迅速、正确诊断及处理，可参考该流程图（图1-4-3）。

直通本章更新内容

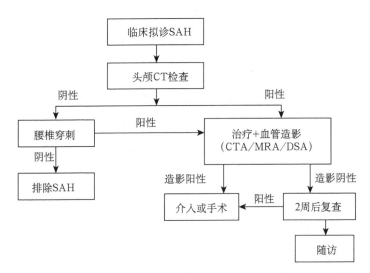

图 1-4-3 蛛网膜下腔出血诊断及处理流程图

【本病例治疗方案】

1. 一般治疗

动脉瘤处理前绝对卧床休息，避免烦躁、情绪激动，持续心电监护。

2. 止痛

疼痛是患者烦躁不安的重要原因，有可能增加未处理动脉瘤再次破裂的风险，对有头痛症状明确的患者应予以对症止痛，必要时镇静。本患者持续给予氨酚羟考酮1片，8小时/次，口服。

3. 脱水降颅压

部分蛛网膜下腔出血患者因颅内积血使颅压升高，引起头痛等颅高压表现，严重时可出现脑疝，可使用甘露醇或高渗盐脱水降颅压可缓解患者症状。本患者持续给予甘露醇125 ml，8小时/次，静脉滴注。

4. 血压

现普遍认为，对于未处理动脉瘤性蛛网膜下腔出血患者，应控制血压，一般不超过 160/100 mmHg。当血压偏高时，应予静脉持续给药，如尼卡地平等。本患者入院后血压持续波动于 140/90 mmHg 左右，未予降压治疗。

5. 介入治疗

介入治疗是动脉瘤处理的重要手段，对于同时适用于介入栓塞及外科手术的动脉瘤患者，应首先考虑介入治疗。采取何种方式处理动脉瘤，与动脉瘤的部位、形态有关。如果患者年龄＞70 岁，无占位效应的血肿存在，动脉瘤位于后循环，动脉瘤是窄颈动脉瘤或单叶型动脉瘤，世界神经外科医师联盟（WFNS）量表评分为Ⅳ级和Ⅴ级的危重患者，亦采用介入治疗。如果患者年轻，合并血肿且有占位效应，动脉瘤是位于大脑中动脉和胼胝体周围血管的动脉瘤、宽颈动脉瘤，动脉分支直接从动脉瘤囊发出的，适合手术夹闭。本患者由于瘤颈较宽，考虑介入栓塞存在困难，因此未行介入治疗。

6. 手术治疗

尽早处理掉责任动脉瘤是动脉瘤性蛛网膜下腔出血治疗的核心。本患者于发病第 3 天全麻下行左额外侧入路左侧后交通动脉瘤夹闭术，术程顺利。

7. 预防血管痉挛

血管痉挛是蛛网膜下腔出血患者的常见并发症。本患者从入院一开始便接受了预防血管痉挛药物治疗，尼莫地平 10 mg/50 ml，4 ml/h 持续泵入，后改为 20 mg，4 小时 / 次，口服。

8. 维持水电解质平衡

蛛网膜下腔出血后易发生低钠血症，应及时监测，对症处理。

9. 发热

发热是蛛网膜下腔出血常见的并发症，主要原因有中枢性发热及夹闭、术后颅内感染；应注意鉴别发热的原因，区别对待，予对症处理的同时，对于中枢性发热必要时可予溴隐停治疗，对于术后颅内感染可用抗生素治疗。本患者临床过程中并未出现明显的发热，故未予相关处理。

10. 预防癫痫发作

目前不主张对蛛网膜下腔出血患者预防性使用抗癫痫药物，除非有明确癫痫发作。但由于本患者实施开颅夹闭术，故术后应用了 3 周的丙戊酸钠口服，关于抗癫痫药物的使用时间目前并无定论。

本患者经过手术治疗及内科强化治疗后，发病13天后出院，无遗留不适。

二、疾病知识拓展

蛛网膜下腔出血（subarachnoid hemorrhage，SAH）是由于颅内血管破裂血液注入蛛网膜下腔所致。临床上又分为外伤性与非外伤性两大类。非外伤性SAH又称为自发性SAH，病因主要为动脉瘤（约占85%），其他病因有中脑周围非动脉瘤性出血、血管畸形、硬脑膜动静脉瘘、凝血功能障碍、吸食可卡因和垂体卒中等。尽管治疗手段不断进步，SAH患者预后仍然较差，病死率高达45%。

（一）流行病学及危险因素

SAH好发年龄在40～60岁，也可发生在童年及老年，女男比例为1.6：1。SAH发病率有地区差异及人种差异。动脉瘤性SAH患者再破裂率较高，2周内再破裂率22%，1月内为33%，1月后再出血危险降低，但仍有每年3%的再出血风险。动脉瘤性SAH病死率较高，出血第1周达27%，二次出血病死率达70%。

动脉瘤、高血压、吸烟、酗酒等为SAH的独立危险因素。滥用多种药物，如可卡因、苯丙醇胺与SAH的发病相关。如果一级亲属中有2例以上的动脉瘤性SAH患者，应做CTA或MRA进行动脉瘤筛查。

（二）病理

动脉瘤主要位于脑底动脉环（Willis环）及其主要分支血管，尤其是动脉的分支处。80%～90%位于脑底动脉环前部，特别是后交通动脉和颈内动脉的连接处（约40%）、前交通动脉与大脑前动脉分叉处（约30%）、大脑中动脉在外侧裂的第1个重要分支处（约20%）。后循环动脉瘤最常见于基底动脉尖端或椎动脉与小脑后下动脉的连接处，动脉瘤多为单发，仅约20%为多发。动脉瘤大小与破裂有关，直径＞10 mm极易出血，不规则或多囊状位于穹隆处的动脉瘤易破裂。

（三）临床表现与病情评估

1. 一般症状

SAH轻者可无明显临床症状及体征，重者可突然昏迷甚至死亡。本病起病突然，多数患者发病前可有诱因（剧烈运动、用力排便、情绪激动等）。一般症状主要表现有：

（1）头痛：典型表现为突发剧烈全头痛，程度十分剧烈，可伴恶心、呕吐、甚至一过性意识障碍。动脉瘤性 SAH 患者头痛可持续数日不变。局部头痛可提示动脉瘤破裂的部位。

（2）脑膜刺激征：患者可出现颈项强直、Kerning 征和 Brudzinski 征等脑膜刺激征表现，颈项强直多见。脑膜刺激征多发病数小时内出现，可持续数周。

（3）局灶神经系统受累体征：多因局灶动脉瘤或血肿压迫所致。如动眼神经受压、瞳孔异常、眼部疼痛、失语、抽搐、单侧或双下肢瘫痪、视野缺损等。

（4）精神异常：约 25% 患者可有精神症状，如欣快、谵妄和幻觉等，前交通动脉瘤破裂患者部分可出现淡漠，精神症状多可于数周内消失。

（5）其他症状：部分患者可出现脑心综合征、消化道出血、急性肺水肿等。

2. 并发症

（1）再出血：是 SAH 的主要急性并发症，患者再次出现剧烈头痛、呕吐甚至昏迷，再出血会加重患者的死亡风险。

（2）脑血管痉挛：是 SAH 的主要并发症，多于病后 3～5 天开始发生，5～14 天达高峰，2～4 周逐渐消失。脑血管痉挛严重程度与出血量相关，可加重颅内高压，严重时可导致迟发性脑缺血，需及时处理。TCD 可监测脑血管痉挛的发生。

（3）急性或亚急性脑积水：是由于血液进入脑室系统和蛛网膜下腔形成血凝块阻碍脑脊液循环通路所致，多发生于病情较重的 SAH 患者。急性者可于 3 天内出现，亚急性脑积水可发生于起病数周后。约 1/3 脑积水患者无症状。但若脑积水导致病情恶化甚至脑疝风险时，需尽快行脑室外引流或脑椎穿刺放液治疗。

（4）其他症状：如癫痫发作、电解质紊乱如低钠血症、发热等。

3. 病情评估

SAH 患者临床分级评分标准有多个，目前多用 Hunt-Hess 分级（表 1-4-4），改良 CT-Fisher 分级量表，主要用于评估血管痉挛的风险（表 1-4-5）；格拉斯哥昏迷量表（表 1-4-6）等。上述 3 个量表均是临床上常用的评估 SAH 病情的量表。评估 SAH 患者预后则常用 WFNS 量表以及动脉瘤性 SAH 入院患者预后量表评分（PAASH 分级）（表 1-4-7）。

表 1-4-4 Hunt-Hess 量表

分数（分）	临床表现
1	无症状，或轻度头痛，轻度颈项强直
2	中等至重度头痛，颈项强直，或颅神经瘫痪
3	嗜睡或混乱，轻度局灶神经功能损害
4	昏迷，中等至重度偏瘫
5	深昏迷，去脑强直，濒死状态

直通本章更新内容

注：对于严重的全身性疾病（例如高血压肾病、糖尿病、严重动脉硬化、慢性阻塞性肺病）或血管造影发现严重血管痉挛者，评分加 1 分。

表 1-4-5 改良 Fisher 量表

分数（分）	CT 表现	血管痉挛风险（%）
0	未见出血或仅脑室内出血或实质内出血	3
1	仅见基底池出血	14
2	仅见周边脑池或侧裂池出血	38
3	广泛蛛网膜下腔出血伴脑实质出血	57
4	基底池和周边脑池、侧裂池较厚积血	57

表 1-4-6 GCS 评分

睁眼反应（E）	语言反应（V）	肢体运动（M）
4 分：自然睁眼	5 分：回答正确	6 分：遵嘱动作
3 分：呼唤睁眼	4 分：回答错误	5 分：定位动作
2 分：刺痛睁眼	3 分：可说出单字	4 分：刺激回缩
1 分：刺激无反应	2 分：可发出声音	3 分：疼痛屈曲
C 分：肿胀睁不开	1 分：无任何反应	2 分：刺激伸直
	T 分：插管或气管切无法发声	1 分：无任何反应

表 1-4-7 WFNS 量表及 PAASH 量表

量表	等级	标准	预后不良的比例（%）	OP 值
WFNS	Ⅰ	GCS 15	14.8	—
	Ⅱ	GCS 13 ～ 14 且没有神经功能缺失	29.4	2.3

续表

	Ⅲ	GCS 13 ~ 14 伴有神经功能缺失	52.6	6.1
	Ⅳ	GCS 7 ~ 12	58.3	7.7
	Ⅴ	GCS 3 ~ 6	92.7	69.0
PAASH	Ⅰ	GCS 15	14.8	–
	Ⅱ	GCS 11 ~ 14	41.3	3.9
	Ⅲ	GCS 8 ~ 10	74.4	16.0
	Ⅳ	GCS 4 ~ 7	84.7	30.0
	Ⅴ	GCS 3	93.9	84.0

（四）诊断

【提示】SAH 需快速、正确地诊断（图 1-4-3）。对于突发剧烈头痛伴脑膜刺激征阳性的患者应高度怀疑 SAH。对可疑 SAH 患者首选 CT 检查。当 CT 结果阴性时，腰椎穿刺检查有助于进一步提供诊断信息。对于 SAH 患者宜早期行 DSA 检查，以明确有无动脉瘤。在 DSA 不能及时实施时，可予 CTA 或 MRA 检查。动脉瘤介入治疗后应再做血管造影，以判断动脉瘤治疗的效果。

（五）治疗

1. 一般监测与处理

动脉瘤处理前应绝对卧床休息，避免加重动脉瘤破裂的诱发因素。注意保持呼吸道通畅。注意监测血压，保持收缩压 < 160 mmHg 和平均动脉压 > 90 mmHg。重视心电监护，采取积极预防措施，保护心功能。注意低钠血症，维持电解质平衡。空腹血糖需控制 10 mmol/L 以下。及时处理发热。

2. 动脉瘤处理：介入及外科手术治疗

介入或手术处理动脉瘤是动脉瘤性 SAH 治疗的核心，应尽早处理，可降低 SAH 再出血风险，降低患者病死率。选择合适的动脉瘤处理方法非常重要。上文中已提到，对于同时适用于介入栓塞及外科手术的动脉瘤患者，应首先考虑介入治疗。对患者年龄 > 70 岁，无占位效应的血肿存在，动脉瘤位于后循环，动脉瘤是窄颈动脉瘤或单叶型动脉瘤，WFNS 量表评分为Ⅳ级和Ⅴ级的危重患者，亦采用介入治疗。对于年轻，合并血肿且有占位效应，动脉瘤是位于大脑中动脉和胼胝体周围血管的动脉瘤，宽颈动脉瘤，动脉分支直接从动脉瘤囊发出的患者，适合手术夹闭。另外，医师及医院水平对患者预后也有很大影响。条件允许时，年治疗 SAH 例数＜ 10 例的医院最好将患者转至年治疗 SAH 例数＞ 35 例的医疗机构。

外科手术夹闭或弹簧圈栓塞均可降低动脉瘤再破裂出血的风险，应尽可能选择完全栓塞治疗动脉瘤。动脉瘤的治疗方案应由经验丰富的神经外科及神经介入医师根据患者病情与动脉瘤情况共同商讨决定。

3. 并发症的处理

（1）预防再出血：针对病因治疗即处理掉动脉瘤是预防再出血的根本措施；卧床休息有助于减少再出血，但也需结合其他治疗措施，如止痛、降压、镇静等。早期、短疗程抗纤溶药物，如氨基己酸或氨甲环酸治疗可减少再出血发生。

（2）血管痉挛：对于新发的局灶性神经功能缺损，难以用脑积水或再出血解释时，应首先考虑为症状性血管痉挛。平均动脉压增高可能间接提示血管痉挛发生。TCD 发现平均流速超过 120 cm/s 或 2 次检查增加 20 cm/s，则与血管痉挛相关。DSA 发现大脑中动脉主干或大脑前动脉 A1 段直径小于 1 mm，或大脑中动脉和大脑前动脉远端支直径小于 0.5 mm，必要时可使用 CT 或 MRI 灌注成像明确脑缺血的范围。

目前常规推荐口服或静脉滴注尼莫地平防止动脉血管痉挛。同时，应维持有效的循环血容量，不推荐预防性应用高容量治疗。动脉瘤治疗后若出现动脉痉挛性脑缺血，可适度诱导血压升高，但若血压已经很高或心脏情况不允许时则不能进行。如果动脉痉挛对高血压治疗没有反应，可酌情选择脑血管成形术和（或）动脉内注射血管扩张剂治疗。

（3）脑积水：对伴第三、第四脑室积血的急性脑积水患者可考虑行脑室引流；对伴有症状的慢性脑积水患者可行临时或永久的脑脊液分流术。

（4）癫痫发作：对明确癫痫发作的患者必须使用药物治疗，但不主张预防性应用。不推荐长期使用抗癫痫药物。但对既往癫痫、脑出血、脑梗死、大脑中动脉动脉瘤破裂的癫痫样发作的高风险人群，可考虑长期使用抗癫痫药物。

三、专家临床经验分享

蛛网膜下腔出血属于重症脑血管病的一种，病情危重，病死率高。蛛网膜下腔出血的诊治需要神经内科、神经外科、神经介入科等多学科参与。

再出血是蛛网膜下腔出血的严重并发症。大多数的蛛网膜下腔出血是由于动脉瘤破裂导致。因此，尽早处理动脉瘤是预防蛛网膜下腔再出血的根本措施。目前临床常用的两种办法为外科开颅夹闭动脉瘤及血管内介入栓塞两大类。至于针对患者具体宜采取介入治疗还是开颅夹闭治疗，上文中已给出相应解释。无论采取何种方式，尽早处理是必要的。这就需要神经外科、神经介入科、神经内科甚至急诊科多学科联合建立一种有效的绿色通道机制，多学科及时会诊并统一意见，给患者及时的治疗。同时应注意的是，早期卧床静休、止痛、避免过度搬动、监测血压对预防再出血也有相当的作用。

除原发病的处理外，早期内科监护与治疗对改善患者预后也有举足轻重的地位。蛛网膜下腔出血的常见并发症除再出血外还包括脑血管痉挛、脑积水、电解质紊乱（如低钠血症）、癫痫发作等。

脑血管痉挛是蛛网膜下腔出血的严重并发症之一，严重时可能造成迟发性脑缺血甚至脑梗死。因此，应尽早使用尼莫地平口服预防血管痉挛，推荐 60 mg/ 次，4 小时 / 次。如果患者无法口服，则应静脉用药。发病早期床旁 TCD 监测可敏感且有效的评估患者脑血管痉挛程度，应常规使用。

部分患者可出现脑积水。包括急性（3 天内）、亚急性（3～14 天）和慢性（14 天后）脑积水。半数急性脑积水可自行改善，但对于 Hunt-Hess 分级Ⅵ～Ⅴ级伴脑室扩大的患者出现脑积水症状时，应行脑室穿刺引流，但应注意早期脑室穿刺引流时，应保持颅内压 15～25 mmHg，避免压力下降过快。部分动脉瘤性蛛网膜下腔出血患者急性期术后行腰大池引流可预防脑积水发生，但也应避免引流量过大。对于慢性脑积水的患者可采取脑室腹腔引流术的方法。

对于癫痫发作的预防，其用药指征及用药剂量目前无统一的定论。一般不常规预防使用。但对于有癫痫发作、脑电图发现痫性放电行了外科夹闭术的以及大脑中动脉动脉瘤破裂等高危患者应予抗癫痫药物治疗，但是其用药时间地长短目前亦无定论。

总之，对于蛛网膜下腔出血，应在对症处理的基础上，尽早进行病因治疗，完善神经功能监测，减少并发症的发生。注意神经外科、神经介入科及神经内科、神经重症监护等多学科协作，有机结合早期紧急处理、神经功能监测与治疗，以改善患者的预后。

（刘丽萍 刘大成）

第五节 脑静脉窦血栓形成

一、案例分析

【主诉】许某，男性，49 岁，主因"记忆力下降、行为异常 1 月，加重伴意识模糊 1 周"就诊。

【提示】脑静脉窦血栓形成（CVST）是相对少见的脑血管病，占脑血管病比例＜10%。加之早期症状多样、不典型，所以误诊和漏诊时常发生，这是导致预后不佳的主要因素之一，也是医疗损害的常见原因。CVST 的症状、体征和辅助检查均有自身特点，为 CVST 的早期诊断提供了重要的线索。特别指出的是，疾病的病史很重要，要针对性询问病史（包括诱因）。询问病史的技巧是掌握诊断和鉴别诊断的关键环节，即按图索骥。"索"，即鉴别的过程；"图"，即鉴别诊断的要点，这张图的建立需要临床积淀和临床思维的严谨训练。当然，"图"也要尽量包括相似疾病的鉴别，不能漏诊。而查体过程中很重要的眼底检查不能忽略。而内科查体还能为可能的病因提供重要线索。影像学只能作为辅助检查手段。CT早期改变(如肿胀、横窦条索征等)常因认识不足而忽略。现代的 MRI 技术和 SWI 序列，已经使得 DSA 不再是必需的确诊手段。病史、体征和辅助检查的相互印证，对疾病的诊断、病生理和预后的判断，乃至治疗策略的选择，具有重要的意义。

安装"医大帮"app　　直通本章更新内容

（一）病史采集

【病史询问思路】（表 1-5-1）

表 1-5-1　病史询问思路

---

1. 主要综合征：颅高压的表现，头痛、呕吐和视物模糊；癫痫；局灶性症状和体征

2. 非典型症状：可表现为：①单纯头痛；②单纯的精神症状；③短暂性全面性遗忘症；④因底节区受累，出现可逆性的帕金森和认知障碍；④三叉神经痛、视野缺损等

3. 头痛的特点和鉴别：少数患者以单纯头痛为临床表现，应该与良性颅内高压或低颅内压鉴别

4. 高危因素或既往病史：孕产妇是高危人群，反复流产病史常提示易栓症；下肢深静脉血栓、既往史或家族史需要警惕；鼻窦或乳突感染、腰穿、脑外伤或脑外科手术等诱发因素；多发性硬化等

5. 诱因和起病方式：妊娠呕吐，脱水等为诱因

6. 加重或缓解的因素（如起病即达高峰、逐步恶化、阶梯样恶化）：由于脑静脉窦血栓可以双侧半球受累，所以可以出现双侧的症状和体征，而且可以缓解和发作交替出现，左侧和右侧交替出现。也可以出现类似 TIA 的表现

7. 眼底检查：视乳头水肿常提示颅高压

8. 其他查体：耳鼻喉查体注意乳突炎症；内科查体注意是否合并下肢水肿、眼睑水肿和腰部叩击痛等；女性患者注意是否怀孕

【现病史】患者 1 月前出现反应迟钝、记忆力减退、行为异常，表现为近记忆力下降，远记忆力保留，言语不着边际，无肢体力弱，无发热，无抽搐。就诊于当地医院，给予头颅 CT 检查，提示脑梗死，MRI 提示多发性缺血脱髓鞘，诊断为"腔隙性脑梗死"，给予抗血小板和降脂治疗（具体不详），症状改善不明显。转诊到省级三甲医院，复查头颅 MRI 提示双侧丘脑病变，考虑诊断为"Wernicke 脑病"，给予补充 B 族维生素治疗，症状逐渐加重，于 1 周前出现意识模糊。故转入我院。

【既往史】否认高血压、糖尿病、心脏病史，有大量饮酒史 20 余年。有头外伤病史。

【个人史】生于原籍，久居本地，否认冶游史，高中文化。

（二）体格检查

【提示】体格检查要兼顾重点和全面。重点查体是在仔细询问病史后，对疾病有初步的判断，然后针对性查体进一步获得客观证据（重要的阴性体征具有鉴别诊断的

价值）。全面查体是对此前对疾病诊断的补充（包括病因的补充，并发症的补充）。而这些信息对选择辅助检查、制订治疗方案是非常重要的（表1-5-2）。

表 1-5-2 体格检查重点

1. 生命体征：对昏迷的患者，注意眼位，通过脑干反射进行定位

2. 神经科查体：眼底的检查；视野的检查；注意高级皮质功能的评价；锥体外系的评价

3. 皮肤、黏膜和关节：特征性改变常为风湿免疫性疾病提供线索，如系统性红斑狼疮（SLE）、神经白塞病等

4. 耳鼻喉检查：乳突炎、中耳炎及鼻窦炎症等可能诱发 CVST

5. 颈部查体：甲状腺疾病与其他免疫性疾病存在相关性；颈部动脉听诊、动脉粥样硬化和脑静脉窦血栓形成有危险因素的重叠；颈部静脉怒张，常常提示颈静脉血栓或门静脉高压导致颈静脉回流受阻

6. 心肺查体：心脏的阳性体征可能提示一些疾病并且与 CVST 相关，如感染性心内膜炎。注意肺部炎症和肺梗死或肺的免疫相关性疾病的体征，但有时较难通过体征鉴别

7. 腹部查体：注意肝脏疾病和脾脏肿大的体征；注意炎性肠道疾病（溃疡性结肠炎等）的体征；注意排除肾病综合征的体征（眼睑水肿、肾区叩击痛等）

8. 下肢动脉及静脉：注意下肢肿胀、皮温增高、Homans 征

9. 特殊情况：孕产妇的妇科和产科查体

【**本例体格检查结果**】血压 120/59 mmHg（左侧），血压 105/60 mmHg（右侧），呼吸 20 次/分，血氧饱和度 98%，心率 80 次/分，脉搏 80 次/分，双侧脉搏对称有力；双肺听诊呼吸音清，未闻及干湿啰音；律齐，各瓣膜听诊区未闻及病理性杂音；腹软，无压痛、无反跳痛及肌紧张；双下肢无水肿；神经系统查体：神清，意识模糊，言语尚清晰，计算力、定向力、记忆力、理解力等高级皮质功能均差；双眼直接间接对光反射灵敏，双瞳等大等圆，直径 3 mm，双侧眼球各向运动充分，无眼震；双侧咬肌对称有力，双侧额纹对称，双侧鼻唇沟对称，粗测听力正常，气导大于骨导，悬雍垂居中，双侧软腭上抬有力，咽反射灵敏，双侧转颈和耸肩对称有力，伸舌居中；四肢肌力 5 级，肌张力适中，腱反射正常，病理征阴性；深浅感觉无异常，双指鼻、轮替、跟膝胫试验稳准。颈软、无抵抗。颈部血管无杂音。NIHSS 评分 3 分，蒙特利尔认知评估量表（MoCA 量表）24 分、MMSE 量表 22 分。

（三）辅助检查

【提示】正确选择辅助检查对明确诊断和指导治疗非常关键。要熟悉辅助检查的诊断价值（敏感性和特异性，假阳性和假阴性），要客观评价辅助检查的意义。依据患者的病生理状态和总体情况，选择合适的辅助检查。在选择多种检查手段时，要明确串联检查或并联检查的意义，同时要考虑成果及效益比。

1. 实验室检查

【实验室检查项目】（表 1-5-3）

表 1-5-3　实验室检查项目

1. 血常规：白细胞升高可能提示感染性 CVST，但也可能是 CVST 病程的应激性升高；红细胞升高时，要考虑是否符合真性红细胞增多症的诊断，后者是一种骨髓增生性疾病；红细胞减低，要考虑营养缺乏性（缺铁性贫血或巨幼细胞性贫血，由 MCV 初步鉴别），或再生障碍性贫血（纯红细胞再生障碍性贫血）或溶血性贫血的可能。全血细胞减少要考虑白血病或再生障碍性贫血的可能

2. 尿常规：判断是否存在感染或肾病，可进一步尿培养或肝肾功能、尿微量蛋白、24 小时尿蛋白定量等检查

3. 红细胞沉降率（肿瘤、感染或血管炎时升高）

4. 肿瘤系列：需警惕肿瘤继发获得性易栓症

5. 免疫指标：免疫相关性疾病的诊断

6. PT、PTT、INR 等凝血功能检测

7. D-二聚体

8. 易栓症的筛查：遗传性或获得性易栓症筛查

9. 抗心磷脂抗体：反复流产的患者，需查此项，复查滴度 4 倍升高则考虑为抗心磷脂抗体综合征

10. 高同型半胱氨酸血症

11. 特殊感染：特殊感染源的抗体检出或神经梅毒者行快速血浆反应素试验

12. 妊娠试验

13. 血脂和血糖

14. 电解质
15. 脑脊液：脑脊液检查需注意颅内高压是否存在，是否存在颅内感染以及是否存在副肿瘤综合征等

【本例实验室检查结果】血常规、尿常规、粪常规＋隐血试验、凝血象、红细胞隆率、C反应蛋白、糖化血红蛋白、血同型半胱氨酸各指标正常；生化全套指标正常；免疫全项未见异常；血液和尿液毒物筛查未见异常。

2. 影像学检查

【提示】所有怀疑脑静脉窦血栓形成的患者均应行急诊CT或MRI检查以明确诊断，必要时完善CTV或MRV。诊断的"金标准"是脑血管造影。由于磁共振梯度回波或磁敏感成像技术的发展，CVST确诊常常不需要DSA。此外，MRV二维成像技术也有一定的诊断价值。

【临床常用影像学检查方法分析】

（1）CT+CTV：脑CT为神经科急诊首选方法，但约30％的病例CT表现正常。通常需要增强CT进一步诊断CVST。扫描的主要表现可分为直接征象和间接征象。

1）间接征象：平扫CT骨窗能够提供是否合并乳突炎或中耳炎的信息，为感染性CVST诊断提供依据。间接征象还包括静脉性梗死和脑水肿，静脉性脑梗死表现为出血性或非出血性，当病灶具有下列特点时要考虑静脉性脑梗死：多发性、非动脉分布区、皮质下分布、很难描述的病变、双侧丘脑或底节受累；脑水肿可表现为局限或广泛性脑水肿，脑沟变浅或消失，可以出现脑室受压和梗阻性脑积水，还可出现大脑镰或小脑幕的增强。

2）直接征象：条索征、致密三角征、空三角征（delta征）。约不足1/4的CVST患者，由于急性静脉窦血栓，而在平扫CT上显示相应的阻塞静脉窦表现为稍高密度影。常见于上矢状窦、直窦或横窦，然而其特异性较差，在静脉慢流速时也可以出现条索征。致密三角征（实三角征）在平扫CT表现为上矢状窦的高密度征，多至60％左右的CVST可出现致密三角征。但是致密三角征在血球压积升高时也可以出现。空三角征是指CT增强后上矢状窦后角可见一增强的三角形影环绕着中间的低密度血栓影。空三角征代表着扩张的静脉窦周围建立的侧支循环。25%～52%矢状窦血栓、直窦血栓或横窦血栓可见空三角征。但空三角征假阳性并不少见。同时出现不同种类的直接征象，能够提高诊断的准确性。动态螺旋CTV能够较好的显示静脉窦内充盈缺损、静脉窦壁增强和侧支循环情况。对于小静脉或静脉窦的显示，CTV优于MRV。

（2）MRI+MRV：可直接显示颅内静脉和静脉窦血栓以及继发脑实质损害，较CT更为敏感和准确。

血栓表现随时间而变化：急性期（1～5天），T1WI等信号、T2WI低信号；亚急性期（6～15天），T1WI、T2WI均为高信号；慢性期（＞16天），T1WI、T2WI信号降低且不均匀。MRI以亚急性期的血栓高信号较为可靠。脑静脉血栓形成（CVT）患者DWI表现多样，缺乏非特异性。最常用的MRV是3D-TOF增强，凝血酶原消耗试验（PCT）技术较少应用，3D-TOF技术具有血流依赖性，PCT技术具有速度依赖性。同时慢流速或复杂血流可以使静脉流速下降，造成MRV（3D-TOF法）的假阳性。对于慢血流，2D-TOF技术不受影响，较3D-TOF有优势。磁敏感成像或梯度回波（GE）能够在急性期或亚急性在血管内发现血栓影（低信号），能够区分静脉窦发育不良；慢性静脉窦血栓形成导致的静脉窦发育不良，在增强MRV上显影，在2D-TOF无显影。

（3）脑血管造影（DSA）：DSA是目前诊断CVT最可靠的依据，可直接显示静脉、静脉窦部分的完全充盈缺损，动态观察血管内血栓形成的变化，为介入治疗提供客观依据。静脉窦或静脉的造影剂延迟显影，或脑实质内造影剂滞留支持CVT诊断。DSA诊断CVT具有局限性：窦发育不良和窦闭塞很难鉴别，海绵窦血栓形成较难通过DSA明确诊断。同时此项检查是有创性检查，有一定的风险，可能出现栓塞、动脉夹层、造影剂肾病等问题，现在普遍被MRI+MRV所取代。目前DSA在MRI+MRV等手段诊断不清时或需要静脉内溶栓、介入取栓治疗时应用。

【本例影像学检查结果】

（1）MRI：双侧丘脑长T1、T2信号。三脑室后部可见异常血管扩张影。

（2）DSA：丘脑髓纹静脉和大脑大静脉显影不佳，右侧小脑幕区硬脑膜动静脉瘘，左侧椎动脉的脑膜后动脉分支、右侧小脑上动脉的远端分支参与供血，走形迂曲，右侧脑膜垂体干远端分支、右侧枕动脉的脑膜支远端向动静脉瘘供血。

（四）诊断

【提示】脑静脉窦血栓的临床表现不典型，所以漏诊和误诊比较常见。对脑静脉窦血栓进行临床诊断，要遵循一些常规步骤及原则。主要是先定位诊断，再定性诊断。其次，为了减少漏诊，对高危人群应该考虑到此病（如孕产妇、既往病史、易栓症等），对于不典型症状也要考虑到此病（如精神症状、单纯头痛）。查体时要注意眼底的检查，对于影像学检查要注意特征性和非特征性的改变（如条索征、脑水肿和双侧底区病变等）。

【本例诊断分析】

1. 定位诊断：双侧丘脑

患者主要表现为认知障碍、定向力和注意力等下降，无失语和失用，此为皮质下痴呆的表现。同时查体姿势、步态正常，肌张力正常，无锥体外系受累表现。脑结构影像学提示双侧丘脑异常信号，异常血管扩张影。综合上述的临床表现和影像学特点，考虑为双侧丘脑病变，脑静脉系统受累。

2. 定性诊断：脑静脉窦血栓形成，硬脑膜动静脉瘘

患者中年男性，有脑外伤病史，本次为急性起病，表现为逐渐进展性认知障碍，影像学磁共振提示双侧丘脑病变，三脑室后部异常血管扩张，DSA提示"丘脑髓纹静脉和大脑大静脉显影不佳，右侧小脑幕区硬脑膜动静脉瘘，左侧椎动脉的脑膜后动脉分支、右侧小脑上动脉的远端分支参与供血，走形迂曲，右侧脑膜垂体干远端分支、右侧枕动脉的脑膜支远端向动静脉瘘供血"，故明确病因诊断。

【鉴别诊断】主要与"双侧底节病变"的其他疾病进行鉴别（表1-5-4）。

表1-5-4 双侧丘血脑病变的病因

	急性	慢性
中毒	一氧化碳	锰
	氰化物	甲苯
	甲醇	
	硫化氢	

直通本章更新内容

	急性	慢性
代谢性疾病	缺血缺氧损害	亚急性坏死性脑脊髓综合征（Leigh 综合征）
	低血糖症	Kearns-Sayre 综合征
	高血糖症	肝豆状核变性（Wilson 病）
	渗透性脱髓鞘	甲状旁腺功能减退
	溶血性尿毒综合征	甲基丙二酸尿症
		肝病
		GM2 神经节苷脂贮积症变异型，泰 – 萨克斯病
		哈勒沃登 – 施帕茨病
		戊二酸血症
血管性	脑深静脉血栓形成	
	高血压危象	
	脑栓塞	
感染		克雅氏病（CJD）
		先天性感染
遗传 / 变性		Huntington 舞蹈
		神经纤维瘤病 I 型
其他		放射治疗

（五）治疗

【提示】脑深静脉或静脉窦血栓形成相对少见。CVST 患者中年轻人多见，孕产妇多见，由于早期症状不典型而容易漏诊。如果早期诊断，早期给予抗凝治疗，预后相对良好。颅内出血并不是抗凝治疗的禁忌证。脑静脉窦血栓形成的病因比较复杂，不同病因的患者需要的抗凝治疗时间不同。同时，仍有 10% 左右患者在抗凝治疗的基础上预后不佳，需要溶栓或介入治疗。

1. 抗凝治疗或溶栓治疗

急性期抗凝治疗给予低分子肝素，皮下注射，按体重调整剂量，通常为 180AXa IU/（kg·24h），2 次 / 日。相比普通肝素，较少发生出血并发症，无须检测凝血指标，但作用持续时间较长。

（1）普通肝素：应使活化部分凝血活酶时间（APTT）延长至少1倍，有建议首先团注1000U，随后续给予400～600U/h的低剂量静脉微泵注射维持；每2小时监测APTT，调整微泵注射速度和肝素总量。

（2）急性期后抗凝治疗：肝素抗凝治疗结束后应继续口服抗凝药治疗，常用华法林。原则上，华法林与肝素重复使用3～5天，在INR达到2.0～3.0后停止肝素使用，并定期监测INR，调整华法林剂量。对于短期内诱因的CVT患者，抗凝治疗应维持3～6个月；对于没有短期内诱因的患者应该抗凝治疗1年；对于复发性CVT、CVT后出现静脉血栓栓塞症（VTE）或者具有遗传性血栓形成倾向的患者可考虑终身抗凝治疗。

2. 经静脉溶栓治疗

肝素是CVT的标准治疗，静脉溶栓比抗凝治疗更容易获得脑静脉前向血流。在抗凝治疗和对症治疗的基础上病情仍然加重时，可以考虑溶栓治疗。理论上，溶栓治疗较抗凝治疗出血风险高，特别是在已经颅内出血的CVT患者。因此，倾向于出血风险小的介入治疗。

3. 介入治疗

脑静脉血栓介入治疗的证据尚不充分，仍然需要RCT研究来证实。介入治疗方法包括：经颈静脉或股静脉穿刺导管行局部静脉溶栓治疗、机械取栓、静脉窦内支架成形术等。荟萃分析显示，在CVT危重症患者，局部静脉溶栓减少病死率。机械取栓装置包括球囊辅助溶栓和取栓、AngioJet血栓清除术、Merci取栓和Penumbra吸栓等。

4. 外科手术治疗

在充分的内科治疗情况下仍然出现严重的神经功能恶化，才考虑去骨瓣减压手术。如果大面积的静脉性梗死导致明显的颅内压升高，去骨瓣减压手术是一种急救手段，通常大血肿较少考虑去骨瓣减压手术。

【本例治疗方案】本例为硬脑膜动静脉瘘继发脑深静脉血栓形成，给予介入治疗栓塞动静脉瘘，针对病因治疗，症状逐渐缓解。

直通本章更新内容

二、疾病知识拓展

（一）脑静脉的解剖和脑静脉侧支循环分级

脑的静脉按解剖部位可分为：大脑静脉，间脑静脉，脑干静脉，小脑静脉。各静脉之间存在广泛联系。脑静脉壁薄，无平滑肌，缺乏弹性，无收缩力且无瓣膜。脑静脉多不与动脉伴行。小静脉穿经脑实质浅出，先在软膜上形成静脉丛，再集合较大静脉，进入蛛网膜下腔，汇入硬膜静脉窦（简称静脉窦）。大脑静脉分深、浅两组，两者在脑内和脑外有许多管道广泛连接。大脑浅静脉组收受大脑皮质和皮质下髓质的静脉血；大脑深静脉组接受室周髓质，基底核；内囊，脉络丛及间脑背面的静脉血。大脑浅静脉包括大脑外侧面浅静脉（大脑上静脉、大脑中静脉和大脑下静脉）、大脑内侧面浅静脉和大脑底面浅静脉。大脑深静脉通常分为大脑大静脉系（又称为 Galen 静脉系）和基底静脉系两部分。在 CVST 时，脑静脉侧支循环建立非常常见，以下为脑静脉 Qureshi 分级：

一级：侧支循环绕过闭塞的硬脑膜窦，但是继续和同一硬脑膜窦联结。

二级：侧支循环绕过闭塞的硬脑膜窦，但是继续和不同的硬脑膜窦，但同属于一个循环联结。

三级：侧支循环绕过闭塞的硬脑膜窦，但是继续和不同循环的硬脑膜窦联结。

这个静脉侧支循环分级系统，把大脑浅静脉和大脑深静脉系统作为不同的循环系统，可以通过侧支循环相互沟通。

（二）皮层静脉血栓形成

单纯皮层静脉血栓（ICVT）是 CVT 一个特殊类型，比较少见。临床上出现颅高压表现的概率较 CVT 低，视乳头水肿比较少见，脑实质损害更常见。少数 ICVT 出现明显的占位效应，而需要去骨瓣减压手术。抗凝治疗是 ICVT 治疗的首选，介入治疗不适合 ICVT。

（三）易栓症

易栓症是指存在抗凝蛋白、凝血因子、纤溶蛋白等遗传性或获得性缺陷，或者存在获得性危险因素而具有高血栓栓塞倾向。易栓症的血栓栓塞类型主要为静脉血栓栓塞症。易栓症一般分为遗传性和获得性两类：

1. 遗传性易栓症

（1）抗凝蛋白缺陷：抗凝血酶缺陷症、蛋白 C 缺陷症、蛋白 S 缺陷症等。

（2）凝血因子缺陷：活化蛋白 C 抵抗症（因子 V Leiden 突变等）、凝血酶原 G20210A 突变、异常纤维蛋白原血症等。

（3）纤溶蛋白缺陷：异常纤溶酶原血症、组织型纤溶酶原激活物（t-PA）缺陷症、纤溶酶原活化抑制物 -1（PAI-1）增多等。

（4）代谢缺陷：高同型半胱氨酸血症（MTHFR 突变）等。

（5）凝血因子水平升高：因子Ⅷ、Ⅸ或Ⅺ活性水平升高等。

2. 获得性易栓症

（1）获得性易栓疾病：抗磷脂综合征、肿瘤性疾病、骨髓增殖性肿瘤、阵发性睡眠性血红蛋白尿症、肾病综合征、急性内科疾病（充血性心力衰竭、严重呼吸疾病等）、炎性肠病等。

（2）获得性易栓因素：手术或创伤、长期制动、高龄、妊娠及产褥期、口服避孕药及激素替代治疗、肿瘤治疗、获得性抗 凝蛋白缺陷等。

（四）硬脑膜窦动静脉瘘和脑静脉窦血栓的病生理关系

硬脑膜动静脉瘘（dural arteriovenous fistulas，DAVF），占脑血管畸形的 10%，它是以硬脑膜动脉为主要供血动脉，硬膜静脉窦或者偶有脑表静脉为流出静脉而形成的动静脉短路。硬脑膜动静脉瘘的主要原因是脑静脉窦血栓形成，此时 CVST 是原因，DAVF 是结果。其他因素引起 DAVF 的原因包括脑外伤、脑外科手术、腰穿和激素替代治疗等，此时 DAVF 是病因，CVST 是结果。

（五）肺栓塞

下肢深静脉血栓（DVT）、肺栓塞（PE）和 CVT 的危险因素相似。流行病学显示，在国际脑静脉窦血栓登记研究中（ISCVT），624 名 CVT 患者，平均随访 16 个月，其他栓塞事件的发病率为 4.3 %（16DVT，3PE），约一半的患者是在抗凝治疗基础上发生的栓塞事件。

直通本章更新内容

三、专家临床经验分享

（1）双侧丘脑病变的鉴别诊断要全面：病因包括感染、脱髓鞘、代谢性疾病、中毒、基底动脉尖综合征（TOP）、颅内静脉窦血栓形成，少见原因包括硬脑膜窦动静脉瘘（国外见类似报道，不多见，其他特殊表现可以有舞蹈症或帕金森）。

（2）影像学诊断要仔细读片：此例患者 MRI 能提示异常血管影（图 1-5-1）

（3）认知障碍的可逆性：经介入栓塞治疗后，丘脑病变异常信号范围减小，认知障碍改善（国外报道，舞蹈症或帕金森也是可以减轻症状或完全恢复）。

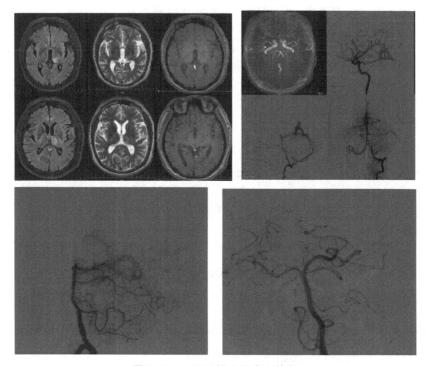

图 1-5-1　MRI 提示异常血管影

（郑华光　李子孝　王光耀　王伊龙）

第二章 癫痫及癫痫持续状态

第一节 癫痫及癫痫持续状态

一、案例分析

【主诉】林某，男，50岁，主因"反复发作性愣神2年"就诊。

【提示】对癫痫进行临床拟诊时，通常先根据临床病史、典型发作症状与脑电图得出初步诊断，再做相应的辅助检查加以验证，使其起到支持或排除初步诊断的佐证作用，及时修正或完善诊断。病史和体征是诊断资料的主要来源，也是临床思维导向的主要依据，因此应夯实询问病史和体格检查的基本功。复杂部分发作是伴有不同程度意识丧失的部分性发作，痫性放电常起源于局灶的大脑皮质，多见于颞叶和额叶，临床表现为自动症，如口咽部动作（吞咽、咂嘴、伸舌等）、手部动作（搓手、搓脸、扣/解衣扣、摸索等），并可出现运动性症状，如不对称强直、阵挛等，也可继发为全面强直-阵挛发作，发作前部分患者有先兆。

安装"医大帮"app　　直通本章更新内容

（一）病史采集

【病史询问思路】（表2-1-1）

表2-1-1　病史询问思路

1.反复发作性起病，无明确诱因且要求不低于2次发作，至少间隔24小时
2.临床表现符合痫性发作，可以表现为运动、感觉、意识、行为等不同障碍
3.发作间期神经系统查体在无明确病因的癫痫患者中常无明显阳性体征

【现病史】男性，50岁，反复发作性愣神2年。发作时表现为胃部不适，数秒后开始出现愣神、双眼凝视、咀嚼动作、伴双手摸索动作，有时四处行走而不自知，1～2分钟后恢复。未继发全面强直阵挛发作。上述发作每月发作数次至数月发作一次不等。未服药治疗。

【既往史】患者既往史、家族史、出生史无特殊。

（二）体格检查

【提示】体格检查既要注意了解患者的一般情况，更需注重神经系统专科检查，力求通过体征寻找患者出现意识障碍的病变定位（表2-1-2）。

表 2-1-2　体格检查重点

1. 生命体征

2. 皮肤与毛发：神经皮肤综合征（牛奶咖啡斑，色素脱失斑）

3. 面容（前额大小，眼距，唐氏综合征面容）

4. 无明确病因的癫痫患者发作间期神经系统查体常无明显阳性体征。有明确病因（脑炎、外伤、卒中）的癫痫患者可有局灶性神经功能缺损体征。癫痫性脑病患者常合并精神运动发育迟滞（West综合征，Lennox-Gastaut综合征、Doose综合征）

【本例体格检查结果】入院时查体：血压126/80 mmHg，心率76次/分，呼吸20次/分，脉搏72次/分，体温36.5℃。双肺听诊呼吸音清，未闻及干、湿啰音；心律齐，各瓣膜听诊区未闻及病理性杂音；腹软，无压痛、无反跳痛及肌紧张。双下肢无水肿。神经系统查体：神清，语利，计算力、定向力、记忆力、理解力等高级皮质功能正常。颅神经查体无阳性体征。四肢肌张力正常，双侧腱反射对称引出，双侧Hoffmann征（-）及Babinski征（-）；姿势步态无异常，双侧感觉查体正常；颈软，脑膜刺激征阴性。

（三）辅助检查

【辅助检查项目】（表2-1-3）

表 2-1-3　辅助检查项目及分析

---

1. 常规脑电图（EEG）和（或）视频录像脑电监测（有条件医院可做）：脑电图检查发现发作间期异常放电对癫痫诊断有较强提示作用，发作间期正常脑电图表现不能排除癫痫。发作期发现与临床表现有明显关联的痫性放电能支持癫痫诊断

2. 头颅 CT、MRI 等能够确定脑部结构异常或病变，有助于癫痫的诊断，有时能够做出病因诊断。影像学检查结果正常，不能排除癫痫诊断

3. 功能影像学 MRS、SPECT、PET 和 fMRI 能从不同角度反映局部代谢变化，辅助定位癫痫病灶（有条件的医院可做）

【提示】EEG 知识拓展：①重复 EEG 检查或延长记录时间，以及应用过度换气、闪光刺激、剥夺睡眠等诱发方式提高癫痫放电的阳性检出率。② Video-EEG 是逐渐广泛应用的诊断方法，能同步监测和记录患者的发作情况及相应的脑电图变化，可以用于诊断、鉴别诊断和痫性放电起源的定位。③皮质脑电图（electrocorticography，ECoG）、立体定向脑电图（stereo-electroencephalography，SEEG）均是术前定位癫痫灶的检查手段。ECoG 是将电极直接放置大脑皮质表面，记录大脑皮质自发电位活动。SEEG 是一种全新的癫痫病灶定位技术，该技术把定位方法从 2D 引入 3D 层面，可以直接将电极放置至颅内任何靶向部位，如额叶深部、大脑内侧面、扣带回、颞叶内侧等常规皮质电极无法达到的部位，术前能够设置电极的路径，从而规避颅内动脉、静脉，对大脑进行全方位立体覆盖，从而到达准确定位病灶、降低手术风险、提高治疗效果的目的。

【本例辅助检查结果】行头颅 MRI 检查无明显异常；常规普通脑电图未见明显异常；长程视频脑电图示发作期（图 2-1-1）和发作间期（图 2-1-2）。

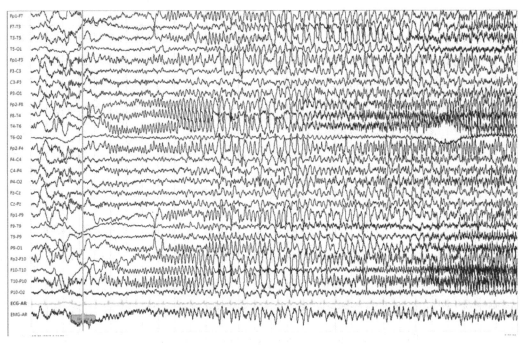

图 2-1-1 发作期脑电图提示右侧颞区棘波、棘慢波和小尖波

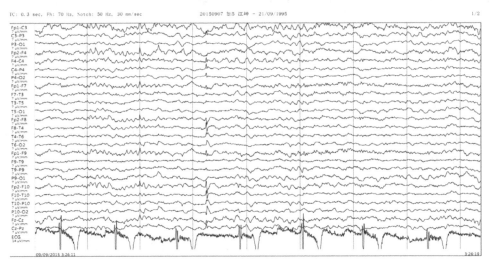

图 2-1-2 发作期脑电图提示右侧颞区阵发性小尖波

（四）诊断

【本例诊断分析】诊断流程（图 2-1-3）。

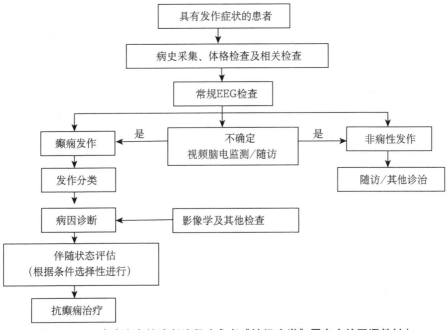

图 2-1-3　癫痫患者的诊断流程（参考《神经病学》周东主编双语教材）

（1）该病例反复发作多次无诱因癫痫发作，间隔 24 小时以上，可诊断为癫痫。

（2）临床表现为符合颞叶内侧癫痫特点，表现为自主神经先兆发作，随后出现意识障碍，伴自动症。

（3）发作间期神经系统查体在特发性或隐源性癫痫患者中常无明显阳性体征。

（4）脑电图检查发现发作间期痫性放电起源于右侧颞区亦支持颞叶内侧癫痫诊断。

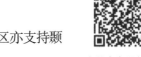

直通本章更新内容

（5）影像学检查（MRI）显示右侧海马硬化。

【鉴别诊断】疑似癫痫的患者要与其他疾病鉴别：

1. 晕厥

本病可出现短暂的意识丧失，但一般为数秒至数十秒。有明显诱因，常有恶心、头晕、眼前发黑、摔倒时较缓慢，面色苍白、出汗、有时脉搏不规则。发作时脑电图一般正常。

2. 低血糖症

本病发病常在清晨、空腹、剧烈运动之后，发作前常有大汗、饥饿感、头昏或精神行为异常，也可有抽搐甚至昏迷。重要的是发作时血糖降低，一般低于 2 mmol/L。

3. 低血钙性抽搐

低血钙性抽搐常为手足抽搐，也可为全身抽搐，见于甲状旁腺功能低下或肾病病史者，偶可见血 Ca^{2+} 降低。

4. 假性癫痫发作

假性癫痫发作又称癔症性发作。应注意病史、诱因，尤其是精神情感诱因，且发作时间长，发作时常有感情色彩，如流泪、叫喊，很少有严重自伤或小便失禁。脑电图正常或无重要发现。

（五）治疗

【本例治疗方案】

1. 病因治疗

适用于已明确病因而又可以进行病因治疗的患者，如感染、寄生虫、颅内占位（如肿瘤）等，去除病因是癫痫预后良好的关键。

2. 药物治疗

属于对症治疗：①丙戊酸钠：广谱抗癫痫药，为全面性发作的首选（全面强直阵挛发作无证据级别，失神发作、肌阵挛发作均为 A 级），亦可用于部分性发作；②卡马西平、苯妥英钠和左乙拉西坦均为成人局灶性癫痫的首选药物；③托吡酯，广谱抗癫痫药物，对难治性部分性发作疗效好；④拉莫三嗪：老年人局灶性癫痫首选用药，对全面性发作也有一定疗效；⑤左乙拉西坦：抗癫痫新药，可用于难治性癫痫的单药或添加治疗。

直通本章更新内容

3. 手术治疗

癫痫灶定位明确，且在可切除区域的难治性癫痫可考虑手术切除治疗。

（六）预防

由于癫痫的病因及发病机制复杂，目前约有 70% 左右的癫痫患者病因不明。此外，由于病因的特殊性，使预防有一定困难，如脑肿瘤、脑动静脉畸形等。一些诸如产期护理不当、颅内感染、新生儿和年幼儿童的传染性疾病、婴儿脱水、头部外伤等引起的癫痫，可采取加强产期护理、减少难产，加强产前诊断等措施预防。对于有明显诱发因素的癫痫发作者，可通过仔细寻找或避免诱发因素来预防。在儿童中要特别避免玩游戏机、长时间看电视等诱发因素，其他如睡眠不足、过度疲劳、饮酒、感冒、发热、精神刺激、各种代谢紊乱等，对于某一因素较敏感的患者，在生活中应特别注意避免。患者应建立良好的生活习惯，避免过度疲劳，睡眠不足，鼓励进行正常的学习、工作、戒除烟酒、毒品等不良嗜好。

二、疾病知识拓展

（一）癫痫的定义

癫痫是一组由已知或未知病因所引起，脑部神经元高度同步化异常放电所导致，以反复性、发作性、短暂性、通常是刻板性的中枢神经系统功能异常的症状和体征组成的综合征。由于异常放电神经元的部位起源不同，不同的脑解剖部位的异常放电可表现相对应的短暂的神经系统功能缺失，临床发作可能表现为感觉、运动、自主神经、意识或行为障碍。每次发作称为癫痫发作。癫痫中，具有特殊病因，由特定的症状和体征组成的特定的癫痫现象称为癫痫综合征。

2015年国际抗癫痫联盟（ILAE）对癫痫定义进行了修订：癫痫是一种脑部疾患，其特点是持续存在能产生癫痫发作的脑部持久性改变，并出现相应的神经生物学、认知、心理学以及社会学等方面的后果。诊断癫痫至少需要一次癫痫发作。该新定义包括三要素：①两次无诱发因素或反射性癫痫发作，间隔24小时以上；②反复癫痫发作的倾向和易感性；③出现相应的神经生物学、认知、心理学以及社会学等障碍。

（二）癫痫分类（表2-1-4）

表 2-1-4　癫痫发作的国际分类（1981）

一、部分性（局灶性、局部性、局限性）发作

（一）单纯部分性发作（无意识障碍）

1.运动性

2.感觉性

3.自主神经性

4.精神性

（二）复杂部分性发作

1.开始为单纯性，继而意识障碍

直通本章更新内容

续表

2. 起病即有意识障碍

（三）部分性发作继发全面性发作

1. 单纯部分性发作继发全面性发作

2. 复杂部分性发作继发全面性发作

3. 单纯→复杂→全面性发作

二、全面性发作（惊厥性或非惊厥性）

（一）失神发作

1. 典型失神发作

（1）仅有意识障碍

（2）伴轻微阵挛

（3）伴失张力成分

（4）伴强直成分

（5）伴自动症

（6）伴自主神经症状

2. 不典型失神发作变异型

（二）强直 – 阵挛发作

（三）肌阵挛发作

（四）阵挛发作

（五）强直性发作

（六）失张力发作

三、不能分类的癫痫发作

（三）癫痫的临床表现

1. 全面性发作

最初的症状学和脑电图提示发作起源于双侧脑部者称为全面性发作，这种类型的发作多在发作初期就有意识丧失。

（1）全身强直 – 阵挛性发作：意识丧失、双侧强直后紧跟有阵挛的序列活动是全身强直 – 阵挛性发作的主要临床特征。可由部分性发作演变而来，也可一起病即表现为全身强直－阵挛发作。早期出现意识丧失、跌倒，随后的发作可分为三期。

1）强直期：主要表现为全身骨骼肌强直性收缩。眼肌收缩出现眼睑上牵、眼球上翻或凝视；咀咬肌收缩出现口强张，随后猛烈闭合，可咬伤舌尖；喉肌和呼吸肌强直性收缩使空气强行通过狭窄的声门致患者尖叫一声，呼吸停止；颈部和躯干先屈曲，后反张，上肢由上举后旋转为内收前旋，下肢先屈曲后强烈伸直，持续 10～20 秒后进入阵挛期。

2）阵挛期：此期患者从强直转成阵挛，每次阵挛后都有一短暂的间歇，阵挛频率逐渐变慢，间歇期延长，在一次剧烈的阵挛后，发作停止，进入发作后期。以上两期均伴有呼吸停止、血压升高、瞳孔散大、唾液和其他分泌物增多。

3）发作后期：此期尚有短暂的阵挛，可引起牙关紧闭和大小便失禁。随后呼吸首先恢复，瞳孔、血压、心率渐至正常，意识逐渐恢复。从发作到意识恢复历经 1～5 分钟。醒后患者感头痛、全身酸痛、嗜睡，部分患者有意识模糊，此时强行约束患者可能发生伤人和自伤。

（2）强直性发作：表现为与强直－阵挛性发作中强直期相似的全身骨骼肌强直性收缩，常伴有明显的自主神经症状，如面色苍白等。

（3）阵挛性发作：类似全身强直－阵挛性发作中阵挛期的表现。

（4）失神发作：突然发生和迅速终止的意识丧失是失神发作的特征。典型失神发作表现为活动突然停止、发呆、呼之不应、手中物体落地，部分患者可机械重复原有的简单动作，每次发作持续数秒钟，每天可发作数十、上百次。发作后立即清醒，无明显不适，可继续先前的活动。醒后不能回忆；不典型失神发作的起始和终止均较典型失神缓慢，除意识丧失外，常伴肌张力降低，偶有肌阵挛。

（5）肌阵挛性发作：表现为快速、短暂、触电样肌肉收缩，可遍及全身，也可限于某个肌群，常成簇发生。

（6）失张力发作：表现为肌张力突然丧失，可致患者跌倒，局限性肌张力丧失可仅引起患者头或肢体下垂。

2. 部分性发作

部分性发作包括单纯部分性、复杂部分性、部分性继发全面性发作三类。后者系神经元异常放电从局部扩展到全脑时出现的临床发作。

（1）单纯部分性发作：除具有癫痫的共性外，发作时意识始终存在，发作后能复述发作细节是单纯部分性发作的主要特征。

1）局灶性运动性发作：①表现为身体的某一局部发生不自主的抽动。大多见于一侧眼睑、口角、手或足趾，也可涉及一侧面部或肢体。严重者发作后可留下短暂性肢体瘫痪，称为 Todd 麻痹。局部抽搐偶可持续数小时或更长，称为持续性部分性癫痫；②异常运动从局部开始，沿皮质功能区移动，如从手指—腕部—前臂—肘—肩—口角—面部逐渐发展，称为贾克森发作；③旋转性发作表现为双眼突然向一侧偏斜，继之头部不自主地同向转动，并伴有身体的扭转，但很少超过180°，部分患者过度的旋转可引起跌倒，出现继发性全面性发作；④姿势性发作为一侧上肢外展，肘部屈曲，头向同侧扭转，眼睛注视着同侧；⑤语言性发作为不自主重复发作前的单音或单词，偶可有语言抑制。

2）感觉性发作：表现为一侧面部、肢体或躯干的感觉异常，包括眩晕、虚幻的肢体运动感以及味、嗅、听、视幻觉等。

3）自主神经性发作：表现为上腹部不适、恶心、呕吐、面色苍白、出汗、竖毛、瞳孔散大等。

4）精神症状性发作：可表现为各种类型的遗忘症（如似曾相识感、似曾不相识感、强迫思维、快速回顾往事）、情感异常（恐惧、忧郁、欣快、愤怒）、错觉（视物变形、声音变强或变弱）、复杂幻觉等。

（2）复杂部分性发作：复杂部分性发作的主要特征是有意识障碍，发作时患者对外界刺激没有反映，发作后不能或部分不能复述发作的细节。临床表现可分为4种类型：

1）自动症：看起来有目的，但实际上没有目的的发作性行为异常称为自动症。患者可表现为反复咂嘴、嘬嘴、咀嚼、舔舌、磨牙或吞咽（口-消化道自动症）或反复搓手、抚脸，不断地穿衣、脱衣、解衣扣、摸索衣裳（手足自动症），也可表现为游走、奔跑、无目的的开门、关门、乘车上船；还可出现自语、叫喊、唱歌（语言性自动症）或机械重复原来的动作。发作后患者意识模糊，常有头昏，不能回忆发作中的情况。

2）仅有意识障碍：此时需与失神发作鉴别。

3）先有单纯部分性发作，继之出现意识障碍。

4）先有单纯部分性发作，后出现自动症。

（3）部分继发全面性发作：先出现上述部分性发作，随之出现全面性发作。

癫痫发作的主要特征有2个：①共性：是所有癫痫发作都有的共同特征，即发作性、短暂性、重复性、刻板性。发作性指癫痫发生很突然，持续一段时间后很快恢复，发作间歇期正常；短暂性指患者发作持续的时间都非常短，数秒钟、数分钟，除癫痫状态外，很少超过 15 分钟；重复性指癫痫都有反复发作的特征；刻板性指就某一患者而言，发作的临床表现几乎一致。②个性：即不同类型癫痫所具有的特征，是一种类型的癫痫区别于另一种类型的主要依据。

（四）癫痫综合征分类（表 2-1-5）

表 2-1-5　国际抗癫痫联盟关于癫痫发作和癫痫综合征的分类（2001 年）

一、与部位有关（局灶性）

1. 与发病年龄有关的特发性癫痫

（1）伴中央 – 颞部棘波的良性儿童癫痫

（2）伴有枕叶阵发性放电的儿童癫痫

（3）原发性阅读性癫痫

2. 症状性

（1）颞叶癫痫

（2）额叶癫痫

（3）顶叶癫痫

（4）枕叶癫痫

（5）持续性部分性癫痫

（6）有特殊诱导模式的症状性癫痫

3. 隐源性

需确定发作类型为局灶性起源癫痫

二、全身性癫痫

1. 与年龄有关的特发性全身性癫痫

（1）良性新生儿家族性惊厥

（2）良性新生儿惊厥

（3）婴儿良性肌阵挛性癫痫

（4）儿童失神发作

（5）青少年失神发作

（6）青少年肌阵挛性癫痫

（7）唤醒时伴有全身强直 – 阵挛性发作的癫痫

（8）其他全身性特发性癫痫

（9）特殊活动诱导的癫痫

2. 隐源性或症状性癫痫

（1）婴儿痉挛征

（2）Lennox–Gastaut 综合征

（3）肌阵挛 – 起立不能性癫痫

（4）肌阵挛失神发作性癫痫

3. 症状性全身性癫痫

（1）无特殊病因

（2）早发性肌阵挛性脑病

（3）伴有暴发抑制的早发性婴儿癫痫性脑病

（4）其他症状性全身性发作

4. 特殊综合征：其他疾病状态下的癫痫发作

三、不能确定为局灶性或全身性的癫痫或癫痫综合征

1. 有全身性和局灶性发作的癫痫

2. 新生儿癫痫

3. 婴儿重症肌阵挛性癫痫

4. 慢波睡眠中伴有连续性棘 – 慢波的癫痫

5. 获得性癫痫性失语（Landau–Kleffner 综合征）

6. 其他不能确定的发作

7. 没有明确的全身或局灶特征的癫痫

四、特殊的综合征

1. 发热惊厥

2. 孤立性单次发作或孤立性单次癫痫状态

3. 由乙醇、药物、子痫、非酮症高血糖等因素引起急性代谢或中毒情况下出现的发作

（五）癫痫综合征的临床表现

癫痫发作的临床表现描述的是一次发作的全过程，而癫痫综合征则是将一组，包括疾病的病因、可能的发病机制、病变部位、好发年龄、临床表现、脑电图特征、治疗、预后转归等相关资料放在一起进行描述。

1. 与部位有关的癫痫

（1）与年龄有关的特发性癫痫

1）具有中央 - 颞部棘波的良性儿童癫痫：好发于 2 ～ 13 岁，通常为局灶性发作，可不经治疗于 16 岁前自愈。脑电图在中央 - 颞区可见一侧或双侧的局灶性棘波。

2）具有枕区放电的良性儿童癫痫：好发年龄 1 ～ 14 岁。发作初以视觉症状为表现，随之出现眼肌阵挛、偏侧阵挛，也可合并全身强直 - 阵挛性发作及自动症。脑电图示一侧或双侧枕区有棘 - 慢波或尖波。

3）原发性阅读性癫痫：由阅读引起，没有自发性发作的癫痫综合征。临床表现为阅读时出现下颌阵挛，常伴有手臂的痉挛，如继续阅读则会出现全身强直 - 阵挛性发作。

（2）症状性癫痫

1）颞叶癫痫：起于颞叶，可为单纯或复杂部分性发作及继发全面性发作。40% 以上有热性惊厥史。

2）额叶癫痫：与颞叶癫痫一样，也可表现为单纯或复杂部分性发作，常有继发性全身性发作。丛集性出现，每次发作时间短暂，刻板性突出，强直或姿势性发作及下肢双侧复杂的运动性自动症明显，易出现癫痫状态。

3）枕叶癫痫：主要为伴有视觉症状的单纯部分性发作，可有或无继发性全面性发作。

4）顶叶癫痫：单纯部分性发作，主要表现为感觉刺激症状，偶有烧灼样疼痛感。

5）持续性部分性癫痫：表现为持续数小时、数天，甚至数年，仅影响身体某部分的节律性肌阵挛。脑电图在中央区有局灶性棘 - 慢波，但无特异性。

6）有特殊诱导模式的症状性癫痫：本体感觉引起的癫痫是指由被动或主动运动引起的癫痫发作，主要表现为由肢体主动或被动活动所引起短暂性强直或部分性发作，通常出现在有大脑损伤或运动障碍的患者中，这种发作的痫样特征可通过发作期脑电图记录来证实。伴或不伴失神的眼肌阵挛性发作最常见的诱发因素是在持续光线存在条件下自觉、不自觉或反射性的闭眼，间歇性闪光刺激在睁或闭眼时也可引起癫痫发作。表现为失神和眼肌痉挛。

（3）隐源性：从癫痫发作类型、临床特征、常见部位推测其是继发性，但病因不明。

2. 全面性癫痫和癫痫综合征

（1）与年龄有关的特发性癫痫

1）良性新生儿家族性惊厥：常染色体显性遗传。出生后2～3天发病。表现为阵挛或呼吸暂停，脑电图无特异性改变。

2）良性新生儿惊厥：见于出生后5日左右，表现为频繁而短暂的阵挛或呼吸暂停性发作，脑电图上有尖波和δ波交替出现。

3）良性婴儿肌阵挛性癫痫：1～2岁发病，有癫痫家族史。表现为发作性、短暂性、全身性肌阵挛。脑电图可见阵发性棘-慢波。

4）儿童期失神癫痫：6～7岁起病，女性多见，与遗传因素关系密切。表现为频繁的典型失神，一天多次。

5）青少年期失神癫痫：青春早期发病，男女间无明显差异。发作频率少于儿童期失神癫痫，80%以上出现全身强直-阵挛发作，脑电图上可见广泛性棘-慢复合波。

6）青少年肌阵挛性癫痫：好发于8～18岁，表现为肢体的阵挛性抽动，多合并全身强直-阵挛发作和失神发作。

7）觉醒时全身强直-阵挛性癫痫：好发于11～20岁。清晨醒来或傍晚休息时发病。表现为全身强直-阵挛性发作，可伴有失神或肌阵挛发作。

（2）隐源性或症状性：推测其是症状性，但病史及现有的检测手段未能发现致病原因。

1）West综合征：又称婴儿痉挛症，出生后一年内发病，男孩多见。波及到头、颈、躯干或全身的频繁肌痉挛、精神发育迟滞和脑电图上高幅失律构成本征特征性的三联征。

2）Lennox-Gastaut综合征：好发于1～8岁，少数出现在青春期。强直性发作、失张力发作、肌阵挛发作、非典型失神发作和全身强直-阵挛性发作等多种发作类型并存、精神发育迟缓、脑电图上慢棘-慢波（1～2.5Hz）和睡眠中10Hz的快节律是本征的三大特征，易出现癫痫状态。

3）具肌阵挛 – 失张力发作性癫痫：2 ～ 5 岁发病，首次发作多为全身强直 – 阵挛性发作，持续数月的全身强直 – 阵挛性发作后，出现所谓的"小运动性发作"，它由肌阵挛发作、失神发作、每日发作数次的跌倒发作组成，持续 1~3 年。脑电图早期表现为 4 ～ 7Hz 的慢波节律，以后出现规则或不规则，双侧同步的 2 ～ 3Hz 棘 – 慢波和（或）多棘 – 慢波。

4）有肌阵挛失神发作的癫痫：特征性表现为失神伴双侧节律性阵挛性跳动。脑电图上可见到双侧同步对称、节律性的 3Hz 棘 – 慢波，类似失神发作。

（3）症状性全面性癫痫及特殊的癫痫综合征：包括无特殊病因的早期肌阵挛性癫痫性脑病、伴有暴发抑制的婴儿早期癫痫性脑病，其他症状性全身性癫痫和有特殊病因的癫痫（症状性全面性癫痫及特殊的癫痫综合征）。

3. 癫痫综合征

恶性癫痫综合征常包括 Landau–Kleffner 综合征、慢波睡眠中持续棘慢复合波的癫痫及婴儿重症肌阵挛性癫痫。

（1）婴儿重症肌阵挛性癫痫，也称为 Dravet 综合征。出生后一年内发病，初期表现为在没有先兆的情况下出现全身或单侧的阵挛，常伴意识障碍，以后有从局部开始的、频繁的肌阵挛，部分患者有局灶性发作或非典型失神，受累儿童有精神运动发育迟缓和其他神经功能缺失。

（2）Landau–Kleffner 综合征：也称获得性癫痫性失语。发病年龄 3 ～ 8 岁，男多于女，隐袭起病，进行性发展，病程中可有自发缓解和加重。最常见的表现是语言听觉性失认。

4. 特殊综合征

特殊综合征包括与位置有关的发作、热性惊厥、孤立的发作或癫痫状态等。

（六）癫痫和癫痫综合征的诊断

1. 癫痫的诊断原则：癫痫的诊断可分为五个步骤

（1）确定发作性事件是否为非诱发性癫痫发作：涉及发作性事件的鉴别。传统上，临床出现 2 次（间隔至少 24 小时）非诱发性癫痫发作时就可诊断癫痫。

（2）确定癫痫发作的类型：按照 ILAE 癫痫发作分类来确定。

（3）确定癫痫及癫痫综合征的类型：按照 ILAE 癫痫及癫痫综合征分类系统来确

定。应注意，有些病例无法归类于某种特定癫痫综合征。

（4）确定病因。

（5）确定损伤和共患病。

2. 癫痫的诊断方法

（1）病史资料：完整病史是癫痫诊断中最重要的环节。应包括：现病史（重点是发作史）、出生史、既往史、家族史、疾病的社会心理影响等（表2-1-6）。

表 2-1-6　癫痫诊断中的重要病史资料

现病史

首次发作的年龄

发作前的状态或诱因（觉醒/清醒/睡眠，饮酒/睡眠少/过度疲劳/心理压力/精神刺激/发热，体位/运动，前驱症状，与月经的关系）

发作最初时的症状/体征（先兆/运动性表现等）

发作的演变过程

发作时观察到的表现（睁眼/闭眼/姿势/肌张力/运动症状/自主神经症状/自动症等）

发作时的意识状态（知觉/反应性）

发作持续的时间

发作后表现（舌咬伤/尿失禁，清醒/烦躁/嗜睡/朦胧状态/Todd氏麻痹/失语/遗忘，头痛/肌肉酸痛等）

发作频率和严重程度（包括持续状态史）

发作时辅助检查（血压/血糖/电解质/心电图/头部影像学等）

有无其他形式的发作（如有，应按上述要点询问发作细节）

是否服用抗癫痫药物（种类/剂量/疗程/疗效/不良反应等）

发作间期状态（精神症状/健忘/焦虑/抑郁等）

发病后有无精神运动发育障碍

既往史和家族史

出生史（早产/难产/缺氧窒息/产伤/颅内出血等）

有无中枢神经系统其他病史（感染/外伤/遗传代谢疾病等）

生长发育史（精神运动发育迟滞/倒退）

有无新生儿惊厥及热惊厥史（简单/复杂型）

续表

家族史（癫痫 / 热惊厥 / 偏头痛 / 睡眠障碍 / 遗传代谢疾病等）
疾病的影响（求学困难 / 失业 / 不能驾车 / 被过度保护 / 活动受限 / 心理压力等）

对于发作史的询问尤其要认真细致。应耐心地弄清每个发作细节，然后将发作细节按照前后顺序有条理地整合在一起，这种整体观念对于癫痫发作的鉴别诊断和分类很有帮助。例如：①短暂右半视野闪光感（视觉先兆）→愣神伴咂嘴、左手摸索动作（伴自动症的复杂部分发作）→全身抽搐（继发性大发作）→ 发作后发现舌咬伤及右上肢短暂无力（Todd 氏麻痹）。发作解读：部分性癫痫发作（类型：简单部分发作、复杂部分发作及继发大发作），很可能为起源于左侧枕叶。②生气后倒地→闭目睡眠状（被动睁眼有明显违拗），叫之不应→送至医院 2 小时后自动睁眼，对答正常，无不适主诉，辅助检查阴性→次日生气后再次类似发作。发作解读：心因性非癫痫发作可能。

（2）体格检查：包括内科系统和神经系统查体。重点应放在神经系统：包括意识状态、神经心理学、有无局灶体征（偏瘫 / 偏盲等）、各种反射是否正常等。注意观察头颅形状和大小、面貌及肢体有无畸形及排查某些神经皮肤综合征（皮肤色调和斑痣等）。体格检查对癫痫的病因诊断有初步提示作用。有些体征则可能提示抗癫痫药物的不良反应，如手抖动（丙戊酸）、齿龈增生（苯妥英钠）、眼震（卡马西平或苯妥英钠）。

（3）辅助检查

1）脑电图（EEG）：癫痫发作最本质的特征是脑神经元异常过度放电，而 EEG 是能够反映脑电活动最直观、便捷的检查方法，是诊断癫痫发作、确定发作和癫痫的类型最重要的辅助手段，为癫痫患者的常规检查。当然，临床应用中也必须充分了解 EEG（尤其头皮 EEG）检查的局限性。

2）神经影像学：磁共振成像（MRI）对于发现脑部结构性异常有很高的价值。如果有条件，建议常规进行头颅 MRI 检查。头部 CT 检查仅能够发现较为明显的结构异常，仅在显示钙化性或出血性病变时较 MRI 有优势。某些情况下，当临床已确诊为典型的特发性癫痫综合征（如儿童良性部分性癫痫）时，可以不进行影像学检查。其他影像学检查，如功能磁共振成像（fMRI）、磁共振波谱（MRS）、单光子发射计算机断层扫描（SPECT）、正电子发射断层扫描（PET）等，均不是癫痫患者的常规检查。

应注意，影像学的阳性结果不代表该病灶与癫痫发作之间存在必然的因果关系。

3）其他：应根据患者具体情况选择性的进行检查。

①血液检查：包括血常规、血糖、电解质、肝肾功能、血气、丙酮酸、乳酸等方面的检查，能够帮助查找病因。定期检查血常规和肝肾功能等指标还可辅助监测药物的不良反应。临床怀疑中毒病因时，应进行毒物筛查。已经服用抗癫痫药物者，可酌情进行药物浓度监测。

②尿液检查：包括尿常规及遗传代谢病的筛查。

③脑脊液检查：主要为排除颅内感染性疾病，对某些遗传代谢病的诊断也有帮助。

④心电图：对于疑诊癫痫或新诊断的癫痫患者，多主张常规进行心电图检查。这有助于发现容易误诊为癫痫发作的某些心源性发作（如心律失常所致的晕厥发作），还能早期发现某些心律失常（如长 QT 综合征、Brugada 综合征和传导阻滞等），从而避免因使用某些抗癫痫药物而可能导致的严重后果。

⑤基因检测：目前已经成为重要的辅助诊断手段之一。既往利用一代测序技术，可以逐一检测已知的癫痫致病基因，仅适用于临床高度怀疑的某一种癫痫综合征（例如 Dravet 综合征等）。随着高通量二代测序技术及微阵列比较基因组杂交技术（aCGH）的发展及应用于癫痫研究，越来越多的癫痫致病基因被发现。也发展出了基于二代测序技术的疾病靶向序列测序技术，此方法能够一次性检测所有已知癫痫相关致病基因，是一种快速、高效、相对成本低廉的临床遗传学诊断技术，可以很方便为我们提供癫痫患者的基本遗传信息，目前已经成功应用于癫痫性脑病的病因学诊断。aCGH 技术能高效地检测出癫痫患者相关的致病性拷贝数改变（CNV）。目前，基因检测不作为常规病因筛查手段，通常是在临床已高度怀疑某种疾病时进行。

（七）癫痫和癫痫综合征的治疗

1. 癫痫的治疗手段

目前癫痫的治疗方法较多，近年来在药物治疗、神经调控等方面都有许多进展，现在常用治疗的方法可以分为以下几种：

（1）癫痫的药物治疗：抗癫痫药物治疗是癫痫治疗最重要和最基本的治疗，也往往是癫痫的首选治疗。目前现有抗癫痫药物都是控制癫痫发作的药物，所以对于仅有脑电图异常没有癫痫发作的患者应当慎用抗癫痫药物。从 20 世纪 80 年代开始一直强调单药治疗，并认为至少进行 2 种或 2 种以上的单药治疗失败后再考虑进行联合药物治疗，但从 2007 年以后部分专家认为在第一种抗癫痫药失败后，即可以考虑"合理的多药治疗"。所谓合理的多药（联合）治疗应当注意几个方面：①作用机制不同；②药效动力学：具有疗效协同增强作用；③药代动力学－无相互作用，至少是无不良的相互作用可以产生协同作用；④不良反应：无协同增强或者叠加作用。

（2）癫痫的外科治疗：癫痫外科治疗是癫痫治疗的重要一部分，需要明确的是癫痫手术并不是癫痫治疗的最后一环，也可能是第一个环节。癫痫外科治疗是一种有创性治疗手段，必须经过严格的多学科术前评估，确保诊断和分类的正确性。

1）外科治疗的目的需要明确为提高患者生活质量，终止或减少癫痫发作。当然，具体每一例考虑进行手术治疗的癫痫患者，均需要明确手术的具体目标，包括手术希望终止癫痫发作还是减少癫痫发作，癫痫终止或减轻的概率有多少，是否以可改善患者生活质量。

2）目前癫痫手术的适应证尚不统一，但切除性癫痫手术的适应证主要是药物治疗失败的且可以确定致痫部位的难治性癫痫、有明确病理灶的症状性癫痫，同时需要判定切除后是否可能产生永久性功能损害；姑息性手术主要用于一些特殊的癫痫性脑病和其他一些不能行切除性手术的患者；对于家属拒绝手术的患者和小儿良性癫痫、进行性肌阵挛性癫痫等上不应当进行手术治疗。

3）癫痫外科治疗的方法主要包括：A. 切除性手术：病灶切除术、致痫灶切除术、（多）脑叶切除性、大脑半球切除术、选择性海马－杏仁核切除术；B. 姑息性手术：胼胝体切开术、多处软膜下横切术、大脑半球离断术；C. 神经调控手术：迷走神经刺激术、脑深部电刺激术、反应式神经电刺激术；D. 立体定向放射治疗术：致痫灶放射治疗、传导通路放射治疗；E. 立体定向射频毁损术：致痫灶放射治疗、传导通路放射治疗。

4）癫痫外科治疗后仍应当继续应用抗癫痫药物，围手术期抗癫痫药物的应用参照"癫痫外科手术前后抗癫痫药物应用的专家共识"。

5）癫痫外科治疗后应做好患者的早期和长期随访，早期主要关注癫痫控制、手术并发症、药物治疗方案和药物不良反应，长期随访重点做好患者的癫痫长期疗效和生活质量变化。

（3）生酮饮食：生酮饮食是一个高脂、低碳水化合物和适当蛋白质的饮食。这一疗法用于治疗儿童难治性癫痫已有数十年的历史，虽然其抗癫痫的机制目前还不清楚，但是其有效性和安全性已得到了公认。生酮饮食由于特殊的食物比例配置，开始较难坚持，但如果癫痫发作控制后，患者多能良好耐受。

1）生酮饮食的适应证

①难治性儿童癫痫：适用于所有年龄段的各种发作类型的难治性癫痫患者。

②葡萄糖转运体Ⅰ缺乏症：由于葡萄糖不能进入脑内，导致癫痫发作、发育迟缓和复杂的运动障碍。

③丙酮酸脱氢酶缺乏症：丙酮酸盐不能转化为乙酰辅酶A，会导致严重的发育障碍和乳酸酸中毒。

2）禁忌证：患有脂肪酸转运和氧化障碍的疾病者。

3）治疗原则

①治疗前全面临床和营养状况评价：在开始生酮饮食前，需要详细的病史和检查，特别是患儿的饮食习惯，给予记录存档，以评价发作类型、排除生酮饮食的禁忌证；估计易导致并发症的危险因素；完善相关检查。

②选择合理食物开始治疗：首先禁食24～48小时，监测生命体征及微量血糖、血酮、尿酮，若血糖低于2.2 mmol/L或血酮大于3.0 mmol/L，开始给予生酮饮食。食谱中摄入食物中的脂肪/（蛋白质＋碳水化合物）比例为4∶1。

③正确处理治疗初期常见问题：早期常见的不良反应包括低血糖、过分酮症、酮症不足、恶心/呕吐、困倦或嗜睡、癫痫发作增加或无效等，需要对症处理。

④随访：在开始的阶段应与家属保持较密切的联系，稳定后3～6月随访一次。随访的项目包括对患儿营养状况的评估，根据身高、体重和年龄调整食物热量和成分，检测不良反应，进行必要的实验室检查。

⑤停止生酮饮食：如果无效，应逐渐降低生酮饮食的比例，所有摄入食物中的脂肪/（蛋白质＋碳水化合物）比例为4∶1至3∶1至2∶1，直到酮症消失。如果有效，可维持生酮饮食2～3年。对于葡萄糖载体缺乏症、丙酮酸脱氢酶缺乏症和结节性硬化的患者应延长治疗时间。对于发作完全控制的患者，80%的人在停止生酮饮食后仍可保持无发作。

2.抗癫痫药物治疗原则

（1）选择抗癫痫药物（AEDs）的基本原则和注意事项

1）根据发作类型和综合征分类选择药物是治疗癫痫的基本原则（表2-1-7、表2-1-8），同时还需要考虑共患病、共用药、患者的年龄及其患者或监护人的意愿等进行个体化。

2）如果合理使用一线抗癫痫药物仍有发作，需严格评估癫痫的诊断。

3）推荐患者固定使用同一生产厂家的药品，除非处方者与患者及其监护人商议后认为合适，不同抗癫痫药的制剂在生物利用度和药代动力学方面有差异，因此需要注意避免疗效降低或不良反应增加。

4）尽可能单药治疗。

5）如果选用的第一种抗癫痫药因为不良反应或仍有发作而治疗失败，应试用另一种药物，并加量至足够剂量后，将第一种用药缓慢地减量。

①如果第二种用药仍无效，在开始另一个药物前，应根据相对疗效、不良反应和药物耐受性将第一或第二个药物缓慢撤药。

②仅在单药治疗没有达到无发作时才推荐联合治疗。

③如果联合治疗没有使患者获益，治疗应回到原来患者最能接受的方案（单药治疗或联合治疗），以取得疗效和不良反应耐受方面的最佳平衡。

④对于儿童、妇女等特别人群用药需要考虑患者特点，具体按照特殊人群药物治疗。

⑤对治疗困难的癫痫综合征及难治性癫痫，建议转诊至癫痫专科医师诊治。

表 2-1-7　癫痫的药物选择原则

发作类型	一线药物	添加药物	可以考虑的药物	可能加重发作的药物
全面强直阵挛发作	丙戊酸 拉莫三嗪 卡马西平 奥卡西平	左乙拉西坦 托吡酯 丙戊酸 拉莫三嗪 氯巴占 *		卡马西平 奥卡西平 苯妥英钠 加巴喷丁 普瑞巴林 替加宾 * 氨己烯酸 * （加重同时存在的失神或肌阵挛发作）

续表

发作类型	一线药物	添加药物	可以考虑的药物	可能加重发作的药物
强直或失张力发作	丙戊酸	拉莫三嗪	托吡酯 卢菲酰胺 *	卡马西平 奥卡西平 加巴喷丁 普瑞巴林 替加宾 * 氨己烯酸 *
失神发作	丙戊酸 乙琥胺 * 拉莫三嗪	丙戊酸 乙琥胺 * 拉莫三嗪	氯硝西泮 氯巴占 * 唑乙拉西坦 托吡酯 唑尼沙胺	卡马西平 奥卡西平 苯妥英钠 加巴喷丁 普瑞巴林 替加宾 * 氨己烯酸 *
肌阵挛发作	丙戊酸 左乙拉西坦 托吡酯	左乙拉西坦 丙戊酸 托吡酯	氯硝西泮 氯巴占 * 唑尼沙胺	卡马西平 奥卡西平 苯妥英钠 加巴喷丁 普瑞巴林 替加宾 * 氨己烯酸 *
局灶性发作	卡马西平 拉莫三嗪 奥卡西平 左乙拉西坦 丙戊酸	卡马西平 左乙拉西坦 拉莫三嗪 奥卡西平 加巴喷丁 丙戊酸 托吡酯 唑尼沙胺 氯巴占 *	苯妥英钠 苯巴比妥	

注：*：国内无此药物。

表 2-1-8 癫痫综合征的药物选择原则

癫痫综合征	一线药物	添加药物	可以考虑的药物	可能加重发作的药物
儿童失神癫痫 青少年失神癫痫 或其他失神综合征	丙戊酸 乙琥胺 * 拉莫三嗪	丙戊酸 乙琥胺 * 拉莫三嗪	氯硝西泮 唑尼沙胺 左乙拉西坦 托吡酯 氯巴占 *	卡马西平 奥卡西平 苯妥英钠 加巴喷丁 普瑞巴林 替加宾 * 氨己烯酸 *
青少年肌阵挛癫痫	丙戊酸 拉莫三嗪	左乙拉西坦 托吡酯	氯硝西泮 唑尼沙胺 氯巴占 *	卡马西平 奥卡西平 苯妥英钠 加巴喷丁 普瑞巴林 替加宾 * 氨己烯酸 *
仅有全面强直阵挛 发作的癫痫	丙戊酸 拉莫三嗪 卡马西平 奥卡西平	左乙拉西坦 托吡酯 丙戊酸 拉莫三嗪 氯巴占 *		
特发性全面性癫痫	丙戊酸 拉莫三嗪	左乙拉西坦 丙戊酸 拉莫三嗪 托吡酯	氯硝西泮 唑尼沙胺 氯巴占 *	卡马西平 奥卡西平 苯妥英钠 加巴喷丁 普瑞巴林 替加宾 * 氨己烯酸 *

续表

癫痫综合征	一线药物	添加药物	可以考虑的药物	可能加重发作的药物
儿童良性癫痫伴中央颞区棘波、Panayiotopoulos 综合征或晚发性儿童枕叶癫痫（Gastaut 型）	卡马西平 奥卡西平 左乙拉西坦 丙戊酸 拉莫三嗪	卡马西平 奥卡西平 左乙拉西坦 丙戊酸 拉莫三嗪 托吡酯 加巴喷丁 氯巴占 *	苯巴比妥 苯妥英钠 唑尼沙胺 普瑞巴林 替加宾 * 氨己烯酸 * 艾司利卡西平 * 拉科酰胺 *	
West 综合征（婴儿痉挛症）	类固醇 氨己烯酸 *	托吡酯 内戊酸 氯硝西泮 拉莫三嗪		
Lennox-Gastaut 综合征	丙戊酸	拉莫三嗪	托吡酯 左乙拉西坦 卢菲酰胺 * 非尔氨酯 *	卡马西平 奥卡西平 加巴喷丁 普瑞巴林 替加宾 * 氨己烯酸 *
Dravet 综合征	丙戊酸 托吡酯	氯巴占 * 司替戊醇 * 左乙拉西坦 氯硝西泮		卡马西平 奥卡西平 加巴喷丁 拉莫三嗪 苯妥英钠 普瑞巴林 替加宾 * 氨己烯酸 *
癫痫性脑病伴慢波睡眠期持续棘慢波	丙戊酸 氯硝西泮 类固醇	左乙拉西坦 拉莫三嗪 托吡酯		卡马西平 奥卡西平

续表

癫痫综合征	一线药物	添加药物	可以考虑的药物	可能加重发作的药物
Landa-Kleffner 综合征	丙戊酸、氯硝西泮类固醇	左乙拉西坦拉莫三嗪托吡酯		卡马西平奥卡西平
肌阵挛 - 失张力癫痫	丙戊酸托吡酯氯硝西泮氯巴占 *	拉莫三嗪左乙拉西坦		卡马西平奥卡西平苯妥英钠加巴喷丁普瑞巴林替加宾 *氨己烯酸 *

注：*：国内无此药物。

（2）开始药物治疗的原则

1）当癫痫诊断明确时应开始抗癫痫药治疗，除非一些特殊情况需与患者或监护人进行讨论并达成一致。

①抗癫痫药治疗的起始决定需要与患者或其监护人进行充分的讨论，衡量风险和收益后决定，讨论时要考虑到癫痫综合征、预后。

②通常情况下，第二次癫痫发作后推荐开始抗癫痫药治疗。

③以下情况抗癫痫药治疗在第一次无诱因发作后开始，并与患者或监护人进行商议。

a. 患者有神经缺陷症状；

b. 脑电图提示明确的痫样放电；

c. 患者或监护人认为不能承受再发一次的风险；

d. 脑影像显示结构损害。

2）应尽可能依据癫痫综合征类型选择抗癫痫药物，如果癫痫综合征诊断不明确，应根据癫痫发作类做出决定。

（3）停药原则：癫痫患者在经过抗癫痫药物治疗后，有60%～70%可以实现无发作。通常情况下，癫痫患者如果持续无发作2年以上，即存在减、停药的可能性，但是是否减、停药及如何减、停药，还需要综合考虑患者的癫痫类型（病因、发作/综合征分类）、既往治疗反应以及患者个人情况，仔细评估停药复发风险，确定减、停药复发风险较低时，且与患者或者其监护人充分沟通减药与继续服药的风险/效益比之后，可考虑开始逐渐减停抗癫痫药物。撤停药物时的注意事项如下：

1）减药前须复查脑电图，停药前最好再次复查脑电图。多数癫痫综合征需要脑电图全完无癫痫样放电考虑减停药物，而且减药过程中需要定期（每3～6个月）复查长程脑电图，如果撤停药过程中再次出现癫痫样放电，需要停止减量。

2）少数明确年龄相关性癫痫综合征（如BECT），超过患病年龄，并不完全要求撤停药前复查脑电图正常。存在脑结构性异常者或一些特殊综合征（如JME等）应当延长到3～5年无发作。

3）单药治疗时减药过程应当不少于6个月；多药治疗时每种抗癫痫药物减停时间不少于3个月，一次只撤停一种药。

4）在撤停苯二氮䓬类药物与巴比妥药物时，可能出现的药物撤停相关性综合征和（或）再次出现癫痫发作，撤停时间应当不低于6个月。

5）如撤药过程中再次出现癫痫发作，应当将药物返回至减量前一次的剂量并给予医疗建议。

6）停药后短期内出现癫痫复发，应恢复既往药物治疗并随访；在停药1年后出现有诱因的发作可以观察，注意避免诱发因素，可以暂不应用抗癫痫药物；如有每年2次以上的发作，应再次评估确定治疗方案。

3. 癫痫发作即刻处理原则

（1）明确癫痫发作的诊断。

（2）严密观察：观察意识、瞳孔及生命体征变化，注意记录癫痫发作的具体症状学表现，如头是否向一侧偏斜等。

（3）注意保护，防止意外伤害：如为继发全身强直、阵挛或强直-阵挛发作，癫痫样发作过程中应保持头部向一侧偏斜，维持呼吸道通畅，避免窒息及误吸，避免舌咬伤，给予氧气吸入，同时注意不要过度用力按压患者，以免造成骨折；如果为复杂部分性发作的患者要注意其无意识行走和活动中造成对自身或周围人员的伤害。

（4）积极寻找原因：要询问患者及家属是否按时服药，有无诱发因素，必要时检查血常规、血糖，电解质及肝、肾功能、抗癫痫药物浓度等，如有条件可进行脑电图同步记录。如发作持续时间超过 5 分钟按"癫痫持续状态"处理。

（周　东　李劲梅　吴欣桐）

第二节　癫痫持续状态

一、案例分析

【主诉】赵某，女，28 岁，主因"反复发作性四肢抽搐 3 年，加重伴意识不清 2 天"就诊。

【提示】对癫痫持续状态进行临床拟诊时，通常先根据典型发作症状得出初步诊断，再做相应的辅助检查加以验证，使其起到支持或排除初步诊断的佐证作用，及时修正或完善诊断。病史和体征是诊断资料的主要来源，也是临床思维导向的主要依据，因此应夯实询问病史和体格检查的基本功。癫痫持续状态（status epilepticus，SE）或称癫痫状态，是癫痫连续发作之间意识未完全恢复又频繁再发，或发作持续 30 分钟以上不能自行停止。

安装"医大帮"app　　直通本章更新内容

（一）病史采集

【病史询问思路】（表 2-2-1）

表 2-2-1　病史询问思路

1. 反复发作性起病，通常要求不低于 2 次发作

2. 临床表现符合痫性发作，可以表现为运动、感觉、意识、行为等不同障碍

3. 癫痫连续发作之间意识未完全恢复又频繁再发，或发作持续 30 分钟以上不能自行停止。

【现病史】反复发作性四肢抽搐 3 年，加重伴意识不清 2 天。患者于 3 年前开始反复出现发作性意识丧失、倒地、牙关紧闭、口唇发绀、双眼向上凝视、四肢强直抽搐，偶有舌咬伤、尿失禁，每次发作 2～3 分钟后自行停止。发作后，患者嗜睡，约数十分钟能恢复，并诉头痛。感冒或劳累后发作稍频繁。曾诊断为"原发性癫

痛"，一直口服利必通50 mg（早）和75 mg（晚）治疗。数月发作一次。半月前患者自行停药。2天前，患者突发类似发作，发作数次频繁，每次持续2～10分钟不等，发作间歇期意识不能恢复，处于浅昏迷状态。

【既往史】患者既往史、家族史、出生史无特殊。

（二）体格检查

【提示】体格检查既要注意了解患者的一般情况，更需注重神经系统专科检查，力求通过体征寻找患者出现意识障碍的病变定位（表2-2-2）。

表2-2-2　体格检查重点

1. 生命体征
2. 神经科查体：发作间期仍有意识障碍
3. 发作期无明显肢体抽搐，但仍然有肉眼不易辨认的微小发作

【本例体格检查结果】血压138/85 mmHg，心率98次/分，呼吸28次/分，体温37.5℃。双肺听诊呼吸音清，未闻及干、湿啰音；心律齐，各瓣膜听诊区未闻及病理性杂音；腹软，无压痛、无反跳痛及肌紧张。双下肢无水肿。神经系统查体：浅昏迷，压眶有反应，查体不配合，双瞳等大等圆，直径约4 mm，双侧瞳孔对光反射稍迟钝；双侧肢体可见自发活动，痛刺激有躲避反应，四肢腱反射活跃；病理征阴性；脑膜刺激征阴性。

（三）辅助检查

【辅助检查项目】

（1）常规脑电图和（或）视频录像脑电监测（有条件医院可做）：脑电图检查发现发作间期异常放电，对癫痫诊断有较强提示作用，发作间期正常脑电图表现不能排除癫痫。发作期发现与临床表现有明显关联的痫性放电能支持癫痫诊断。

（2）影像学检查（脑CT、MRI）等能够确定脑部结构异常或病变，有助于癫痫持续状态的病因诊断。

（3）其他检查：血液常规、血液生化及电解质、甲状腺功能，毒物检测、心电图检查等，必要时查脑脊液，以寻找病因诊断。

【本例辅助检查结果】急诊行头颅CT：无明显异常。

（四）诊断

【本例诊断分析】

（1）目前认为惊厥性癫痫持续状态应早期诊断早期治疗，惊厥性癫痫（early status epilepticus，ESE，早期癫痫持续状态）持续 5 分钟即应按癫痫持续状态处理。持续 30 分钟为确定的癫痫持续状态。癫痫持续状态经两种不同一线抗癫痫药物治疗 1 小时内仍未控制者为难治性癫痫持续状态。经全身麻醉后癫痫在 24 小时内仍未控制者为超级难治性癫痫持续状态。该患者既往有癫痫发作史，发作类型为全面强直阵挛发作，因自行停药出现频繁癫痫发作，持续时间 30 分钟以上，发作间歇期意识不能恢复，确定性惊厥性癫痫持续状态诊断成立。

直通本章更新内容

（2）脑电图在诊断、鉴别诊断、分类、监护、疗效判断等方面有重要价值。

（3）影像学检查（头颅 CT、MRI）等能够确定脑部结构异常或病变，有助于癫痫的进一步诊断，有时能够做出病因诊断。

（4）其他检查：血液常规、血液生化及电解质、甲状腺功能、毒物检测等，必要时查脑脊液，以寻找病因诊断。

【鉴别诊断】

1. 假性发作

患者可表现为持续性肢体抽动，持续数分钟或数小时，但无意识障碍，患者常双目紧闭，查体违拗，可伴有哭泣，深大呼吸，发作时无瞳孔散大呼吸道分泌物增多等副交感神经亢奋症状。

2. TIA 发作

常有局灶性神经功能缺失症状体征，持续数分钟到数小时（小于 24 小时）后缓解，一侧大脑中动脉或颈内动脉严重狭窄可引起对侧肢体阵发性有节律的不自主的抽动，是一侧大脑灌注不足的体征。

（五）治疗

【本例治疗方案】

1. 一般处理

稳定患者生命体征，监测呼吸道、呼吸、循环情况：保持患者的呼吸道通畅：

将患者仰卧，头转向一侧，有利于口腔中的分泌物流出；吸痰，尽可能的消除呼吸道的分泌物，以保持呼吸道的畅通。病情危重者需要进行心肺复苏，必要时进行气管插管或切开，给患者常规吸氧。同时检测患者的生命体征：如呼吸、心功能、血压、血氧饱和度、体温等，并针对性处理。

2. 建立静脉通道

若患者处于发作中，需采取保护措施避免外伤。如身体侧卧，头及背部放置枕头或棉被等防止外伤，牙关紧闭者应放置牙垫，防止舌咬伤。当患者抽搐发作的时候，切勿把物品塞入患者嘴中，如压舌板，否则可导致呼吸道梗阻或损伤。

3. 终止发作是治疗的关键

应迅速静脉给予足够剂量的抗癫痫药物。

（1）初步治疗阶段（5～20分钟）：选择三种药物中的一种，作为一线选择。

①地西泮：首选地西泮，10～20 mg静脉注射，注射速度为2～5 mg/min，并在15分钟内重复给药。

②咪达唑仑：肌内注射（患者体重＞40 kg，10 mg；体重＜40 kg，5 mg），15分钟内可重复一次给药。

③苯巴比妥：15 mg/kg单一剂量。

（2）第二治疗阶段（20～40分钟）：第二阶段治疗药物选择尚无明确证据（U级推荐）。

①丙戊酸钠：丙戊酸钠注射液推荐剂量为15～30 mg/kg，当静脉推注后，以1 mg/（kg·h）速度静脉滴注维持。

②苯巴比妥：成人静脉注射量为每次200～250 mg，注射速度＜60 mg/min。

（3）第三治疗阶段（40～60分钟）：第三治疗阶段药物选择尚无明确证据（U级推荐）。可重复二线治疗，采用麻醉剂量的咪达唑仑、苯巴比妥、丙泊酚[成人静脉注射剂量首次1.5～2.5 mg/kg，1～4 mg/（kg·h）维持]和硫喷妥钠。

4. 维持治疗

发作停止后，继续给予抗癫痫药物持续静脉滴注或泵入维持24～48小时，同时监测脑电图。①地西泮100～200 mg溶于5%的葡萄糖溶液中，在12小时内缓慢滴注。如果患者为儿童，首次应用地西泮一般不超过10 mg；另外，静脉注射地西泮控制冲动以后，可以同时给予负荷剂量的苯妥英钠或其他长效的抗癫痫药物。需要注意的是，地西泮偶尔可抑制呼吸，需停止注射，必要时加用呼吸兴奋剂。②咪达唑仑 0.2 ~ 0.6 mg /（kg·h）静脉泵入维持 24 ~ 48 小时。③丙泊酚 2 ~ 10 mg /（kg·h）静脉泵入维持 24 ~ 48 小时。④苯巴比妥，控制发作之后，可用苯巴比妥 0.1 ~ 0.2 g 进行肌内注射。

治疗期间可鼻饲抗癫痫药物，起效后逐渐停用静脉用药。可用药物：① 左乙拉西坦，起效迅速，无肝脏毒性作用，可直接给予治疗剂量 0.5 g（2 次 / 日），可根据病情加量；②托吡酯，可给予 50 mg（2 次 / 日），可根据病情加量；③ 丙戊酸，可给予 0.5 g（2 次 / 日）。

直通本章更新内容

二、疾病知识拓展

（一）定义和分类

癫痫持续状态（SE）是一组异质性疾病，包括全身性癫痫持续状态（GCSE）、局灶运动性 SE、非惊厥性 SE（NCSE）以及难治性 SE（RSE）。各型定义如下：

（1）全身性 SE：显著的全身强直性发作伴认知功能改变。

（2）局灶运动性 SE：显著的局灶性痫性发作伴认知功能改变。

（3）非惊厥性 SE

①不伴昏迷的 NCSE：脑电图表现为典型的、局灶性痫性发作的表现，并导致认知功能改变，被描述为"游荡的、意识模糊的患者"，也称为认知功能障碍性局灶性 SE；

②伴昏迷的 NCSE：也称为"轻微的 SE"，通常发生在 GCSE 或严重的急性脑损伤之后，表现为脑电图局灶性或全身性痫性发作的表现，伴有严重的认知功能障碍（比如昏迷）。

直通本章更新内容

（4）难治性 SE：采用苯二氮䓬类以及一种二线抗癫痫药物治疗后 SE 仍持续超过 1 小时。

（5）超难治性 SE：使用麻醉药物治疗后 SE 仍持续超过 24 小时，包括开始使用麻醉药物后病情控制，但药物减量后又复发的 SE。

（二）癫痫持续状态的评估

1. 详细病史

（1）既往用药史：包括 β - 内酰胺类药物、安非他酮、氯氮平、异烟肼、茶碱等。

（2）成瘾药物史：可卡因、甲基苯丙胺等。

（3）是否有戒断：酒精、苯二氮䓬类药物、巴比妥类药物。

（4）脑损伤情况：卒中、感染、肿瘤、创伤性脑损伤。

2. 实验室检查

（1）血常规：如有白细胞增多提示感染。

（2）代谢筛查：低钠血症、低钙血症、高钙血症、低镁血症、高血糖 / 低血糖、肾衰竭、肝衰竭。

（3）抗癫痫药物浓度：苯妥英、丙戊酸、卡马西平、苯巴比妥。

（4）尿毒物筛查：明确是否有成瘾药物。

3. 影像学检查

（1）增强头颅 CT：是否存在明显的结构性异常。

（2）头颅 MRI：病情平稳后，为明确 CT 无法解释的异常时可行 MRI 检查，包括脑炎、脓肿、缺血性卒中和肿瘤。

4. 脑电图

脑电图并不是必需的首选检查，如患者 SE 发作后存在持续意识状态改变或者存在暴发抑制的情况时需要进行检查。

5. 脑脊液检查

如怀疑存在细菌性脑膜炎或单纯疱疹病毒新生脑炎时要尽早进行。对于持续存在不能解释的 SE，需要进行脑脊液检查以筛查不典型感染以及是否存在炎症的证据（包括寡克隆区带和 IgG 指数）。

6. 其他实验室检查

HIV、自身免疫性抗体（如 NMDA 抗体、VGKC 抗体检测等）、血浆 / 脑脊液肿瘤标志物筛查。

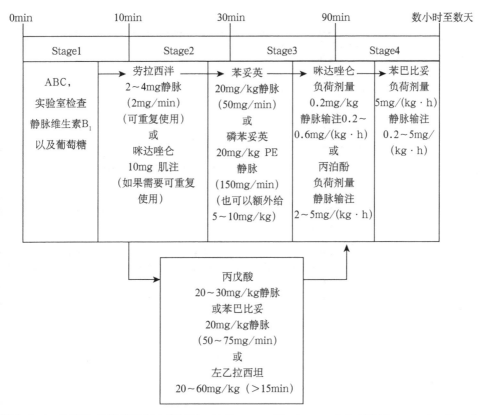

图 2-2-1　GCSE 的治疗流程（来源于：Betjemann JP, Lowenstein DH.Status epilepticus in adults.Lancet Neurol，2015，14（6）：615-624.）

（三）治疗策略

（1）GCSE 的治疗：GCSE 的首要治疗是平稳生命体征以及呼吸道管理，其次是使用苯二氮䓬类药物。其治疗流程（图 2-2-1、图 2-2-2）。

（2）局灶运动性 SE 和 NCSE 的治疗：评估这两种类型 SE 的研究相对较少。首先也应该着重于早期终止显性发作，与 GCSE 治疗流程类似，开始使用 1 ～ 2 次苯二氮䓬类药物。如发作持续，下一步则使用一种二线抗癫痫药物。

（3）难治性 SE 的治疗：首要任务就是要迅速终止发作，可选用下列药物。

①异戊巴比妥：异戊巴比妥是治疗难治性癫痫状态的标准疗法，几乎都有效。成人每次 0.25 ～ 0.5 g；1 ～ 4 岁的儿童 0.1 g/ 次；大于 4 岁的儿童每次 0.2 g，用注射用水稀释后缓慢静脉注射（每分钟不超过 100 mg）。低血压、呼吸抑制、复苏延迟是其主要的不良反应，因而在使用中往往需行气管插管，机械通气来保证生命体征的

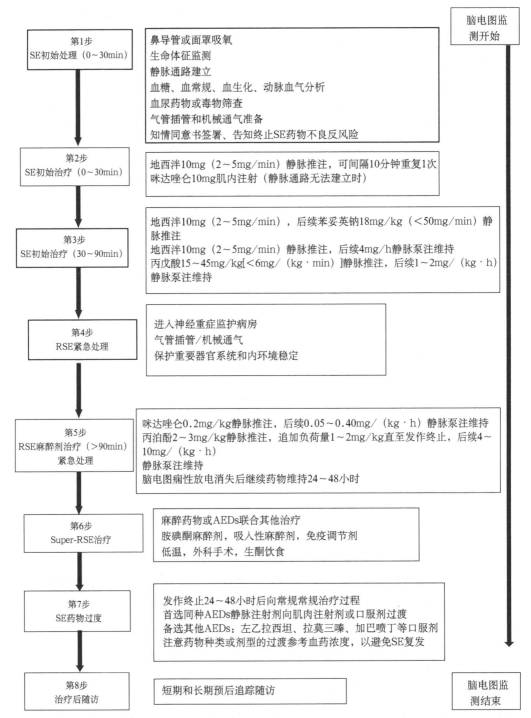

图 2-2-2　惊厥性癫痫持续状态诊治流程（来源：中华医学会神经病学分会神经重症协作组 . 惊厥性

癫痫持续状态监护与治疗（成人）中国专家共识 . 中华神经科杂志，2014，47（9）：661-666）

稳定。

②咪达唑仑：由于其起效快（1～5分钟出现药理学效应，5～15分钟出现抗癫痫作用），使用方便，对血压和呼吸的抑制作用比传统药物小，近年来，广泛用于替代异戊巴比妥并成为治疗难治性癫痫状态标准疗法的趋势。常用剂量为首剂静脉注射0.1～0.2 mg/kg，然后按 0.06～0.60 mg/（kg·h）静脉滴注维持。新生儿可按0.1～0.4 mg/（kg·h）持续静脉滴注。

③丙泊酚：是一种非巴比妥类的短效静脉用麻醉剂，能明显增强 GABA 能神经递质的释放，可在几秒钟内终止癫痫发作和脑电图上的痫性放电，平均起效时间为 2.6 分钟。建议剂量 1～2 mg/kg 静脉注射，继之以 2～10 mg/（kg·h）持续静脉滴注维持。控制发作所需的血药浓度为 2.5μg/ml，突然停用可使发作加重，逐渐减量则不出现癫痫发作的反跳。丙泊酚可能的不良反应包括诱导癫痫发作，但并不常见，且在低于推荐剂量时出现。还可出现其他中枢神经系统的兴奋症状，如肌强直、角弓反张、舞蹈手足徐动症。儿童静脉注射推荐剂量的丙泊酚超过 24 小时，可能出现横纹肌溶解、难治性低氧血症、酸中毒、心力衰竭等不良反应。咪达唑仑和丙泊酚在使用前也要进行气管插管，机械呼吸和进行血动力学监测。

④利多卡因：对苯巴比妥治疗无效的新生儿癫痫状态有效，终止发作的首剂负荷剂量为 1～3 mg/kg，大多数患者发作停止后仍需静脉维持给药。虽在控制癫痫发作的 1.5～2.0 mg/kg 范围内很少有毒副反应发生，但在应用利多卡因的过程中仍应注意其常见的不良反应：烦躁、谵妄、精神异常、心律失常及过敏反应。

⑤其他：对难以控制的癫痫状态也可选用氯氨酮、硫喷妥钠等进行治疗。

（周　　东　　李劲梅　　吴欣桐）

第三章　运动障碍疾病

第一节　帕金森病

一、案例分析

【主诉】王某，男，65岁，主因"行动缓慢2年，加重1月"入院。

【提示】根据详尽的病史和完整的神经系统体格检查拟诊为帕金森病（PD）。病史包括运动迟缓、强直、静止性震颤和（或）姿势平衡障碍的运动症状；也可能出现其他非运动症状，例如嗅觉障碍、精神症状、自主神经功能障碍、睡眠障碍和肢体疼痛等。病史中应排除特殊服药史和毒物接触史。完整的神经系统检查为病史提供客观支持证据。尚无可以确诊帕金森病的特异检查。

安装"医大帮"app

直通本章更新内容

（一）病史采集

【病史询问思路】（表3-1-1）

表3-1-1　病史询问思路

1. 发病年龄、病程进展速度：多中老年隐袭起病，缓慢进展，进行性加重

2. 起始症状、是否对称起病、受累肢体进展顺序

3. 运动症状：静止性震颤、肌强直、运动迟缓等

4. 非运动症状：嗅觉异常、睡眠障碍、自主神经功能障碍、精神障碍等

5. 既往有无特殊服药史：多巴胺拮抗或耗竭剂服用史等

6. 既往有无脑卒中、脑外伤史

续表

7. 有无毒物接触史：如长期接触杀虫剂或除草剂接触史等

8. 有无类似症状的家族史：特别是青年发病患者

9. 其他因素：吸烟、饮酒、喝咖啡

【现病史】患者2年前无明显诱因出现右手抖，安静状态下明显，拿东西时稍减轻，写字越来越小。逐渐出现走路慢，步距小，走路往前冲，越走越快，停不下来，无跌倒；动作慢，特别是翻身、起床、起坐、转身、洗漱等动作均慢，但可自行完成；同时出现右手抖，安静状态下明显，拿东西时稍减轻，写字越来越小。曾就诊于当地医院诊断为"帕金森病"，口服盐酸司来吉兰 5 mg[2 次/日（早、午）]后上述症状有所缓解，于 1.5 年前开始口服普拉克索且缓慢加量从 0.125 mg（3 次/日），加至 0.25 mg。1 月前自觉行动缓慢症状加重，控制不满意，同时出现右腿不自主抖动，为进一步诊治入院。自发病来，发现嗅觉减退，间断头晕，夜间常有流口水，精神状态尚可，饮食可，白天思睡，夜间睡眠常有大声喊叫、双足痉挛，便秘多年，小便正常。

【既往史】高血压病史 5 年，自服苯磺酸氨氯地平片 5 mg（1 次/日），血压控制可；否认糖尿病、冠心病史。无类似家族史。

（二）体格检查

【提示】体格检查既要注意了解患者的一般情况，更需注重神经系统专科检查，力求通过体征寻找患者出现行动缓慢等病变定位，为确诊帕金森病提供证据（表 3-1-2）。

表 3-1-2　体格检查重点

1. 生命体征、认知检查

2. 步态检查、后拉试验

3. 面部表情、语音语调、眼球运动

4. 不自主运动：如震颤

5. 肌张力检查、轮替试验

6. 反射：腱反射、病理反射

7. 自主神经系统检查：立卧位血压等

【本例体格检查结果】卧位血压 135/70 mmHg，立位血压 90/55 mmHg，心率 80 次 / 分，心肺腹查体正常；神经科查体：神志清楚，查体合作，双侧瞳孔等大等圆，直径 3 mm，对光反应灵敏，无复视及眼震，眼球各向活动不受限，面部表情少，额纹及双侧鼻唇沟对称，构音欠清，伸舌居中；四肢肌力 5 级，肌张力颈项增高，右侧肢体呈齿轮样增高，左侧肌张力稍高；右手可见静止性震颤，双手轮替差，感觉未见明显异常，后拉试验（±）；站立时前倾前屈体位，起步缓慢，右腿呈拖拽步态，行走时右上肢伴随动作近于消失；双侧腱反射对称（++），病理征（-）；MMSE 为 28 分（文化程度：中专）。

（三）辅助检查

1. 实验室检查

【提示】帕金森病患者的血、尿、便及脑脊液常规检查均无异常，脑脊液中的高香草酸（HVA）含量可以降低。

【实验室检查项目】（表 3-1-3）

表 3-1-3　实验室检查项目

1. 血、尿、便常规
2. 红细胞沉降率、C 反应蛋白
3. 血生化
4. 凝血象 +D- 二聚体
5. 甲状腺功能
6. 血同型半胱氨酸
7. 叶酸、维生素 B_{12} 血浓度
8. 脑脊液检查

【本例实验室检查结果】血常规、尿常规、粪常规 + 隐血试验、凝血象、红细胞沉降率、C 反应蛋白、糖化血红蛋白、血同型半胱氨酸、甲状腺功能测定及血生化各指标均未见明显异常。

2. 影像学及其他检查

【提示】多数帕金森病患者的头颅 CT、MRI 影像正常。

【临床常用检查方法分析】

（1）功能影像学：PET 或单光子发射计算机断层成像术（SPECT）检查有重要的辅助诊断价值。^{18}F-dopa PET 显像可显示多巴胺递质合成明显减少；^{11}C-CFT 或 ^{99m}Tc-TRODAT-1 PET/SPECT 显像可显示多巴胺转运体（DAT）功能显著降低，在疾病早期甚至亚临床即显示降低；^{11}C-Raclopride PET 显像可显示 D_2 多巴胺受体功能在早期为失神经超敏，后期为低敏。

（2）嗅觉测试：可以自制气味粗测，如麻油、花香等；嗅棒测试可发现早期患者的嗅觉减退。

（3）黑质超声检查：经颅超声可通过耳前的颞骨窗探测黑质回声，可以发现大多数 PD 患者的黑质回声增强。

（4）心脏交感神经检查：心脏 ^{123}I-间碘苄胺（MIBG）闪烁照相术可显示心脏交感神经元的功能，PD 患者的心脏 MIBG 摄取量减少。

【本例影像学检查结果】

（1）头颅 CT 示多发腔隙性脑梗死。

（2）颈动脉 B 超示双颈动脉硬化改变伴硬化斑块形成。

（3）经颅多普勒检查示右大脑中动脉血流速度增快。

（四）诊断

【提示】帕金森病是一种常见于中老年的神经系统变性疾病，临床上以静止性震颤、运动迟缓、肌强直和姿势平衡障碍为主要特征。发病机制是由遗传、环境、神经系统老化等多因素交互作用。由于缺乏特异性诊断指标，详尽的病史和完整的神经系统体格检查是诊断帕金森病的关键因素。同时病史中应排除可以引起帕金森症状的特殊服药史和毒物接触史。尚无确诊帕金森病的特异检查。

直通本章更新内容

【本例诊断分析】

1. 病史

中老年隐袭起病，缓慢进展，病因不明，多数在 40～69 岁发病。本例患者 65 岁发病，进行性加重，病史中无脑炎、中毒、脑血管病、颅脑外伤及服用导致锥体外系症状药物史等。

2. 临床表现

（1）震颤：早期表现为静止性震颤，震颤频率为 4 ～ 6Hz，多从一侧上肢的远端（手指）开始，常为规律性的手指屈曲和拇指对掌动作，呈所谓"搓丸样动作"，逐渐发展到同侧下肢与对侧上、下肢体，呈 N 字形进展，随意运动时减弱或消失，疲劳、紧张及情绪激动时震颤加剧，睡眠时停止。努力控制可暂时抑制震颤，但持续时间较短，过后震颤反而加重。到晚期随意运动时震颤也不减弱或消失，而演变为经常性震颤，影响日常生活。少数患者可不出现震颤，部分患者可合并轻度姿势性震颤。本例患者首先出现右手震颤，安静状态下明显，1 年多后右腿也开始出现震颤，符合帕金森病的静止性震颤。

（2）肌强直：由于协同肌与拮抗肌的肌张力均增高，出现伸、屈肌张力都增高，受累肢体运动缓慢，在关节做被动运动时，有均匀的阻力，呈"铅管样强直"。若合并有震颤时，被动伸屈关节时在均匀阻力上出现断续停顿的"齿轮样强直"。头颈部、躯干及四肢肌肉均可受累，出现帕金森病特殊姿势：全身呈前倾屈曲体态，头颈部前倾，躯干俯屈、肘关节屈曲。腕关节伸直呈"路标现象"（嘱患者双肘搁于桌上，使前臂与桌面成垂直位置，两臂及腕部肌肉尽量放松。正常人此时腕关节与前臂约成 90° 屈曲，但帕金森病患者由于腕关节伸肌强直，或多或少仍保持伸直位置，好像道旁竖立的路标，故称"路标现象"），前臂内收，髋及膝关节略为弯曲。肌强直严重者可引起肢体的疼痛，称为痛性痉挛。本例患者站立时呈前倾前屈体位，夜间睡觉有双足痉挛，查体四肢肌张力增高，右侧更显著且呈齿轮样增高，颈项肌张力增高，符合肌强直表现。

（3）运动迟缓：是帕金森病必有的症状。出现随意运动幅度变小、动作缓慢、显得笨拙。手指精细动作障碍，书写字迹弯弯曲曲，越写越小呈"写字过小征"；系鞋带、解纽扣、持筷夹物等精细动作不能顺利进行；面肌运动减少致表情缺乏，眼球凝视，眼球运动不协调，眨眼少，呈面具脸。由于口、舌、腭及咽部肌肉运动障碍，自动的吞咽唾液动作消失，使唾液难以咽下，可致大量流涎。病情严重时可有吞咽困难、饮水呛咳，构音含糊不清、音量降低、语言单调、平坦而无韵律，有时有加速倾向，呈暴发性语言。本例患者面部表情减少，夜间睡眠口水增多，动作慢，特别是翻身、起床、起坐、转身、洗漱等动作均慢，行走时右上肢伴随动作近于消失，写字越来越小，是运动迟缓的表现。

（4）姿势平衡障碍：帕金森病有特殊姿势：全身呈前倾屈曲体态，头颈部前倾，躯干俯屈，前臂内收，肘关节屈曲，髋及膝关节略为度曲。行走时缺乏上肢前后摆动等联合动作及姿势反射减少直至丧失，容易跌倒。步态障碍早期表现为一侧下肢拖曳，逐渐发展为起步困难，想迈步但迈不开，双足似黏在地面上一般，称为"冻结步态"，一旦迈步后，即以极小步伐（小碎步）向前冲去，越走越快，不能及时转弯或停步，呈现慌张步态，一旦停步，会再次出现起步困难。本例患者走路慢，小步，右腿呈拖拽步态。后拉试验（±），提示平衡能力下降。

（5）非运动症状

①自主神经功能障碍：顽固性便秘；尿频、排尿不畅、尿失禁，阳痿；体位性低血压；唾液分泌增多；汗液分泌增多或减少；头面部皮脂分泌增多呈"油脂面容"，伴有脂溢性皮炎倾向。

②精神障碍：多数表现出无欲和迟钝的精神状态，近半数患者抑郁，常伴有焦虑。有15%～30%的患者逐渐发生认知障碍乃至发生痴呆，以及幻觉。

③睡眠障碍：失眠、白天睡眠过多、快速眼动期睡眠行为障碍（rapid eye movement sleep behavior disorder，RBD），有些可伴有不宁腿综合征（restless leg syndrome，RLS）。

④感觉障碍：早期出现嗅觉减退，常会有肢体麻木、疼痛。

本例患者在病程中出现了嗅觉减退，夜间常有流口水，白天思睡，夜间睡眠常有大声喊叫，便秘、立卧位血压差异等符直立位性低血压等，考虑为帕金森病的非运动症状。虽有多发性腔隙性脑梗死，但疾病呈缓慢进展，与脑梗死的发病进程不符。

综上，结合本例患者病史、临床表现及体格检查，诊断原发性帕金森病可能性大。

【鉴别诊断】主要需要与以下疾病进行鉴别：

1.继发性帕金森综合征

帕金森症状是由明确的病因引起，如感染、药物、中毒、脑动脉硬化、外伤等，相关的病史结合不同疾病的临床特征是鉴别诊断的关键。多种药物均可引起药物性帕金森综合征，如镇静药物、抗精神病药物、氟桂利嗪、甲氧氯普胺等，一般是可逆的。老年人基底节区多发性腔隙性梗死可引起血管性帕金森综合征，患者有高血压、动脉硬化及卒中史，症状对称，步态障碍较明显，震颤少见，常伴锥体束征。

2. 帕金森叠加综合征

许多神经变性疾病具有帕金森综合征表现。这些神经变性疾病各有其特点，有些具遗传性，有些为散发性，除程度不一的帕金森症表现外，还有其他征象，如不自主运动、垂直性眼球凝视障碍（见于进行性核上性麻痹）、直立性低血压（与抗帕金森病药物无关）和（或）小脑性共济失调（多系统萎缩）、角膜色素环（肝豆状核变性）、皮质复合感觉缺失和锥体束征（皮质基底节变性）。另外，这些疾病所伴发的帕金森症状，常以强直、少动为主，静止性震颤很少见，常以双侧对称性起病（除皮质基底节变性外），对左旋多巴治疗不敏感。

3. 其他

PD 早期患者尚需鉴别下列疾病：临床较常见的原发性震颤，1/3 有家族史，各年龄段均可发病，姿势性或动作性震颤为唯一表现，无肌强直和运动迟缓，饮酒或用普萘洛尔后震颤可显著减轻。抑郁症可伴有表情贫乏、言语单调、随意运动减少，但无肌强直和震颤，抗抑郁剂治疗有效。早期帕金森病症状限于一侧肢体，患者常主诉一侧肢体无力或不灵活，若无震颤，易误诊为脑血管病或颈椎病，仔细体检易于鉴别。

（五）治疗

【提示】应该对帕金森病的运动症状和非运动症状采取全面综合治疗。包括药物治疗、手术治疗、运动疗法、心理疏导及照料护理等，药物治疗是首选，所有治疗方法只能改善患者症状，并不能阻止病情的发展，更无法治愈。

【本例治疗方案】

1. 运动症状治疗

患者 63 岁发病，行动迟缓为主伴轻度震颤，临床确诊帕金森病，属晚发型。但考虑患者年龄不大，无智能减退，早期症状属轻度，故选择单胺氧化酶 B 型（MAO-B）抑制剂——盐酸司来吉兰 5 mg [2 次 / 日（早、午）]，行动迟缓等症状有所改善。半年后由于症状有所加重，开始加用多巴胺（DA）受体激动剂——普拉克索，从小量 0.125 mg（3 次 / 日）开始，逐渐加量，一周后至 0.25 mg（3 次 / 日，口服），症状控制满意。上述方法服用 1 年后，自觉行动迟缓等症状有所加重，同时出现右腿不自主抖动。入院经神经科专科查体后行量表评测结果：MMSE 为 28 分（文化程度中专）；修订的 Hoehn-Yahr 分级：2.5 期；Webster 评分为 14 分。入院后除继续服用盐酸司来吉兰 5 mg[2 次 / 日（早、午）]、普克拉索 0.25 mg（3 次 / 日）外，开始加用多巴丝肼 62.5 mg[2 次 / 日（餐前 1 小时服用）]，并逐渐加量，当多巴丝肼加至 125 mg（3 次 / 日）后，患者自觉震颤及行动缓慢明显改善，症状控制满意。

2. 非运动症状治疗

因患者间断头晕，尤其由卧位到站立位时明显，测量卧位血压 135/70 mmHg，立位血压 90/55 mmHg，体位改变时收缩压下降 > 30 mmHg，诊断直立性低血压明确，考虑与药物有关。嘱患者适度增加每日盐和水的摄入量，睡眠时抬高头位，尽量不要平躺，缓慢改变体位，并穿弹力袜，患者头晕症状明显改善。因便秘，每日服用乳果糖口服液 15 ml，早晚各一次，并加用胃肠动力药多潘立酮 10 mg，每日三餐前服用，便秘得到改善。夜间睡眠差，双足痉挛疼痛，睡前加用氯硝西泮 0.5 mg，自觉夜间双足不适感及夜间睡眠质量有所改善，白天思睡情况减少。

直通本章更新内容

二、疾病知识拓展

（一）帕金森病的常用临床分级

1. 修订的 Hoehn-Yahr 分级（表 3-1-4）

表 3-1-4　修订的 Hoehn-Yahr 分级

0 期：无症状

1.0 期：单侧患病

1.5 期：单侧患病，并影响到躯干中轴的肌肉，或另一侧躯体可疑受累

2.0 期：双侧患病，未损害平衡

2.5 期：轻度双侧患病，姿势反射稍差，但是能自己纠正

3.0 期：双侧患病，有姿势平衡障碍，后拉试验阳性

4.0 期：严重残疾，仍可独自站立或行走

5.0 期：不能起床，或生活在轮椅上

注：处于 0 ～ 2 级范围的患者可以被称为轻度发病；处于 3 级的患者可以被称为中度发病；4 级和 5 级的患者属于疾病的晚期。有些患者处于相邻两个级别之间的模糊阶段，很难确切划分。

2. 改良 Webster 10 项评分法

本方法是将帕金森病的常见症状分为 10 项，包括上肢运动障碍、面部表情、起坐障碍、言语、步态、上肢伴随动作、震颤、生活自理能力、肌强直、姿势。每项根据程度又分为轻、中、重三级，最后将得分相加。评分越高，表明患者的病情越重（具体方法见表 3-1-5）。

表 3-1-5　改良 Webster 10 项评分法

（1）上肢运动障碍

0：无

1：做精细活动有困难

2：各种活动明显困难

3：动作严重减慢不能书写及做精细活动

（2）肌强直

0：无

1：颈部肌肉出现，肢体不明显

2：颈部肌肉中度强直，药物可以缓解

3：颈部、肢体肌肉重度强直，药物不能缓解

（3）姿势

0：正常

1：头部前倾达 12 cm

2：头部前倾超过 15 cm

3：头部前倾，肢体显著屈曲

（4）上肢伴随动作

0：正常

1：一侧动作减少

2：一侧不摆动

3：双侧不摆动

（5）步态

0：良好

1：步距轻度减小，但转弯不费力

2：步距小，转弯费力

3：步距极小，转弯缓慢

（6）震颤

0：无

1：幅度小于 2.5 cm

2：明显，幅度达 9.8 cm，可以控制

3：幅度大于 9.8 cm，影响生活自理

（7）起坐障碍

0：无

1：轻度困难

2：中度困难，但不需要帮助

3：需要帮助

（8）言语

0：清晰

1：轻度嘶哑

2：中度嘶哑伴口吃

3：显著嘶哑无力

（9）面部表情

0：正常

1：轻度刻板

2：中度刻板，伴有流涎

3：面具脸

（10）生活自理能力

0：完全自理

1：一般事务能处理，能坚持工作

2：动作减慢，某些活动需要照顾

3：基本丧失生活自理能力，需要照顾

注：以上 10 项得分相加，总分在 1 ～ l0 分为轻度；11 ～ 20 分为中度；21 ～ 30 分为重度。

3. 统一帕金森病评定量表

统一帕金森病评定量表（unified parkinson's disease rating scale，UPDRS）是一个纵向描述帕金森病过程的分级工具。它共 42 项，分为四个部分：①精神、行为和情绪；②日常生活活动；③运动；④治疗并发症（具体项目略）。

（二）中国帕金森病的诊断标准（2016 版）

为了更好地规范我国临床医师对帕金森病的诊断和鉴别诊断，在英国脑库帕金森病临床诊断标准的基础上，参考了国际运动障碍学会（MDS）在 2015 年推出帕金森病临床诊断新标准。结合我国的实际，对我国 2006 年版的帕金森病诊断标准进行了更新。

1. 帕金森综合征的诊断标准

帕金森综合征诊断的确立是诊断帕金森病的先决条件。诊断帕金森综合征基于 3 个核心运动症状，即必备运动迟缓、至少存在静止性震颤和肌强直 2 项症状的 1 项。上述症状必须是显而易见的，且与其他干扰因素无关。对所有核心运动症状的检查必须按照 UPDRS 中所描述的方法进行。值得注意的是 MDS-UPDRS 仅能作为评估病情的手段，不能单纯地通过该量表中各项的分值来界定帕金森综合征。

2. 帕金森病的诊断

一旦患者被明确诊断存在帕金森综合征表现，可按照以下标准进行临床诊断（图 3-1-1）。

（1）临床确诊的帕金森病。需要具备：①不存在绝对排除标准；②至少存在 2 条支持标准；③没有警示征象。

（2）临床很可能的帕金森病。需要具备：①不存在绝对排除标准；②如果出现警示征象则需要通过支持标准来抵消；如果出现 1 条警示征象，必须需要至少 1 条支持标准抵消；如果出现 2 条警示征象，必须需要至少 2 条支持标准抵消；如果出现 2 条以上警示征象，则诊断不能成立。

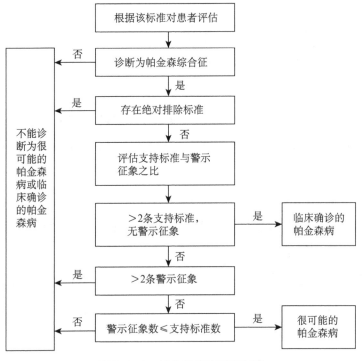

图 3-1-1　帕金森病诊断流程图

3. 支持标准、绝对排除标准和警示征象

（1）支持标准

①患者对多巴胺能药物的治疗明确且显著有效。在初始治疗期间，患者的功能可恢复或接近至正常水平。在没有明确记录的情况下，初始治疗的显著应答可定义为以下 2 种情况：A. 药物剂量增加时症状显著改善，剂量减少时症状显著加重。以上改变可通过客观评分（治疗后 UPDRS- Ⅲ 评分改善超过 30%）或主观描述（由患者或看护者提供的可靠而显著的病情改变）来确定。B. 存在明确且显著的开 / 关期症状波动，并在某种程度上包括可预测的剂末现象。

直通本章更新内容

②出现左旋多巴诱导的异动症。

③临床体检观察到单个肢体的静止性震颤（既往或本次检查）。

④辅助检测：以下辅助检测阳性有助于鉴别帕金森病与非典型性帕金森综合征：存在嗅觉减退或丧失，或头颅超声显示黑质异常高回声（> 20 mm^2），或心脏 ^{123}I- 间碘苄胺闪烁显像法显示心脏去交感神经支配。

（2）绝对排除标准出现下列任何 1 项即可排除帕金森病的诊断（但不应将有明确其他原因引起的症状算入其中，如外伤等）。

①存在明确的小脑性共济失调，或者小脑性眼动异常（持续的凝视诱发的眼震、巨大方波跳动、超节律扫视）。

②出现向下的垂直性核上性凝视麻痹，或者向下的垂直性扫视选择性减慢。

③在发病后 5 年内，患者被诊断为高度怀疑的行为变异型额颞叶痴呆或原发性进行性失语。

④发病 3 年后仍局限于下肢的帕金森样症状。

⑤多巴胺受体阻滞剂或多巴胺耗竭剂治疗诱导的帕金森综合征，其剂量和时程与药物性帕金森综合征相一致。

⑥尽管病情为中等严重程度（即根据 MDS-UPDRS，评定肌强直或运动迟缓的计分大于 2 分），但患者对高剂量（不少于 600 mg/d）左旋多巴治疗缺乏显著的治疗应答。

⑦存在明确的皮质复合感觉丧失（如在主要感觉器官完整的情况下出现皮肤书写觉和实体辨别觉损害），以及存在明确的肢体观念运动性失用或进行性失语。

⑧分子神经影像学检查突触前多巴胺能系统功能正常。

⑨存在明确可导致帕金森综合征或疑似与患者症状相关的其他疾病，或者基于全面诊断评估，由专业医师判断其可能为其他综合征，而非帕金森病。

（3）警示征象

①发病后 5 年内出现快速进展的步态障碍，以至于需要经常使用轮椅。

②运动症状或体征在发病后 5 年内或 5 年以上完全不进展，除非这种病情的稳定是与治疗相关。

③发病后 5 年内出现延髓性麻痹症状，表现为严重的发音困难、构音障碍或吞咽困难（需进食较软的食物，或通过鼻胃管、胃造瘘进食）。

④发病后 5 年内出现吸气性呼吸功能障碍，即在白天或夜间出现吸气性喘鸣或者频繁的吸气性叹息。

⑤发病后 5 年内出现严重的自主神经功能障碍，包括：A. 直立性低血压，即在站起后 3 分钟内，收缩压下降至少 30 mmHg（1 mmHg=0.133 kPa）或舒张压下降至少 20 mmHg，并排除脱水、药物或其他可能解释自主神经功能障碍的疾病；B. 发病后 5 年内出现严重的尿潴留或尿失禁（不包括女性长期存在的低容量压力性尿失禁），且

不是简单的功能性尿失禁（如不能及时如厕）。对于男性患者，尿潴留必须不是由前列腺疾病所致，且伴发勃起障碍。

⑥发病后 3 年内由于平衡障碍导致反复（＞1 次/年）跌倒。

⑦发病后 10 年内出现不成比例的颈部前倾或手足挛缩。

⑧发病后 5 年内不出现任何一种常见的非运动症状，包括嗅觉减退、睡眠障碍（睡眠维持性失眠、日间过度嗜睡、快动眼期睡眠行为障碍）、自主神经功能障碍（便秘、日间尿急、症状性直立性低血压）、精神障碍（抑郁、焦虑、幻觉）。

⑨出现其他原因不能解释的锥体束征。

⑩起病或病程中表现为双侧对称性的帕金森综合征症状，没有任何侧别优势，且客观体检亦未观察到明显的侧别性。

（三）帕金森病的治疗

1. 药物治疗

（1）用药原则：以达到有效改善症状、提高工作能力和生活质量为目标。提倡早期诊断、早期治疗。应坚持"剂量滴定"以避免产生药物的急性不良反应，力求实现"尽可能以小剂量达到满意临床效果"的用药原则，避免或降低运动并发症尤其是异动症的发生率。治疗应强调个体化特点。进行抗帕金森病药物治疗时，特别是使用左旋多巴时不能突然停药，以免发生撤药恶性综合征。

（2）治疗药物种类

1）抗胆碱能药：目前国内主要应用苯海索，剂量为 1～2 mg（3 次/日）。主要适用于伴有震颤的患者，而对无震颤的患者不推荐应用。对＜60 岁的患者，要告知长期应用本类药物可能会导致其认知功能下降，所以要定期复查认知功能，一旦发现患者的认知功能下降则应立即停用；对≥60 岁的患者最好不应用抗胆碱能药。狭角性青光眼及前列腺肥大患者禁用。

2）金刚烷胺：剂量为 50～100 mg（2～3 次/日），末次应在 16 时前服用。对少动、强直、震颤均有改善作用，并且对改善异动症有帮助。肾功能不全、癫痫、严重胃溃疡、肝病患者慎用，哺乳期妇女禁用。

3）复方左旋多巴（多巴丝肼、卡左双多巴控释片）：初始用量为 62.5～125.0 mg（2～3 次/日），根据病情而逐渐增加剂量至疗效满意和不出现不良反应的适宜剂量，维持餐前1小时或餐后1.5小时服药。以往多主张尽可能推迟应用，因为早期应用会诱发异动症；现有证据提示早期应用小剂量（≤ 400 mg/d）并不增加异动症的发生。复方左旋多巴常释剂具有起效快的特点；而控释剂具有维持时间相对长，但起效慢、生物利用度低，在使用时，尤其是两种不同剂型转换时需加以注意。活动性消化道溃疡者慎用，闭角型青光眼、精神病患者禁用。

4）多巴胺受体激动剂（DA）：DA有两种类型，麦角类和非麦角类。麦角类包括溴隐亭、培高利特等；非麦角类包括普拉克索、罗匹尼罗、吡贝地尔等。麦角类DA可导致心脏瓣膜病变和肺胸膜纤维化，因此目前已不主张使用，其中培高利特在国内已停用。目前大多推崇非麦角类DA为首选药物，尤其适用于早发型帕金森病患者的病程初期。长半衰期制剂能避免对纹状体突触后膜的多巴胺受体（DR）产生"脉冲"样刺激，从而预防或减少运动并发症的发生。激动剂均应从小剂量开始，逐渐增加剂量至获得满意疗效而不出现不良反应为止。DA的不良反应与复方左旋多巴相似，不同之处是它的症状波动和异动症发生率低，而直立性低血压、脚踝水肿和精神异常（幻觉、食欲亢进、性欲亢进等）的发生率较高。

目前国内上市多年的非麦角类DR激动剂有：A. 吡贝地尔缓释片：初始剂量为50 mg（1次/日），如产生不良反应，患者可改为25 mg（2次/日），第2周增至50 mg（2次/日），有效剂量为150 mg/d，分3次口服，最大剂量不超过250 mg/d。B. 普拉克索：有两种剂型：常释剂和缓释剂。常释剂的用法：初始剂量为0.125 mg [3次/日（个别易产生不良反应患者则为1～2次）]，每周增加0.125 mg（3次/日），一般有效剂量为0.50～0.75 mg（3次/日），最大剂量不超过4.5 mg/d。缓释剂的用法：每日的剂量与常释剂相同，但为每日1次服用。

5）单胺氧化酶B抑制剂（MAOB-I）抑制剂：主要有司来吉兰和雷沙吉兰，其中司来吉兰有常释剂和口腔黏膜崩解剂。司来吉兰（常释剂）的用法为2.5～5.0 mg [1～2次/日（早、午），勿在傍晚或晚上应用，以免引起失眠]；口腔黏膜崩解剂的吸收、作用、安全性均好于司来吉兰常释剂，用量为1.25～2.50 mg/d。雷沙吉兰的用量为1 mg（1次/日），早晨服用。胃溃疡者慎用，禁与5-羟色胺重摄取抑制剂（SSRI）合用。

6）儿茶酚-氧位-甲基转移酶抑制剂-Ⅰ（COMT-Ⅰ）：在疾病早期也可选用复方左旋多巴+COMT-Ⅰ；在疾病中晚期，应用复方左旋多巴疗效减退时可以添加恩他卡朋或托卡朋治疗而达到进一步改善症状的作用。恩他卡朋用量为每次 100～200 mg，服用次数与复方左旋多巴相同，若每日服用复方左旋多巴次数较多，也可少于复方左旋多巴次数，但需与复方左旋多巴同服，单用无效。托卡朋每次用量为100 mg（3 次 / 日），第一剂与复方左旋多巴同服，此后间隔 6 小时服用，可以单用，每日最大剂量为 600 mg。其药物不良反应有腹泻、头痛、多汗、口干、转氨酶升高、腹痛、尿色变黄等。托卡朋可能会导致肝功能损害，需严密监测肝功能，尤其在用药之后的前 3 个月。目前已上市因他卡朋双多巴片（为恩他卡朋 / 左旋多巴 / 卡比多巴复合制剂）。

（3）不同时期帕金森病的药物治疗

1）早期（Hoehn-Yahr　1～2.5 级）：一旦早期诊断，即应尽早开始治疗。药物治疗包括疾病修饰治疗药物和症状性治疗药物。疾病修饰治疗药物除了可能的疾病修饰作用外，也具有改善症状的作用；症状性治疗药物除了能够明显改善疾病症状外，部分也兼有一定的疾病修饰作用。疾病修饰治疗的目的是延缓疾病的进展。目前，临床上可能有疾病修饰作用的药物主要包括MAOB-I 和 DA 等。大剂量（1200 mg/d）辅酶 Q10 的临床试验也提示其可能具有疾病修饰的作用。首选药物应遵循用药原则（图 3-1-2）：A. 早发型患者：在不伴有智能减退的情况下，可有如下选择：a. 非麦角类 DR 激动剂；b. MAOB-I 抑制剂；c. 金刚烷胺；d. 复方左旋多巴；e. 复方左旋多巴 +COMT-I。首选药物并非按照以上顺序，需根据不同患者的具体情况和药物特

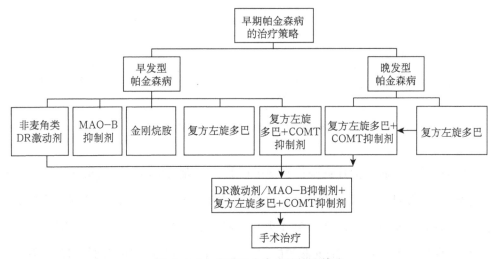

图 3-1-2　早期帕金森病的治疗策略

点而选择不同方案。B.晚发型或有伴智能减退的患者：一般首选复方左旋多巴治疗。随着症状的加重，疗效减退时可添加 DA、MAOB-Ⅰ 或 COMT-Ⅰ 治疗。尽量不应用抗胆碱能药物，尤其针对老年男性患者，因其具有较多的不良反应。

2）中晚期（Hoehn-Yahr 3 ～ 5 级）：中晚期帕金森病的临床表现极其复杂，除了疾病本身的进展，药物不良反应也参与其中。治疗既要改善运动症状，也要在保证运动能力和生活质量的情况下减轻运动并发症，改善非运动症状。

①运动并发症的治疗：运动并发症（运动波动和异动症）是帕金森病中晚期的标志性症状之一，通过调整药物种类、剂量及服药次数可以改善症状，手术治疗如脑深部电刺激术（DBS）亦有疗效。

A.症状波动的治疗（图 3-1-3）：运动波动主要包括剂末现象、开 - 关现象。

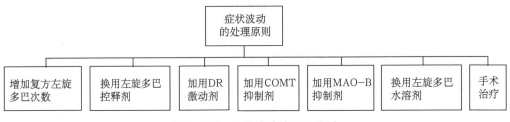

图 3-1-3 症状波动的处理原则

B.异动症的治疗（图 3-1-4）：异动症又称为运动障碍，包括剂峰异动症、双相异动症和肌张力障碍。

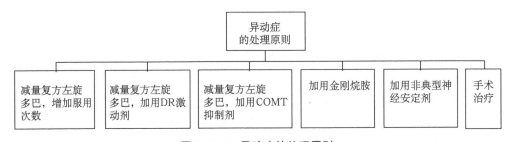

图 3-1-4 异动症的处理原则

②姿势平衡障碍的治疗：姿势平衡障碍是帕金森病患者摔跤的最常见原因，易在变换体位如转身、起身和弯腰时发生，目前缺乏有效的治疗措施，调整药物剂量或添加药物偶尔奏效。主动调整身体重心、踏步走、大步走、听口令、听音乐或拍拍子行走或跨越物体（真实的或假想的）等可能有益。必要时使用助行器甚至轮椅，

做好防护。

③非运动症状的治疗：帕金森病的非运动症状涉及许多类型，主要包括感觉障碍、精神障碍、自主神经功能障碍和睡眠障碍，需给予积极、相应的治疗。

A. 精神障碍的治疗：最常见的精神障碍包括抑郁和（或）焦虑、幻觉、认知障碍或痴呆等。首先需要甄别患者的精神障碍是由抗帕金森病药物诱发，还是由疾病本身导致。若为前者则需根据易诱发患者精神障碍的概率而依次逐减或停用，如抗帕金森病药物：抗胆碱能药、金刚烷胺、MAOB-I、DA；若采取以上措施患者的症状仍然存在，在不明显加重帕金森病运动症状的前提下，可将复方左旋多巴逐步减量。如果药物调整效果不理想，则提示患者的精神障碍可能为疾病本身导致，就要考虑对症用药。针对幻觉和妄想的治疗，推荐选用氯氮平或喹硫平，前者的作用稍强于后者，但是氯氮平会有 1%～ 2% 的概率导致粒细胞缺乏症，故需监测血细胞计数。对于抑郁和（或）焦虑的治疗，可应用选择性 SSRI，也可应用 DA，尤其是普拉克索，既可以改善运动症状，同时也可改善抑郁症状。劳拉西泮和地西泮缓解易激惹状态十分有效。针对认知障碍和痴呆的治疗，可应用胆碱酯酶抑制剂。

B. 自主神经功能障碍的治疗：最常见的自主神经功能障碍包括便秘、泌尿障碍和直立性低血压等。对于便秘，摄入足够的液体、水果、蔬菜、纤维素和乳果糖（10～ 20 g/d）或其他温和的导泻药物能改善便秘症状，如乳果糖、龙荟丸、大黄片、番泻叶等；也可加用胃蠕动药，如多潘立酮、莫沙必利等。需要停用抗胆碱能药并增加运动。对泌尿障碍中的尿频、尿急和急迫性尿失禁的治疗，可采用外周抗胆碱能药，如奥昔布宁、溴丙胺太林、托特罗定和莨菪碱等；而对逼尿肌无反射者，则给予胆碱能制剂（但需慎用，因会加重帕金森病的运动症状），若出现尿潴留，应采取间歇性清洁导尿，若由前列腺增生肥大引起，严重者必要时可行手术治疗。直立性低血压患者应增加盐和水的摄入量；睡眠时抬高头位，不要平躺；可穿弹力裤；不要快速地从卧位或坐位起立；首选 α - 肾上腺素能激动剂米多君治疗，疗效最佳；也可使用选择性外周多巴胺受体拮抗剂多潘立酮。

C. 睡眠障碍的治疗：睡眠障碍主要包括失眠、快速眼动期睡眠行为异常、白天过度嗜睡（EDS）。失眠最常见的问题是睡眠维持困难（又称睡眠破碎）。频繁觉醒可能使得震颤在浅睡眠期再次出现，或者由于白天服用的多巴胺能药物浓度在夜间已耗尽，患者夜间运动不能而导致翻身困难，或者夜尿增多。如果与夜间的帕金森病症状相关，加用左旋多巴控释剂、DA 或 COMT-I 则会有效。如果正在服用司来吉兰或金刚烷胺，尤其在傍晚服用者，首先需纠正服药时间，司来吉兰需在早晨、中午服用，金刚烷胺需在 16 点前服用；若无明显改善，则需减量甚至停药，或选用短效的镇静安眠药。对 RBD 患者可睡前给予氯硝西泮，一般 0.5 mg 就能奏效。EDS 可能与帕金森病的严重程度和认知功能减退有关，也可与抗帕金森病药物 DR 激动剂或左旋多巴应用有关。如果患者在每次服药后出现嗜睡，则提示药物过量，用药减量会有助于改善 EDS；也可予左旋多巴控释剂代替常释剂，可能会有助于避免或减轻服药后嗜睡。

D.感觉障碍的治疗：最常见的感觉障碍主要包括嗅觉减退、疼痛或麻木、不宁腿综合征。嗅觉减退在帕金森病患者中相当常见，且多发生在运动症状出现之前多年，但目前尚无明确措施能够改善嗅觉障碍。疼痛或麻木在帕金森病尤其在晚期帕金森病患者中比较常见，可以由其疾病引起，也可以是伴随骨关节病变所致，如果疼痛或麻木减轻或消失，"关期"复现，则提示由帕金森病所致，可以调整治疗以延长"开期"。反之，则由其他疾病或其他原因引起，可以选择相应的治疗措施。对伴有不宁腿缩合征的帕金森病患者，在入睡前选用 DA，如普拉克索治疗十分有效，或给予复方左旋多巴也可奏效。

2. 手术治疗

早期药物治疗显效明显，而长期治疗的疗效明显减退，或出现严重的运动波动及异动症者可考虑手术治疗。需要强调的是手术可以明显改善运动症状，但不能根治疾病，术后仍需应用药物治疗，但可相应减少剂量。手术需严格掌握其适应证，非原发性帕金森病的帕金森叠加综合征手术无效。手术对肢体震颤和（或）肌强直有较好的疗效，但对躯体性中轴症状（如姿势平衡障碍）则无明显疗效。手术方法等详见《中国帕金森病脑深部电刺激疗法专家共识》。

3. 康复与运动疗法

康复与运动疗法对帕金森病症状的改善乃至对延缓病程的进展可能都有一定的帮助。帕金森病患者多存在步态障碍、姿势平衡障碍、语言和（或）吞咽障碍等，可以根据不同的行动障碍进行相应的康复或运动训练。如健身操、太极拳、慢跑等运动；进行语言障碍训练、步态训练、姿势平衡训练等。若能每日坚持，则有助于提高患者的生活自理能力，改善运动功能，并能延长药物的有效期。

4. 心理疏导

帕金森病患者多存在抑郁等心理障碍，抑郁可以发生在帕金森病运动症状出现前也可以出现在得病之后，是影响患者生活质量的主要危险因素之一，同时也会影响抗帕金森病药物治疗的有效性。因此，对帕金森病的治疗不仅需要关注改善患者的运动症状，而且要重视改善患者的抑郁等心理障碍，予以有效的心理疏导和抗抑郁药物治疗并重，从而达到更满意的治疗效果。

5. 照料护理

对帕金森病患者除了专业性的药物治疗以外，科学的护理对维持患者的生活质量也是十分重要的。科学的护理往往对于有效控制病情、改善症状起到一定的辅助治疗作用；同时也能够有效地防止误吸或跌倒等可能意外事件的发生。

三、专家临床经验分享

帕金森病是一种隐匿起病、缓慢进展的神经变性病，临床表现为进行性加重的运动迟缓、肌强直、静止性震颤和姿势步态平衡障碍。帕金森病早期症状并不典型，明确诊断困难，当出现典型运动症状时，疾病已进展至失代偿期，对患者日常生活和工作均产生明显影响；而且帕金森病进展速度与发病时间并不呈线性关系。因此，早期诊断、及时干预，对提高疗效、改善生活质量和预后极为重要。然而，帕金森病的诊断仍以临床症状与体征、帕金森病运动功能评分量表、左旋多巴药物疗效辅助诊断。帕金森病实验室检查无特异性，头颅CT检查和MRI检查均无特异性。PET显像有一定价值，但也不能确诊。因此，对于帕金森病，仔细地询问病史、详细的神经系统检查进行准确定位诊断对正确诊断帕金森病极为重要，不能单纯依赖影像学检查。一旦诊断帕金森病，就应该早期开始治疗，应遵循王新德教授提倡的"细水长流、不求全效"的用药原则，避免或降低运动并发症尤其是异动症的发生率。帕金森病的治疗没有绝对的固定模式，因为不同患者之间的症状可能会存在区别，对治疗的敏感度也存在一定差异。不同患者对治疗的需求存在不同，同一患者在不同病情阶段对治疗的需求也不尽相同。因此，结合自己的治疗经验，体现个体化原则，以期达到更为理想的治疗效果，提高患者的生活质量。

（陈海波　武冬冬）

第二节　小舞蹈病

一、案例分析

【主诉】患儿，男，11 岁，主因"左侧肢体不自主活动 10 天"入院。

安装"医大帮"app　　直通本章更新内容

【提示】依据起病年龄、特征性舞蹈样运动、随意运动不协调、肌张力降低等症状，可伴有急性风湿热的其他表现（关节炎、扁桃体炎、心脏病、红细胞沉降率增快等），在排除其他运动障碍疾病后可以诊断。

（一）病史采集

【病史询问思路】（表 3-2-1）

表 3-2-1　病史询问思路

1. 发病年龄：儿童、青少年多见

2. 病前有无感染病史

3. 运动症状：舞蹈样动作

4. 非运动症状：情绪波动、睡眠障碍等

5. 全身情况：扁桃体、关节、心脏

6. 既往有无特殊服药史：苯妥英钠、甲氧氯普胺、阿米替林等

7. 有无类似症状的家族史：鉴别肝豆状核变性、亨廷顿舞蹈症等

【现病史】患儿 10 天前开始出现左侧上肢不自主活动，且伴发全身各大关节游走性疼痛，9 天前左下肢亦出现不自主活动，伴言语结巴，入睡后肢体不自主活动减少甚至消失，为进一步诊治入院。病前 1 周曾出现流涕、咽痛、鼻塞，无发热。自发病以来，精神状态差，易激惹，饮食睡眠可，二便如常。

【既往史】体健。

（二）体格检查

【提示】体格检查需注重神经系统专科检查，同时也要注意了解患者内科查体的一般情况，如扁桃体、关节及心脏等风湿热合并的其他部位体征，为确诊风湿性小舞蹈病提供证据（表 3-2-2）。

表 3-2-2　体格检查重点

1. 生命体征

2. 全身情况：咽部、关节、心脏

3. 神经科查体：不自主动作、肌力、肌张力、反射、共济

4. 精神状态

【本例体格检查结果】体温：36.3℃，呼吸：22 次 / 分，脉搏：92 次 / 分，血压：100/60 mmHg。咽充血，扁桃体Ⅱ度肿大，颌下腺肿大如小核桃。双肺呼吸音清，未闻及干、湿性啰音。心界不大，心率 92 次 / 分，心律齐，心音可闻及第三心音，心尖部可闻及收缩期 3/6 级吹风样杂音，向腋下传导。腹软。神经系统：神志清楚，言语结巴。步态不稳，不能直线行走，左侧面部肌群不自主抽动、挤眉，双眼时有不自主连续眨眼动作，左侧上、下肢频繁不自主快速冲击样大幅度舞动。肌力 5 级，肌张力低，盈亏征（＋）。腱反射对称减低，病理征未引出。指鼻试验欠稳准。无深浅感觉障碍。颈软。

（三）辅助检查

1. 实验室检查

【实验室检查项目】（表 3-2-3）

表 3-2-3　实验室检查项目

1. 血常规

2. 红细胞沉降率

3. C 反应蛋白

续表

4.抗链球菌溶血素"O"滴度
5.喉拭培养
6.心电图
7.胸片
8.超声心动图
9.脑电图

【本例实验室检查结果】血常规：白细胞 20.33×10^9/L、血小板 208×10^9/L；红细胞沉降率56 mm/h；C反应蛋白5.4 mg/dl；抗链球菌溶血素"O"滴度（-）；喉拭培养：A族溶血型链球菌（+）；脑脊液常规及生化（-）；肝功能（-）、肾功能（-）；心电图：I度房室传导阻滞（P-R间期0.26秒）；X线胸片：未见异常；超声心动图：心脏内各结构未见异常；脑电图：未见明显异常。

2.影像学检查

【提示】行头影像学检查目的主要在于排除由其他颅内病变所致的运动障碍性疾病。有些患者的头颅CT显示尾状核区低密度灶及水肿，MRI显示尾状核、壳核、苍白球增大，T2WI信号增强，随症状好转而消退。

【本例影像学检查结果】本例患者头颅CT未见明显异常。

（四）诊断

【提示】小舞蹈病是风湿热在神经系统的常见表现。多见于儿童和青少年，以舞蹈样运动、肌张力降低、情绪改变为临床表现。结合急性风湿热的其他临床表现，在排除其他运动疾病后不难诊断。

【本例诊断分析】

（1）一般情况：好发于5～15岁儿童，可合并风湿热症状，如发热、扁桃体炎、关节炎和（或）风湿性心脏病的表现。本例患儿11岁，病前一周有咽痛等感染症状，伴咽充血、扁桃体II度肿大、颌下腺肿大及心脏杂音等。

（2）舞蹈症：主要累及面部和肢体远端，可以是全身性，也可以是一侧为主。表现为皱额、噘嘴、眨眼、吐舌、挤眉等，上肢关节交替发生伸直扭曲、扭转等动作，手持物品易跌落，下肢的足部最为严重，表现为步态颠簸，常常跌倒。舞蹈样动作在情绪激动和自主运动时加剧，睡眠时消失。本例患儿面部和肢体症状一侧为主，表现为左侧面部肌群不自主抽动、挤眉，双眼时有不自主连续眨眼动作，左侧上、下肢频繁不自主快速冲击样大幅度舞动。

直通本章更新内容

（3）肌张力低下和肌无力：当患儿上举手臂时，手掌旋前（旋前肌征）。检查患儿双手握力时，能感觉到患儿手的紧握程度不恒定，时紧时松（挤奶妇手法或盈亏征）。有些患儿可出现钟摆样膝反射。肌力可正常，但有时肌肉无力也是突出表现，患儿不得不卧床。无感觉障碍。本例患儿肌张力低，盈亏征（＋）。

（4）共济失调：指鼻试验、跟膝胫试验、快速轮替动作、直线行走不能精确完成。本例患儿查体指鼻试验欠稳准，不能直线行走。

（5）精神障碍：某些患儿可出现精神症状，如情绪不稳、易激惹、失眠、注意力缺陷、多动障碍、焦虑、抑郁、强迫等。本例患儿合并精神症状，表现为易激惹。

综上，结合本例患儿病史、临床表现及体格检查、实验室检查，小舞蹈病诊断明确。

【鉴别诊断】对无风湿热或链球菌感染史，单独出现的小舞蹈病须与其他原因引起的舞蹈症鉴别，如各种原因（药物、感染、脑缺氧、核黄疸）引起的症状性舞蹈病、亨廷顿病、肝豆状核变性等。还需与抽动秽语综合征、扭转痉挛鉴别。

（五）治疗

【提示】小舞蹈病是良性且属于自限性的，大多数患者的舞蹈症状无须治疗；严重舞蹈症患者有外伤风险，应予对症治疗。同时若伴随风湿热的其他全身症状，应按照风湿热诊疗常规进行相应治疗。

【本例治疗方案】患儿入院后予青霉素 80 万单位肌内注射（2 次 / 日）、地西泮 2.5 mg（2 次 / 日），治疗 13 天后，面部及左侧肢体舞蹈症基本控制。但患儿又出现左膝关节肿胀，疼痛难忍，活动受限；同时心尖区出现舒张期隆隆样杂音，第一心音低钝，故诊断为急性风湿热合并小舞蹈病、关节炎、心肌炎。予泼尼松（25 mg/d）抗风湿治疗。2 天后关节疼痛消失，10 天后舒张期杂音消失，关节肿胀消失。复查血常规：白细

直通本章更新内容

胞 18×10⁹/L、红细胞沉降率 7 mm/h；心电图：P-R 间期 0.14s。将泼尼松逐渐减量，青霉素加大剂量至 80 万单位肌内注射（4 次 / 日）。治疗 10 余天复查血常规正常，除心尖区仍有 3/6 级收缩期杂音外，余无异常。继续泼尼松 5 mg/d 口服出院，共住院 50 天。

二、疾病知识拓展

（一）风湿热概述

风湿热（rheumatic fever，RF）是一种由咽喉部感染 A 族乙型溶血性链球菌后反复发作的急性或慢性的全身结缔组织炎症，主要累及关节、心脏、皮肤和皮下组织，偶可累及中枢神经系统、血管、浆膜及肺、肾等内脏。临床表现以关节炎和心肌炎为主，可伴有发热、皮疹、皮下结节等，神经系统受累可出现小舞蹈病。本病发作呈自限性，急性发作时通常以关节炎较为明显，急性发作后常遗留轻重不等的心脏损害，尤其以瓣膜病变最为显著，形成慢性风湿性心脏病或风湿性瓣膜病。风湿热的诊断和治疗原则详见《风湿热诊断和治疗指南》。

直通本章更新内容

（二）小舞蹈病治疗

（1）一般处理：轻症患者卧床休息即可，保持环境安静，降低室内亮度，避免刺激，防止外伤，适当配用镇静剂。

（2）对症治疗：对舞蹈症状可选用多巴胺受体拮抗剂，如氯丙嗪 12.5～25.0 mg，氟哌啶醇 0.5～1.0 mg，奋乃静 2～4 mg，或硫必利 50～100 mg（3 次 / 日）。前两种药物易诱发锥体外系不良反应，需注意观察，一旦发生，需减少剂量。也可选用多巴胺耗竭剂，如利舍平 0.10～0.25 mg，或丁苯那嗪 25 mg（2～3 次 / 日）。或可选用增加 γ-氨基丁酸（GABA）含量的药物，如丙戊酸钠 0.2 g（2～3 次 / 日，口服）。加用苯二氮䓬类药，如地西泮、氯硝西泮或硝西泮可更有效的控制舞蹈症。

（3）对因治疗：确诊本病后无论病症轻重，均应使用青霉素或其他有效抗生素治疗，10～14 天为一疗程。同时给予水杨酸钠或泼尼松，症状消失后再逐渐减量至停药。

（4）免疫治疗：越来越多的证据表明免疫抑制治疗，如静脉注射甲泼尼龙，随后逐渐口服泼尼松是有效的。尤其适用于那些上述药物治疗无效或不能耐受的患者。血浆置换和静脉注射丙种球蛋白现被作为试验性治疗。

三、专家临床经验分享

风湿热是一种由咽喉部感染 A 组乙型溶血性链球菌后反复发作的急性或慢性的全身结缔组织炎症，偶可累及中枢神经系统而出现小舞蹈病。小舞蹈病可单独存在，无心肌炎或慢性风湿性瓣膜病，或与其他风湿热症状同时存在。约 25% 的舞蹈病患儿最后可发生心肌炎。由于抗生素的广泛使用，风湿的流行被控制，并发症的发生率下降。本病多发生在链球菌感染后 2～3 月，甚至 6～8 月，故不少患儿出现舞蹈样动作时链球菌检查常为阴性，不能因此而排除此诊断。治疗目的为改善舞蹈症状，通常给药后 1～2 周起效，建议治疗持续到舞蹈症消退后 2～4 周。该病预后良好，半数病例 3～10 周后自行缓解，但亦有持续 6 月或 1 年以上者，20%～30% 病例有一至数次复发，间歇期可经过数周或数年不等。有时可遗留有性格改变或神经症。预后主要取决于心脏并发症的转归。

（陈海波　武冬冬）

第四章　痴　呆

第一节　阿尔茨海默病

一、案例分析

【主诉】高某，女，70岁，主因"记忆力减退5年，逐渐加重伴行为异常2年"就诊。

【提示】对阿尔茨海默病（alzheimer's disease，AD）进行临床拟诊时，主要根据患者症状、长期护理人员提供的病史进行分析，得出初步诊断，再做相应的辅助检查加以验证，使其起到支持或排除初步诊断的佐证作用，及时修正或完善诊断。病史和体征是诊断资料的主要来源，也是临床思维导向的主要依据，因此应夯实询问病史和体格检查的基本功。

安装"医大帮"app　　直通本章更新内容

（一）病史采集

【病史询问思路】（表4-1-1）

表4-1-1　病史询问思路

1.时间：明确症状出现的时间非常重要，是急性发作，还是逐渐出现
2.认知功能的哪几方面出现问题（记忆、语言、定向、计算、注意力、逻辑思维、判断、视空间觉及执行能力），是否影响日常生活能力
3.伴随症状：是否有行动迟缓、震颤、跌倒、晕厥、幻觉等鉴别诊断的症状
4.症状发展进程（如起病即达高峰之后好转、逐步进展或阶梯样进展）
5.既往有无脑血管病史、外伤史、脑炎病史、肿瘤病史，家族中是否有痴呆病史

【现病史】5 年前家属发现其记忆力出现减退，尤其是近记忆力，主要表现为买过了的东西不记得，还要买；丢三落四，刚放置的东西不记得放在哪里；做饭加了好几次盐；刚吃过药不记得，反复吃降糖药，曾出现过低血糖情况等。上述症状逐渐加重，并出现买东西后不认得回家的路，在小区锻炼时迷路等。2 年前为了方便得到照顾搬到女儿家，病情明显加重，并出现精神行为异常，表现为易怒、脾气古怪、怀疑保姆偷窃钱财、不讲究卫生，甚至还出现随地便溺的情况。目前需要人看护，不能独立外出散步和买东西，需要家属督促洗澡、换衣服等。无行动迟缓、幻觉、晕厥、四肢抽搐、猝倒发作等情况。

【既往史】糖尿病十余年，应用口服药物控制，控制尚可。家族中母亲可疑为"老年痴呆"。

（二）体格检查

【提示】体格检查既要注意了解患者的一般情况，更需注重神经系统专科检查，尤其是可与 AD 相鉴别的疾病体征。

【本例体格检查结果】血压 110/60 mmHg，呼吸 13 次 / 分，血氧饱和度 99%，心率 68 次 / 分，脉搏 68 次 / 分。双肺听诊呼吸音清，未闻及干、湿啰音；心律齐，各瓣膜听诊区未闻及病理性杂音；腹软，无压痛、无反跳痛及肌紧张。双下肢无水肿。神经系统查体：神清，语利，计算力、时间、地点、人物定向力差，近记忆力、理解力明显减退。双眼直接间接对光反射灵敏，双瞳等大等圆，直径 3 mm，双侧眼球各向运动充分，无眼震，双侧咬肌对称有力，双侧额纹、鼻唇沟对称，听力检查欠配合，悬雍垂居中，双侧软腭上抬有力，咽反射灵敏，双侧转颈和耸肩对称有力，伸舌右偏。四肢肌力、肌张力正常，四肢腱反射未引出。双侧病理征未引出。共济运动、深浅感觉查体欠合作。颈软，脑膜刺激征阴性。颈部各血管听诊区未闻及杂音。

（三）辅助检查

（1）神经心理量表检测：以判断是否为痴呆及痴呆的程度，但有些量表需要经过规范化的培训。基本量表介绍如下。

1）筛查量表：MMSE 为痴呆的筛查量表，总分范围 0 ～ 30 分，轻度痴呆患者评分为 18 ～ 26 分、中度痴呆评分为 10 ～ 17 分、重度痴呆评分为 < 10 分；MoCA 量

表为痴呆与轻度认知功能障碍（MCI）筛查量表，总分为 30 分，≤ 26 分为可疑 MCI 患者。

2）认知检测：包括检测情景记忆的加州言语学习测验（california verbal learning test，CVLT）和 Rey 听觉言语学习试验（the rey auditory verbal learning test，RAVLT）；语义记忆的语义包括流畅性测验、图片命名任务、词语和图片定义测验；检测执行功能的言语流畅性测试、Wisconsin 卡片分类测验中的持续反应、连线测验加工速度；检测言语功能的波士顿命名测验（Boston 命名测试）、SIB 语言测试（SIB-L 测试）。还有常用于临床药物观察的阿尔茨海默病评定量表 – 认知（ADAS-Cog）检测量表及严重损害量表（severe impairment battery，SIB）。

3）日常生活能力量表（activity of daily living，ADL）：痴呆日常生活能力检测量表。共 10 项，每项分 4 级，有两项或两项以上达 3 级（需要帮助）或 4 级（能力丧失）者，或总分 ≥ 26 分时，可认为有日常生活能力缺损。

4）神经精神科问卷（neuropsychiatric inventory，NPI）：检测 AD 的精神行为量表。

5）总体功能的评估：临床医师访谈时对病情变化的印象补充量表（clinicians' interview-based impression of change-Plus，CIBIC-Plus），临床医师访谈时对病情变化的印象补充量表。

6）痴呆分级量表：临床痴呆评定（clinical dementia rating，CDR）痴呆分级量表，0 分为正常，0.5 分为 MCI，1 分为轻度痴呆，2 分为中度痴呆，3 分为重度痴呆。全面衰退量表（GDS），痴呆分级量表，分 7 个等级：①正常；②极轻；③轻度；④中度；⑤中重度；⑥重度；⑦极重度。

7）Hachinski 缺血量表（hachinski ischemic scale，HIS）：AD 与血管性痴呆的鉴别量表，由 13 项组成。总分 ≥ 7 分为血管性痴呆，≤ 4 分为 AD，4 ～ 7 分为混合性痴呆。

（2）血清、血叶酸、维生素 B_{12}、甲状腺功能、肿瘤标志物检测：以排除由于叶酸、维生素 B_{12} 缺乏、甲状腺功能低下以及副肿瘤综合征导致的痴呆。血 APOE4 基因检查有利于痴呆的诊断。

（3）脑脊液：近期研究发现，同时检测脑脊液中 Aβ（1 ～ 42）和 tau 蛋白可能有特殊意义。据报道，AD 患者中约有 96% 的患者同时具有脑脊液 tau 蛋白或 p-tau 蛋白水平的增高和 Aβ（1 ～ 42）的降低。

（4）脑电图（electroencephalogram，EEG）和脑电地形图：AD 的 EEG 无特异性改变，早期可表现为普遍波幅下降和 α 节律变慢。继之可出现低和中波幅不规则活动，额叶 θ 波，渐发展为弥漫性低中波幅 θ 波和阵发中高波幅 δ 活动。其异常程度多和痴呆轻重有关。

长潜伏期事件相关电位（P300 或 P3）：我们的研究发现痴呆患者 P3 潜伏期延长，说明有认知功能障碍。N2 ～ P3 幅度及 P3 面积减小，提示患者有感知能力下降。但 P3 检查不能作为痴呆的病因诊断。

（5）头颅 CT 及 MRI 检查：可显示脑萎缩改变，即皮质萎缩（在先）及脑室扩大（在后），冠状位显示海马萎缩，可通过内侧颞叶萎缩视觉评定量表（MTA-scale）来评分（图 4-1-1），影像学检查还可帮助鉴别血管性痴呆。MTA-scale 分级：0 级，没有萎缩；1 级，仅有脉络膜裂的增宽；2 级，同时伴有侧脑室颞脚的扩大；3 级，海马体积中度缩小（高度下降）；4 级，海马体积重度缩小。

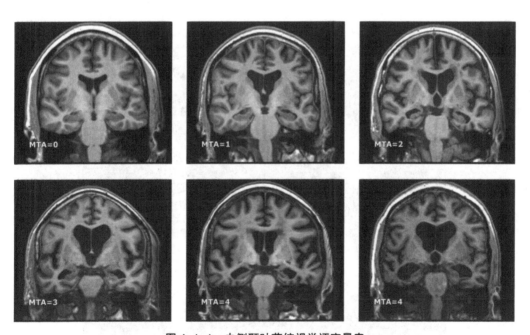

图 4-1-1　内侧颞叶萎缩视觉评定量表

（6）单光子发射断层扫描：表现为双侧对称性脑血流灌注量减少，额、颞叶尤明显（图 4-1-2）。

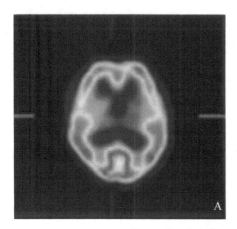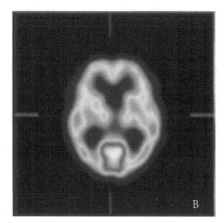

注：A 为正常人 SPECT，B 为 AD 患者的 SPECT

图 4-1-2 单光子发射断层扫描（彩图见彩插 1）

（7）正电子发射断层摄影：显示额、颞、顶叶代谢率及葡萄糖利用率均显著低下，Aß 增多（图 4-1-3）。

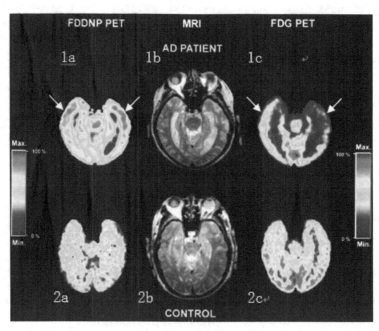

注：A 组为 FDDNP：PET 显示 Aß（1a 为 AD 患者颞顶叶 Aß 显示增多，2a 为正常对照 Aß 显示较低）；
B 组为 MRI：显示内侧颞叶（1b 为 AD 患者内侧颞叶萎缩，2b 为正常对照显示内侧颞叶正常）；
C 组为 FDG：PET 显示葡萄糖代谢（1c 为 AD 患者颞顶叶葡萄糖代谢减低，2c 为正常对照显示葡萄糖代谢正常）。

图 4-1-3 正电子发射断层摄影（彩图见彩插 2）

【本例辅助检查结果】

（1）患者各项评分结果：MMSE 为 17 分；MoCA 为 13 分；Rey 听觉言语学习测验（即刻回忆 6 分，延迟回忆 0 分）、词语流畅性测验为 15 分；Boston 命名试验 16 分；连线测验 A 部分 120 秒，B 部分 300 秒；数字广度试验 3 分；日常生活能力量表 44 分；神经精神问卷 55 分。

（2）血清叶酸、维生素 B_{12}、甲状腺功能、肿瘤标志物均在正常水平。血清 *APOE* 基因为 *APOE4* 基因型。患者及家属拒绝进行脑脊液检查。

（3）脑电图检查是双额、双颞前、双颞、双顶弥漫性低中波幅 θ 波。

（4）头颅 MRI 可见全脑皮质萎缩，冠状位海马萎缩 MTA-scale 评分达 4 分。

（5）SPECT 可见双侧对称性脑血流灌注量减少，额、颞叶尤明显。患者未行 PET 检查。

（四）诊断

【提示】AD 的诊断需要有病理证据，目前尚无确定诊断的生物标识，只能在患者活着时依赖于临床神经心理检测的结果及脑电生理和影像学的辅助检查。其局限性是受检测医师的主观干扰，在痴呆症状出现前不能预测其发病，易忽视早期痴呆患者。因此对 AD

直通本章更新内容

患者进行临床诊断时，关键首先要解决两个问题：①是否为痴呆，患者都有哪些认知功能受损，是否有日常生活能力受损。AD 病理从内嗅皮层、海马、内侧颞叶进而蔓延至相关新皮质区，这种病变损害的区域顺序导致典型性 AD 临床表现一般遵循从海马、颞叶损害的记忆、言语障碍逐渐发展至顶叶受损的失认、失用等视觉空间障碍，再进一步累及额叶使执行、注意力功能及精神行为障碍的发展规律。②是否为 AD，产生痴呆的疾病很多，掌握各种痴呆疾病，不难相互鉴别。

【本例诊断分析】本例患者日常生活工作能力受损，且生活能力和执行能力较先前水平降低。无法用谵妄或其他严重精神疾病来解释。根据患者家属提供的病史及进行认知功能量表测定后患者认知或行为受损至少包括以下中的 2 项：

①学习记忆新信息功能受损，症状包括：重复的发问或说话、乱放个人物品、在熟悉的地方迷路。

②推理及处理复杂任务的能力受损、判断力受损，症状包括：对危险缺乏理

解、不能胜任财务管理、决断力差、不能计划一连串的复杂活动。

③视空间能力受损，症状包括：无法识别面孔或常见物品、视力良好不能发现正前方物品、不能使用简单的工具或衣物且躯体关系定向困难。

④语言功能受损（说、读、写）。症状包括：说话时找词困难、犹豫，说话、拼写和书写错误。

⑤人格或行为举止改变，症状包括：非特异的情绪波动，对先前所从事活动兴趣降低、出现社会不当行为等。

在符合痴呆诊断标准的基础上，患者隐匿起病，缓慢进展，持续数月至数年，并非数小时或数天。看护人员报告或观察到明确的认知功能恶化，且病史及体检发现早期显著的认知障碍，如下分类：

①遗忘表现：AD 最常见症状，学习、回忆新近习得的知识功能受损，及至少一项认知功能受损证据。

②非遗忘表现：主要表现为：a.语言障碍：最突出的缺损是找词困难，同时存在其他认知功能缺损。b.视空间障碍：最突出的缺损是空间认知受损，包括物体、面容、动作失认、失读，同时还表现其他认知区域受损。c.执行功能障碍：最突出的缺损是推理、判断及解决问题能力受损，同时还表现其他认知区域受损。此外，本患者通过 MRI 检查排除了血管性痴呆诊断。临床症状上不符合路易体痴呆及额颞叶痴呆（详见鉴别诊断）。

【鉴别诊断】

1.变性病性痴呆：除 AD 外的变性病性痴呆

（1）Pick 病及额 - 颞叶痴呆（fronto-temporal dementia，FTD）：Pick 病主要类型为 FTD。FTD 核心诊断症状为：50 ～ 60 岁起病，呈隐袭性缓慢渐进性发展，早期有人格改变、社交人际能力下降、精神行为异常、自制力缺乏、情感淡漠、缺乏洞察力及言语进展性障碍，脑电图正常，影像学上表现为额颞叶萎缩。与 AD 比较，FTD 早期即有人格改变，AD 早期认知改变为主，很少有人格和行为异常。

（2）Lewy 体病（dementia with Lewy bodies，DLB）：呈波动性进展，有认知障碍、视幻觉和帕金森综合征，上述 3 个症状中出现 2 个即可诊断。

（3）帕金森病伴痴呆（parkinson's disease dementia，PDD）：继发于帕金森病后出现认知功能障碍，常为轻度健忘、思维缓慢、抑郁等。帕金森病患者群可有 20%～

40%出现 PDD。

（4）帕金森综合征伴痴呆

①进行性核上性麻痹（progressive supranuclear palsy，PSP）：病理显示中脑－脑桥被盖部明显萎缩，可见 NFT。临床表现为锥体外系：强直、少动、震颤。眼球垂直运动障碍：主要向下、上、内、外，辐辏反射（双眼内聚不能，近视困难，阅读不能，痉挛性构音困难，吞咽障碍，锥体束征阳性，痴呆，癫痫。MRI：中脑存在边缘清晰的局灶性萎缩，中脑导水管、四叠体池、脚间池、第三脑室扩大。

②多系统萎缩（multiple system atrophy MSA）包括：a. 夏伊－德雷格综合征（Shy－Drager syndrome，SDS）；b. 纹状体黑质变性（striatonigral degeneration，SND）；c. 橄榄体脑桥小脑萎缩（olivopontocerebellar atrophy，OPCA）表现为自主神经功能紊乱，小脑体征，睡眠呼吸暂停，情绪波动，核上眼肌麻痹，痴呆，左旋多巴疗效差。

③皮质基底神经节变性（cortical-basalganglionicdegeneration，CBGD）：病理显示额叶后部、顶叶皮质萎缩，黑质、纹状体、丘脑底、红核、中脑顶盖可见 NFT。临床表现为锥体外系症状（不对称性一侧肢体强直震颤少动），锥体束征阳性，皮质症状（异己肢体、视患肢外来、肢体忽略、肌阵挛、后跌、皮层型感觉缺失、关节位置觉、痛觉差），晚期有轻度痴呆。影像学有受累肢体对侧的额、顶叶萎缩。

④ Huntington 舞蹈病：30 ～ 45 岁起病，发病率为 4 ～ 7/100000，三倍体常染色体异常，表现为舞蹈样动作、抑郁、精神症状及痴呆。影像上可见尾状核、壳核、苍白球萎缩，侧脑室扩大，外缘平直。

2. 非变性病性痴呆

（1）血管性痴呆：包括：①脑缺血性痴呆；②脑出血性痴呆；③皮质下白质脑病；④合并皮质下梗死和白质脑病的常染色体显性遗传性脑动脉病（CADASIL）。根据加州阿尔海默病诊断治疗中心（CAD-DTC）及美国神经疾病、卒中和日内瓦国际神经科学研究协会（NINDS-AIREN）诊断标准，同时满足下列 3 项：痴呆（记忆力减退 +1 个其他领域的认知功能障碍，影响社交、日常及工作能力，排除其他疾患及意识障碍）、脑血管疾病的证据（病史、体征及影像学检查）、痴呆与脑血管疾病相关（脑血管病发病 3 个月出现痴呆，并持续半年以上），一般疾病呈波动性、阶梯性加重。

（2）正常颅压脑积水：表现为痴呆、行走困难、括约肌障碍。影像学上可见脑室明显扩大。

（3）抑郁和其他精神疾病所致痴呆。

（4）感染性疾病所致的痴呆：包括：①神经梅毒、神经钩端螺旋体、莱姆病；②艾滋病；③病毒性脑炎；④细菌、霉菌性脑膜炎、脑炎；⑤慢病毒脑病 [如海绵状脑病、皮质 - 纹状体 - 脊髓变性（Creutzfeldt-Jacob 病）]，病理上有慢病毒，大脑皮质、纹状体海绵状变性，大脑皮质、纹状体、小脑、丘脑、脑干、脊髓前角神经元变性。临床上出现痴呆、精神障碍、肌阵挛、锥体外、锥体束征、小脑征，病毒感染征 [脑脊液蛋白升高，发热、头痛、脑电图（EEG）异常，影像上有广泛脑萎缩、T2 白质对称性高信号]。

（5）脑肿瘤所致痴呆。

（6）脑外伤性痴呆。

（7）代谢性脑病：包括：①心肺衰竭所致脑病；②慢性肝性脑病；③慢性尿毒症性脑病；④贫血；⑤ 慢性电解质紊乱；⑥叶酸、维生素 B_{12} 缺乏症，如 Wernicke 脑病、Korsakoff 综合征。

（8）中毒性脑病：包括：①药物中毒：常见药物如吩噻嗪类：氯丙嗪、奋乃静、利舍平、氟哌啶醇、甲氧氯普胺等易致帕金森综合征，病理可见阻滞 DAR，临床上见静止性震颤、动作迟缓、强直少动、姿势不稳、肌张力失调、智能障碍（反应迟钝、记忆力下降），服用抗胆碱药（苯海索）可有效。②酒精中毒性脑病：临床表现为共济失调、步态不稳、痴呆等，影像上有大脑弥漫性萎缩、小脑弥漫性萎缩、乳头体缩小、白质无异常改变。③ CO 中毒脑病：病理上有低氧血症、中毒后脑血管痉挛、出血、血栓形成，脑梗死、软化、坏死。苍白球、海马和小脑的临床表现为锥体外系、痴呆、小脑征，影像学检查表现为双苍白球低信号，脑白质异常，广泛脑萎缩。

（五）治疗

【提示】主要应用抗 AD 一线用药：胆碱酯酶抑制剂（AChEI）和谷氨酸 NMDA 拮抗剂（美金刚），欧洲神经学会联盟（EFNS）、美国神经病学学会（AAN）及美国心理协会（APA）指南均一致推荐乙酰胆碱酯酶抑制剂（AChEI：多奈哌齐、卡巴拉汀和加兰他敏）及美金刚为 AD 的一线治疗药物，无论是从病理机制还是临床大量的研究均验证了疗效的有效性和安全性。

1. 乙酰胆碱酯酶抑制剂（AChEI）

中枢胆碱能系统变性，严重影响学习、记忆能力。AChEI 能抑制乙酰胆碱酯酶对乙酰胆碱（ACh）降解，提高 ACh 来改善 AD 患者的认知等功能，还可激活蛋白激酶 C 减少 Aβ 淀粉样沉淀及过度磷酸化 tau（p-tau）蛋白生成，因此，AChEI 是目前应用广泛，研究最多，相对有效的一类药物。

直通本章更新内容

（1）安理申（又名盐酸多奈哌齐）：哌啶类药物是高选择性、可逆性 AChEI。1997 年第二个获美国 FDA 批准治疗轻至中度 AD，我国 1999 年上市并用于治疗轻、中度 AD，2005 年 FDA 批准治疗重度 AD。其优点是服用方便，每日只需服用 1 片（5 mg/d 或 10 mg/d），作用时间长，半衰期为 70 小时，可出现胆碱能样外周反应，即恶心、呕吐、腹泻、头晕等。

（2）艾斯能（又名重酒石酸卡巴拉汀胶囊）：氨基甲酸类药物是一种假性不可逆性、双向胆碱酯酶抑制剂，可选择性结合皮质和海马等脑区的 AChE 及丁酰胆碱酯酶（BuChE），抑制两者对 Ach 降解。随着 AD 病情加重，患者脑中的 BuChE 水平明显升高，并参与降解乙酰胆碱。2000 年美国 FDA 批准治疗轻至中度 AD，2005 年 FDA 批准治疗 PDD。可出现胆碱能样外周反应，即恶心、呕吐、腹泻、头晕等。

（3）哈伯因（又名石杉碱甲片）：石杉碱甲是中国科学院上海药物研究所从石杉属植物千层塔中分离得到的一种新生物碱，是我国首创的可逆性 AChEI，不良反应可出现口干、嗜睡、胃肠道反应、视力模糊等。

AChEI 可改善患者的症状而不能根治疾病，临床治疗出现不良反应或效果不明显时可相互转换或合并应用。因此提高乙酸胆碱水平，促进其合成释放，减少其分解，提高其药物活性。其他提高乙酰胆碱的药物，如胆碱能受体激动剂（突触后选择性毒蕈碱样 M1 受体激动剂 Xanomeline、特异性烟碱样受体激动剂）及突触前胆碱能受体拮抗剂 BIBN 等，尚未上市。

2. 谷氨酸受体拮抗剂

谷氨酸生理作用通过 N- 甲基 -D- 天门冬氨酸（NMDA）及 AMPA 受体介导学习和记忆过程，AD 患者谷氨酸信号受到扰乱，导致认知功能受损及兴奋性毒性氨基酸的细胞毒性。AD 患者病理变化使谷氨酸持续缓慢释放，激活 NMDA 受体，镁离子去阻断，钙离子细胞内流，背景噪声增强，信号转导紊乱，长时程增强不能诱导，突触可塑性受损，学习记忆障碍，还可导致细胞持续去极化、肿胀、凋亡。

盐酸美金刚（盐酸 1- 氨基 -3，5- 二甲基金刚烷）是中亲和性、非竞争性 NMDA 受体拮抗剂，通过阻断 NMDA，纠正信号转导，保护神经元细胞。FDA 批准治疗中、重度痴呆，2005 年在我国上市。每日服用剂量 10 ～ 20 mg。

其他谷氨酸受体拮抗剂，如 α- 氨基 -3- 羟基 -5- 甲基 -4- 异恶唑丙酸（AMPA）受体调节剂及 α4 和 α7 尼古丁受体激动剂，尼古丁受体位于谷氨酸能神经终末突触前膜，调节谷氨酸释放。均在临床试验阶段，在我国尚未上市。

3. 联合用药获益更大

APA 还指出，联合 AChEI 和美金刚治疗比单独应用 AChEI 可让患者更有效获益，相关研究显示，两者联合应用有相互增效的作用。

4. 应交代药物治疗的受益期望，以确保长期治疗

目前临床面临的问题在于，医师未与患者和家属详尽探讨患者的受益限于延缓疾病的发展或轻度好转，不能完全逆转或治愈疾病，致使许多患者在用药 2 ～ 3 月后因感觉不到治疗效果而停药，以致疾病逐渐加重。

5. 注意药物的不良反应

APA 指南提醒医师应用 AChEI 时，由于 Ach 外周 M 受体有降低血压、减慢心率、增加腺体分泌等作用，患有窦房传功能衰竭或严重房室传导阻滞、急性胃炎、胃溃疡、严重哮喘或慢性阻塞性肺病的患者，应谨慎使用。但 Ach 不良反应在用药 2 ～ 4 天后就会逐渐减轻，所以，如能忍受开始几天的不适，以后可能会无不适症状。

6. 坚持随访，对疗效进行评估

EFNS 指南建议，应至少每 3 ～ 6 月随访一次，对治疗进行评估，如使用 MMSE，应根据评估结果调整药物的剂量及治疗方案，确保疗效的有效性。

【本例治疗方案】给予本例患者安理申 5 mg（1 次 / 日），美金刚 10 mg（1 次 / 日），患者精神行为症状有所控制，但仍需家人进行日常护理。

二、疾病知识拓展

目前的 AD 诊断标准主要局限于根据患者、家属及知情者提供的学习、记忆及思维障碍等症状而得到相应的临床依据，再做出 AD 临床诊断。但是研究发现，出现

AD 临床症状的前几年、甚至几十年就已有 AD 的改变。2011 年美国国立老年研究院及阿尔茨海默病协会推出阿尔茨海默病重新定义的诊断标准，将 AD 分为了 AD 临床前阶段、AD 轻度认知功能减退阶段和 AD 的痴呆阶段，在原 2007 年 AD 的诊断标准基础上，增添了 AD 临床前阶段和 AD 轻度认知功能减退阶段的诊断标准。

（1）AD 临床前阶段：AD 的生物标识（脑影像学及脑脊液化学改变）可在 AD 症状前检测到 AD 极早期的变化，目前尚无这一阶段的临床诊断标准，但提供这一阶段的检测手段，有利于更好的 AD 研究。这一阶段又分为 3 个阶段，其临床特点及生物标识见表 4-1-2。

表 4-1-2　AD 临床前阶段的生物标识特性

	类型	Aβ（PET 或 CSF）	神经损伤标识（tau，FDG，sMRI）	轻微认知改变的依据
阶段 1	无症状脑淀粉样变性	阳性	阴性	阴性
阶段 2	无症状脑淀粉样变性 +"下游"神经变性	阳性	阳性	阴性
阶段 3	无症状脑淀粉样变性 +"下游"神经变性 + 轻微认知 / 行为下降	阳性	阳性	阳性

（2）AD 轻度认知功能减退阶段：在记忆及思维能力方面的轻度改变，但未影响到日常生活能力（表 4-1-3、表 4-1-4）。

表 4-1-3　AD 轻度认知功能减退阶段的临床及认知评估

1. 建立临床和认知标准

（1）患者或知情者或医师述有认知改变（认知下降病史或被观察到有认知下降）

（2）一个或多个领域认知减退的客观依据。典型的包括记忆（建立认知多领域规范检测）

（3）生活自理能力保留

（4）尚未痴呆

2. 与 AD 病理改变过程相符的病因学检测

（1）排除血管性、外伤性、药源性认知下降

（2）提供认知纵向下降的依据

（3）有 AD 相关基因

直通本章更新内容

表 4-1-4 MCI 标准包括生物标识

诊断类型	AD 病因学的 可能生物标识	Aβ （PET 或 CSF）	神经损伤标识 （tau，FDG，sMRI）
MCI- 核心临床标准	尚不明确	相矛盾 / 中度 / 未检测出	相矛盾 / 中度 / 未检测出
MCI due to AD- 中度可能	中度	阳性 未检测出	未检测出 阳性
MCI due to AD- 高度可能	高度	阳性	阳性
MCI- 不似由于 AD	低度	阴性	阴性

（3）AD 涉及的认知领域比较广泛，故应做详细的量表检查，临床上常用的较全的认知功能及心理测验检查见表 4-1-5。

表 4-1-5 常用神经心理测验量表分类

临床用途	常用量表
轻度认知障碍筛查（MCI）	蒙特利尔认知评估量表（MoCA） 临床痴呆评定（CDR）- CDR=0.5 总体衰退量表（GDS）- 2、3 级
痴呆筛查	简易精神智能状态量表（MMSE 量表） 画钟测验（CDT） 认知能力筛查量表（CASI） 长谷川痴呆量表（HDS） 简易智力检测量表（AMTS）
认知功能的评估	
轻中度认知障碍	Alzheimer 病评定量表 - 认知（ADAS-Cog）
重度认知障碍	严重损害量表（SIB）
认知功能亚项	韦氏记忆 临床记忆
记忆力检测	加州言语学习测验（CVLT） Rey 听觉言语学习试验（RAVLT） 数字跨度

临床用途	常用量表
注意力检测 执行功能检测	连线测试 画钟测验（CDT）
日常生活能力的评估	日常生活能力量表（ADL） 日常生活能力问卷（ADCS-ADL） 社会活动功能量表（FAQ） 痴呆残疾评估表（DAD） 进行性病情恶化评分（PDS） Alzheimer 病功能评定和变化量表（ADFACS） 痴呆日常生活能力衰退检查（IDDD）
精神行为	神经精神科问卷（NPI） 痴呆行为评定量表（BRSD）
总体评定	临床总体印象 - 变化量表（CGIC） 临床医师访谈时对病情变化的印象补充量表（CIBIC-Plus） Gottfries-Brane-Steen 量表（GBS）
痴呆分级	临床痴呆评定量表（CDR） 总体衰退量表（GDS） 功能评定分期（FAST）
鉴别与排除诊断	Hachinski 缺血量表（HIS） HAMD 抑郁量表

三、专家临床经验分享

阿尔茨海默病是一种起病隐匿的进行性发展的神经系统退行性疾病。临床上以记忆障碍、失语、失用、失认、视空间技能损害、执行功能障碍以及人格和行为改变等全面性痴呆表现为特征，病因迄今未明。患者就诊的主要原因为家属发现其上述功能的异常，而患者不自知，因此临床问诊中与其相陪伴的家属或护工的主诉很重要。临床诊治过程中需重点与其他变性疾病导致的痴呆及血管性认知障碍相鉴别，一旦临床高度怀疑本病则应积极给予阿尔茨海默病一线药物治疗并长期进行随访。临床医师应提醒家属避免频繁更换护理人员及家庭住所，上诉情况可以导致患者病情突然加重。

（彭丹涛　乔亚男）

第二节　血管性痴呆

一、案例分析

【主诉】陈某，男，57岁，主因"发作性头晕2年，加重伴近事遗忘5天"就诊。

【提示】对血管性认知障碍（vascular cognitive impairment，VCI）进行临床诊断时，主要根据患者症状、长期护理人员提供的病史进行分析，得出初步诊断，再做相应的辅助检查加以验证，并要排除其他相应的鉴别诊断，及时修正或完善诊断。病史和体征是诊断资料的主要来源，也是临床思维导向的主要依据，因此应夯实询问病史和体格检查的基本功。

安装"医大帮"app

直通本章更新内容

（一）病史采集

【病史询问思路】（表4-2-1）

表4-2-1　病史询问思路

1. 时间：明确症状出现的时间非常重要，是急性发作，还是慢性病程中急性加重或症状逐渐出现

2. 认知功能的哪几方面出现问题（记忆、语言、定向、计算、注意力、逻辑思维、判断、视空间觉及执行能力），是否影响日常生活能力

3. 伴随症状：是否伴有肢体无力、头晕、复视、言语不利、吞咽困难等其他脑血管病症状及体征，是否有行动迟缓、震颤、跌倒、晕厥、幻觉等鉴别诊断的症状

4. 症状发展进程（如起病即达高峰之后好转、逐步进展或阶梯样进展）

5. 既往有无脑血管病史，高血压、糖尿病、高脂血症、冠心病、房颤等脑血管病危险因素，有无外伤史、脑炎病史、肿瘤病史，家族中是否有痴呆病史

【现病史】近 2 年以来反复头晕、昏沉感，偶伴恶心、步态不稳，头晕多于站立位及行走时出现，卧位休息后可好转，未予特殊注意，未进行检查及治疗。5 天前午睡醒后自觉头晕、家属发现其表情木讷，记忆力丧失，不能回忆午餐内容及自己放置衣服的地方，对答不切题、答非所问，反应迟钝，注意力不集中，淡漠、性格变冷淡、不喜与人接触。无四肢活动无力、视物成双、吞咽困难、黑蒙、行动迟缓、幻觉、晕厥、四肢抽搐、猝倒发作等情况。

【既往史】原发性高血压、冠心病、糖尿病 6 年。吸烟 20 支 / 日，30 余年，不饮酒。家族中母亲因"脑血管病"去世。

（二）体格检查

【提示】体格检查既要注意了解患者的一般情况，更需注重神经系统专科检查，尤其是与脑血管病相关的定位体征。

【本例体格检查结果】血压 160/80 mmHg，呼吸 18 次 / 分，血氧饱和度 99%，心率 72 次 / 分。双肺听诊呼吸音清，未闻及干、湿啰音；心脏各瓣膜听诊区未闻及病理性杂音，心律齐；腹软，无压痛、无反跳痛及肌紧张。双下肢无水肿。神经系统查体：神清，语速缓慢，表情淡漠，注意力不集中，近记忆力减退，以近事记忆力下降明显，计算力、时间、地点、人物定向力差，理解力明显减退。颅神经查体正常。四肢肌力、肌张力正常，四肢腱反射未引出。双侧病理征未引出。共济运动、深浅感觉查体欠合作。颈软，脑膜刺激征阴性。右侧锁骨下动脉听诊区可闻及收缩期吹风样杂音。

（三）辅助检查

1. 实验室检查

【实验室检查项目】（表 4-2-2）

表 4-2-2 实验室检查项目

1. 血常规、红细胞沉降率
2. 纤维蛋白原、蛋白 C、蛋白 S、PT、PTT、INR 等凝血功能检测
3. 血清同型半胱氨酸、叶酸、维生素 B_{12} 水平

4. 甲状腺功能

5. 肿瘤标志物

6. 抗心磷脂抗体及其他血管炎相关抗体

7. 梅毒螺旋体、AIDS 抗体检测

8. 如果可疑，行可卡因、苯丙胺尿检

【本例实验室检查结果】血低密度脂蛋白 4.23 mmol/L；血同型半胱氨酸水平 32 mmol/L；MTHRF 基因 TT 型；纤维蛋白原 4.68 g/L。其他生化指标、血沉、凝血功能、甲状腺功能、肿瘤标记物、免疫指标及梅毒、AIDS 抗体为阴性。

2. 神经心理量表检测

【提示】以判断是否为痴呆及痴呆的程度。

（1）简易精神智能状态评测量表：为痴呆的筛查量表。总分范围 0 ～ 30 分。轻度痴呆患者评分为 18 ～ 26 分，中度痴呆评分为 10 ～ 17 分，重度痴呆评分为 < 10 分。

（2）蒙特利尔认知量评估量表：为 MCI 筛查量表，总分为 30 分，≤ 26 分为可疑 MCI 患者。

（3）Hachinski 缺血指数量表（HIS）：阿尔茨海默病与血管性痴呆的鉴别量表。由 13 项组成，总分 ≥ 7 分为血管性痴呆；≤ 4 分为 AD；4 ～ 7 分为混合性痴呆。

【本例神经心理量表检测结果】

（1）MMSE 为 19 分（患者大学本科学历）。

（2）MoCA 评分：17 分。

（3）HIS 评分：9 分。

3. 影像学检查

【临床常用影像学检查方法分析】

（1）头颅 CT 或 MRI：随着 CT、MRI 的不断发展，尤其是分辨率较高的 MRI 的普及，越来越多的 VCI 可以通过影像学来发现。目前还没有明确的统一的 VCI 的影像学诊断标准。加州诊断血管性痴呆（vascular dementia，VaD）的标准中要求有 2 次或以上的缺血性卒中，并且至少有一个梗死病灶位于小脑外的脑组织。NINDS-AIREN 的诊断标准要求多发大血管性卒中或单发的关键部位的脑梗死（包括扣带回、丘脑、前脑底部、颈总动脉前部或后部供血区）、腔隙状态或广泛的脑室旁白质病变。皮质下缺血性痴呆的诊断标准为伴有腔隙性脑梗死且广泛融合成片的脑白质病变。通过头颅 MRI 或 CT 检查可发现较大的脑梗死、腔隙性脑梗死、脑白质病变和脑出血。

1）较大的脑梗死：单个的大血管性脑梗死就可以引起轻度的 VCI，而关键部位的脑梗死则可直接引起血管性痴呆，如角回梗死可出现急性发作的言语困难、视空间定向障碍、失写、记忆丧失。丘脑梗死特别是丘脑旁正中梗死，可出现嗜睡、情感淡漠、反应迟钝、记忆力丧失等。其他如尾状核、海马区、基底前脑的单个梗死也可能发生认知障碍。如果通过多发的大的脑梗死来诊断 VaD 的话，头颅 MRI 上至少有一个梗死灶要位于小脑外。

2）腔隙性脑梗死：头颅 MRI 上脑干外两个以上的腔隙性脑梗死是诊断 VCI 一个重要支持因素。纹状体或丘脑的单个腔隙性脑梗死就可引起 VCI。腔隙性脑梗死的定义目前还不统一，多为 3 ～ 15 mm，在 MRI 的 FLAIR 相上为特征性的被一圈高信号所环绕的低信号区域，可以和血管周围间隙、多发性硬化的病灶相鉴别。此外在大体神经病理检查中都有可能不被发现的微梗死，一般在神经影像学上也观察不到，但可以确认微梗死是导致认知功能下降的一个重要病理改变。

3）脑白质病变（WMLs）：轻度 WMLs 在头颅 MRI 轴位上表现为侧脑室额脚或枕脚"帽样"改变，之后逐渐加重会延伸至深部脑白质，并逐渐融合成片，但相对保留皮质下 U 型纤维。临床上可按严重程度将脑白质病变分级，常用的量表有年龄相关的白质改变量表（ARWMC）、脑白质损害定量表（Fazekas）、改良 Scheltens、Ylikoski 量表等四种，本文列出 Fazeks 的诊断评级（图 4-2-1）。目前还没有明确的证据根据 WMLs 的不同分级来诊断是轻度 VCI 还是 VaD。认知障碍与 WMLs 的体积相关，如诊断 VaD 至少需要 25% 的脑白质容量受损。Hachinski 等对皮质下痴呆 WMLs 的头颅 MRI 诊断标准为：

①白质高信号位于脑室旁和深部脑白质。

②侧脑室脚的"帽状"白质病变距离侧脑室边缘 > 10 mm。

③"晕圈"样的脑白质病变应为不规则的、宽度 > 10 mm、边缘不整齐且延伸至深部脑白质区域或融合成片的脑白质病变 > 25 mm。

④同时存在一个及以上的腔隙性脑梗死。

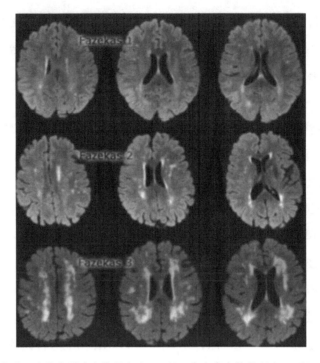

注：0级：没有或一个脑白质病变信号斑点；1级：多个病变信号斑点；2级：病灶开始相互融合（桥形成）；3级：融合成大的病灶。

图 4-2-1　Fazekas 评级

4）脑出血：认知障碍性疾病与硬膜下出血、蛛网膜下腔出血及关键部位的脑出血（丘脑、脑叶）很相关。近些年，T2加权相上发现的皮层和皮层下微出血与认知功能减退明显相关，考虑为高血压或淀粉样血管病所致。

（2）MR血管成像和CT血管成像：可用于观察是否有颅内外大血管病变或畸形所致关键部位的缺血性或出血性卒中。

（3）多普勒超声：多普勒超声分为经颅多普勒超声检查和颈动脉彩色多普勒超声。多普勒超声通过颞窗可检查大脑中动脉、大脑前动脉、颈内动脉末端和大脑后动脉；通过枕窗可检测椎动脉和基底动脉；通过眼窗能检测眼动脉和颈内动脉虹吸段。颈动脉彩色多普勒超声可用于双侧颈动脉、锁骨下动脉、椎动脉的检测，可观察血管壁的结构、血管内径、血流方向。临床常用于颈动脉狭窄或闭塞、锁骨下动脉盗血综合征等诊断。

（4）心脏检查：应行24小时Holter检查以评价是否有心房纤颤及行超声心动检查是否有心房栓子、黏液瘤、心脏瓣膜疾病等容易导致栓塞性缺血性卒中的可能。

【本例影像学检查结果】

（1）TCD：左侧大脑后动脉 P1 段重度狭窄。颈动脉示双侧颈总动脉、颈内动脉、右侧锁骨下动脉多发动脉粥样硬化斑块。

（2）头颅 MRI：左侧丘脑旁正中梗死（图 4-2-2）。

（3）头颅 MRA：左侧大脑后动脉 P1 段狭窄（图 4-2-3）。

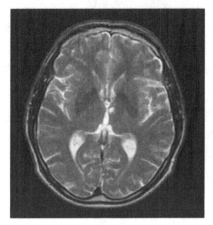 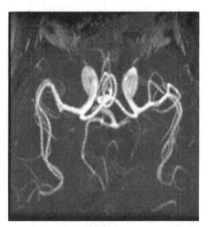

图 4-2-2　本例患者头颅 MRI—左侧　　图 4-2-3　本例患者头颅 MRA —左
丘脑旁正中脑梗死　　　　　　侧大脑后动脉狭窄

（四）诊断

【提示】 VCI 的诊断需要有神经系统症状、体征、辅助检查共同判定。目前对 VCI 还没有统一的国际标准，2011 年美国心脏协会和美国卒中协会（AHA/ASA）、2013 年美国精神障碍诊断统计手册第五版（DSM- V）、2014 年国际血管性行为与认知障碍学会（Vas-Cog）及我国 2011 年中华医学会血管性认知障碍指南均发布了 VCI 和血管性认知性疾病（vascular cognitive disease，VCD）的诊断标准。目前最常用的是 2014 年 Vas-Cog 制定的 VCD 的诊断标准（表 4-2-3）。

表 4-2-3　Vas-Cog 的 VCD 诊断标准

VCD 的临床证据	1. 认知障碍的发生至少与一次脑血管事件相关（认知障碍与多次脑血管事件相关的突然的、阶梯样或波动性加重，且认知障碍在卒中后发生并持续 3 个月以上；但皮层下慢性缺血所导致的认知障碍为逐渐出现且缓慢加重的病程）。脑血管事件的定义为以下标准： （1）伴有短暂的认知功能减退的一次脑血管病史 （2）持续存在的神经系统阳性体征，如偏瘫、中枢性面瘫、Babinski 征、感觉缺失、视野缺失、假性延髓麻痹等

VCD 的临床证据	2. 有证据支持认知障碍在信息处理速度、注意力、额叶执行功能方面较突出。同时伴有以下一条 （1）早期出现步态异常（小碎步、失用性共济失调）、步态不稳或频繁的、无诱因的摔倒 （2）早期出现不能用泌尿外科疾病所解释的尿频、尿急等症状 （3）性格和情绪改变：意志消沉、抑郁、情绪不稳
VCD 的影像学证据	1. 一个大血管性脑梗死即可引起轻度 VCD，而 VaD 或重度 VCD 则需要两个及以上大血管性脑梗死 2. 一次严重的或关键部位的脑梗死，尤其是丘脑或基底节梗死，即可引起 VaD 或重度 VCD 3. 脑干外＞2 个的多发腔隙性脑梗死；或关键部位的 1～2 个腔隙性脑梗死；或伴有广泛脑白质病变的 1～2 个腔隙性脑梗死 4. 广泛的融合成片的脑白质病变 5. 关键部位的颅内出血或 2 次以上的颅内出血 6. 以上影像学特征的混合存在
VCD 的诊断分层	1. 很可能 VCD （1）VCD 符合临床诊断证据，并有影像学证据支持 （2）有脑血管病的临床和遗传学证据，包括伴皮质下梗死及白质脑病的常染色体显性遗传性脑动脉病、伴皮质下梗死和白质脑病的常染色体隐性遗传性脑动脉病、遗传性内皮细胞病伴视网膜病变、肾病和卒中、伴白质脑病的脑桥常染色体显性遗传性微动脉病、脑白质营养不良相关性视网膜病变、Ⅳ型胶原 α 链相关性血管病等（AD 的生物标志物，如有 tau 蛋白和异常磷酸化 tau 蛋白增高，Aβ42 降低则应排除很可能 VCD 的诊断） 2. 可能 VCD：VCD 符合临床证据，但没有获得影像学检查（如果有影像学检查，但不符合 VCD 影像学证据，则不能诊断可能 VCD
VCD 的亚型	1. 出血性或缺血性 VCD 2. 皮层 - 皮层下缺血性或皮层下缺血性 VCD
多原因的 VCD	1. 伴 AD（轻度或重度）的 VCD，即混合型痴呆，既符合 VCD 诊断标准，也符合可能 AD 的诊断标准，但应说明痴呆的哪种原因更占主导，血管性还是 AD。 2. 伴有其他病理类型痴呆的 VCD，如路易体痴呆。 3. 有抑郁成分参与的 VCD：应伴有精神行为症状、抑郁、激越、淡漠等。

【本例诊断分析】本例患者在缺血性脑血管病的症状基础上，急性出现认知功能受损，伴日常生活工作能力受损，无法用谵妄或其他严重精神疾病来解释；根据患

者家属提供的病史及进行认知功能量表测定后，患者认知或行为受损出现以下受损
（≥ 2 个认知领域）：

①学习记忆新信息功能受损，症状包括：不记得个人物品放置的地方及吃过的
饭菜。

②语言功能受损（说、读、写），症状包括：说话时找词困难，语速缓慢、低沉。

③理解力减退：答非所问、对答不切题。

④人格或行为举止改变：淡漠、不喜与人接触。

结合其有高血压、冠心病、高脂血症、高同型半胱氨酸血症、糖尿病等多种脑
血管病危险因素，头颅 MRI 显示 DWI 序列可观察到在关键部位的左侧丘脑旁正中新
发脑梗死，头颅 MRA 可见到左侧大脑后动脉局限性狭窄。综上所述，本例患者符合
2014 年 Vas-Cog 血管性痴呆的诊断标准。

【鉴别诊断】

1. 变性病性痴呆

（1）阿尔茨海默病：多见于高龄患者，隐袭起病，缓慢进展，以情景记忆为核
心认知损害，早期出现认知改变，较晚期出现人格改变。影像学有海马和内侧颞叶
萎缩，部分患者可有 AD 家族史为支持诊断；脑脊液 tau 蛋白和异常磷酸化 tau 蛋白
增高，A β 42 降低支持诊断。

（2）Pick 病及额颞叶痴呆（fronto-temporal dementia，FTD）：Pick 病主要类型为
FTD，FTD 核心诊断症状为：50 ～ 60 岁起病，呈隐袭性缓慢渐进性发展，早期有人
格改变、社交人际能力下降、精神行为异常、自制力缺乏、情感淡漠、缺乏洞察力
及言语进展性障碍，脑电图正常，影像学上表现为额颞叶萎缩。与 AD 比较，FTD 早
期即有人格改变，AD 早期认知改变为主，很少有人格和行为异常。

（3）路易体痴呆（dementia with Lewy bodies，DLB）：呈波动
性进展，有认知障碍、视幻觉和帕金森综合征，这 3 个症状中出现
2 个即可诊断。此外还应与帕金森综合征伴痴呆进行鉴别诊断，包
括进行性核上性麻痹、多系统变性、皮质基底神经节变性等疾病。

直通本章更新内容

2. 非变性病性痴呆

（1）正常颅压脑积水：表现为痴呆、行走困难、括约肌障碍。影像学上可见脑
室明显扩大。

（2）中毒性脑病：包括：①酒精中毒性脑病，临床表现为共济失调、步态不稳、痴呆等，影像上有大脑弥漫性萎缩、小脑弥漫性萎缩、乳头体缩小、白质无异常改变。② CO 中毒脑病，病理上有低氧血症、中毒后脑血管痉挛、出血、血栓形成，脑梗死、软化、坏死。苍白球、海马、小脑的临床表现为锥体外系、痴呆、小脑征，影像学检查为双苍白球低信号，脑白质异常，广泛脑萎缩。

（3）感染性疾病所致的痴呆：包括：①神经梅毒、神经钩端螺旋体、莱姆病。②艾滋病。③病毒性脑炎。④细菌、霉菌性脑膜炎、脑炎。⑤慢病毒脑病，如海绵状脑病、Creutzfeldt–Jacob 病、皮质 – 纹状体 – 脊髓变性。

（4）代谢性脑病：包括：①心肺衰竭所致脑病。②慢性肝性脑病。③慢性尿毒症性脑病。④贫血。⑤ 慢性电解质紊乱。⑥叶酸、维生素 B_{12} 缺乏症，如 Wernicke 脑病、Korsakoff 综合征。

（5）其他：抑郁和其他精神疾病所致痴呆、脑肿瘤所致痴呆、脑外伤性痴呆。

（五）治疗

【本例治疗方案】

1. 药物性治疗

VCI 和 AD 一样存在脑内乙酰胆碱含量的减少和乙酰胆碱通路的破坏。多项研究均证明应用胆碱酯酶抑制剂、美金刚、加兰他敏等药物均能明显改善 VaD 的认知、全脑和日常生活功能。目前推荐：①多奈哌齐可以提高 VaD 患者的认知功能。②混合型 AD/VaD 患者应用加兰他敏可以获益。③暂没观察到 VaD 患者中美金刚的效果。对于轻度 VCI 即 VCI-ND 来说，目前还没有关于胆碱酯酶抑制剂和美金刚治疗的疗效分析。

2. 非药物性治疗

非药物性治疗，即生活方式的改变，如饮食控制、体育锻炼、社会援助网络的建立对 VCI 的治疗有帮助。智能康复和针灸治疗目前没有确定性的结论，仅在 VaD 的动物模型中获益。

3. VCI 的一级预防

脑血管病的危险因素和脑血管病本身都是 VCI 的主要病因。因此，通过控制脑血管病的危险因素（例如高血压、糖尿病、高脂血症等），减少脑血管病的发生，是

VCI 一级预防的根本途径。另外，改善生活方式，如地中海饮食可以降低认知功能下降的风险；同型半胱氨酸水平可能影响认知功能，但尚无证据证明降低同型半胱氨酸水平有益于认知功能的改善；体育锻炼可以有效防止痴呆。目前抗血小板聚集药物对 VCI 的一级预防作用尚不明确。

二、疾病知识拓展

（1）引起 VCI 的病因复杂多样，可以是脑血管病危险因素，也可以是一次缺血性或出血性卒中，或静脉性脑血管病及脑动静脉畸形等，具体 VCI 的病因见表 4-2-4。

表 4-2-4 VCI 的病因分类

分类	包括疾病
1. 危险因素相关性	高血压、糖尿病、高脂血症等
2. 缺血性	
（1）大血管性	多发性脑梗死、关键部位梗死等
（2）小血管性	亚急性动脉硬化性脑病（Bingswanger 病），伴有皮质下梗死和白质脑病的常染色体显性遗传脑动脉病（CADASIL）、腔隙性脑梗死等
（3）低灌注性	血容量不足、心脏射血障碍或其他原因导致血压偏低等
3. 出血性	脑出血、蛛网膜下腔出血、脑淀粉样血管病、慢性硬膜下血肿等
4. 其他脑血管病性	脑静脉窦血栓形成、脑动静脉畸形等
5. 脑血管病合并 AD	脑血管病伴 AD、AD 伴脑血管病

（2）2011 年我国 VCI 诊断标准主要按分类对 VCI 进行诊断，适合按照病因诊断 VCI，并可将 VCI 分层（表 4-2-5）。

表 4-2-5 VCI 的分类诊断标准

一、VCI 的诊断
（一）VCI 诊断需具备以下 3 个核心要素
1. 认知损害：主诉或知情者报告有认知损害，而且客观检查也有认知损害的证据和（或）客观检查证实认知功能较以往减退
2. 血管因素：包括血管危险因素、卒中病史、神经系统局灶体征、影像学显示的脑血管病证据，以上血管因素不一定同时具备

3. 认知障碍与血管因素有因果关系：通过询问病史、体格检查、实验室和影像学检查除外其他导致认知障碍的原因

（二）VCI 的程度诊断

1. 非痴呆型血管性认知功能障碍（vascular cognitive impairment-no dementia，VCI-ND）：日常能力基本正常，复杂的工具性日常能力可以有轻微损害，不符合痴呆诊断标准

2. VaD：认知功能损害明显影响日常生活能力，达到痴呆程度

二、VCI 诊断成立后需进行以下分型诊断

1. 危险因素相关性 VCI

（1）有长期血管危险因素（如高血压、糖尿病、血脂异常等）

（2）无明确的卒中病史

（3）影像学无明显的血管病灶

2. 缺血性 VCI

（1）大血管性

①明确的脑卒中病史

②认知障碍相对急性发病，或阶梯样进展

③认知障碍与卒中有明确的时间关系。

④影像学显示大脑皮质或皮质下病灶（直径 > 1.5 cm）

（2）小血管性

①有或无明确脑卒中病史

②认知障碍发病相对缓慢

③影像学显示有多发腔隙性梗死或广泛白质病变，或两者并存

（3）低灌注性

①有导致低灌注的病因：如心脏骤停、急性心肌梗死、降压药物过量、失血性休克等

②认知障碍与低灌注事件之间有时间关系

3. 出血性

（1）明确的脑出血病史（包括脑实质出血、蛛网膜下腔出血、硬膜下血肿等）

（2）认知障碍与脑出血之间有明确的时间关系

（3）急性期影像学可见相应的出血证据

4. 其他脑血管病性

（1）除上述以外的血管病变，如脑静脉窦血栓形成、脑动静脉畸形等

（2）认知障碍与血管病变之间有明确的时间关系

（3）影像学显示有相应的病灶

5. 脑血管病合并 AD

（1）脑血管病伴 AD

①首先有脑血管发病病史，发病后一段时间内逐渐出现以情景记忆为核心的认知障碍，这种记忆障

续表

碍不符合血管病变导致记忆障碍的特征

②影像学有脑血管病的证据，同时存在海马和内测颞叶萎缩

③高龄发病，有 AD 家族史支持诊断

直通本章更新内容

④脑脊液总 tau 蛋白和异常磷酸化 tau 蛋白增高，Aβ42 降低支持诊断

（2）AD 伴脑血管病

①临床符合 AD 特征：隐袭起病，缓慢进展，以情景记忆为核心认知损害。病程中发生脑血管病，可使已存在的认知损害加重

②影像学有海马和内测颞叶萎缩，同时有本次脑血管病的病灶

③高龄发病，有 AD 家族史为支持诊断

④脑脊液 tau 蛋白和异常磷酸化 tau 蛋白增高，Aβ42 降低支持诊断

三、专家临床经验分享

血管性认知障碍是指所有与脑血管疾病相关的认知障碍，是由脑卒中或亚临床脑血管损伤引起至少一个主要认知领域的一类临床综合征，不单纯为缺血性或出血性脑卒中，还包括脑血管病危险因素及其他脑血管损伤，如静脉窦血栓、血管炎、脑微出血、血管淀粉样变性、动静脉畸形及外伤性脑血管损伤，它涵盖了从轻度认知功能障碍到痴呆的全过程。临床中早期筛查非常重要，尤其对有脑血管病危险因素的人群更应尽早发现，尽早控制发病因素，尽早治疗，才能延缓或防止血管性痴呆或者混合性痴呆的发生。

（彭丹涛　乔亚男）

第五章　头痛与头晕

第一节　偏头痛

一、案例分析

【**主诉**】林某，女，46岁。主因"发作性头痛20年，加重2年"就诊。

【**提示**】按照国际头痛疾患分类（ICHD）的标准，头痛包括原发性头痛和继发性头痛2大类。其中，原发性头痛是指以头痛为突出和主要临床特征的疾患，不伴随其他重要的症状或体征，且各种血液、体液、电生理及神经影像学的检查均正常。原发性头痛主要包括偏头痛、紧张型头痛及三叉自主神经痛等。继发性头痛是指由下列情况所导致的头痛：创伤或头颈部外伤、头颈部血管性疾患、颅内非血管性疾患、物质或其戒断、感染、内环境紊乱、头面及颈部性疾患、心理疾患等。继发性头痛的诊断主要依据患者个人疾病史、不同疾病的临床特征及相应的病因病理学诊断的结果。

安装"医大帮"app

直通本章更新内容

（一）病史采集

【**病史问询思路**】鉴于原发性头痛缺乏客观的检查或"生物标志"，故而对之诊断完全依靠症状学分析。临床医师必须学会对病史的结构性问询和分析，特别注意仔细问询头痛相关的各种临床特征（表5-1-1）。同时，要了解患者的个人既往史和可能的家族史。

表 5-1-1　头痛病史问询的主要内容

发病形式	慢性或急性，发作性或持续性

部位	偏侧或全部，部位变化或固定不变
疼痛性质	搏动样、压迫样、电击样、刀割样、针刺样、烧灼样或其他
疼痛程度	轻、中或重，或用数字量表评分（0～10分，0分为无痛，10分为最痛）
持续时间	数秒、数分钟、数小时、数天或数周
发作频率	每年或每月的发作次数或每月的头痛天数
伴随症状	恶心、呕吐、畏光、畏声、活动后加重或减轻、流眼泪、颈痛、球结膜充血、流涕、鼻塞或其他症状等
先兆	头痛发作前有无视觉、感觉先兆
诱发因素	天气或节气变化、环境变化（密闭、高海拔）、饮食（不规律、酒精或其他）、睡眠、劳累、情绪、月经来潮、药物（血管扩张或降压药）等
个人史	系统疾病、精神疾病（抑郁、焦虑、失眠等）、头晕或眩晕史
家族史	父母、同胞、子女有无头痛史

【现病史】患者 20 年前始有发作性头痛，早先为每年 5～6 次发作（发作频率）。多在天气变化或月经来潮前后出现头痛。头痛发作的表现基本相同。头痛前无视物发花、亮点、局部视野缺损或口面部麻木等情况。头痛多位于一侧的额、眶或顶部，性质为搏动样或钻痛，程度剧烈（数字评分 8～9 分）。头痛剧烈时，可以出现恶心和呕吐，半数以上的发作伴随怕光亮（畏光）、怕吵（畏声）和不愿活动，在安静的房间睡一觉则容易缓解头痛。多数的发作会自行服用芬必得、散利痛等止痛剂，发作持续多为 12～24 小时。近 2 年头痛发作频繁，每月 3～4 次，每次发作均服用 2～3 片止痛剂，仍然持续 24～36 小时。同时出现睡眠差，睡不好后更容易头痛。平时经常性头昏脑涨、食欲缺乏、记忆能力下降和容易发怒，多数时间心情不好（心境低下）和对所有事情无兴趣，容易紧张、担心和害怕。

【个人史】无特殊个人史。已婚，孕 2 育 2。平素月经规律，近 2 年明显紊乱。

【既往史】无特殊医学史，无外伤或中毒史，无过敏史。

【家族史】母亲和姐姐有类似头痛史。

（二）体格检查

【提示】虽然在发作间隙期，原发性头痛的体格或神经系统检查无异常发现，但临床诊断过程中仍然必须开展基本的体格和神经系统检查，一方面是使患者放心，另一方面是发现是否存在提示继发性头痛的情况（表5-1-2），特别是要与患者具体的个人史相结合，针对性地排除可能的继发性头痛。

表 5-1-2　提示继发性头痛的警示表现

视力	青光眼、假性脑瘤（特发性颅高压）
眼底	出血和视乳头水肿提示颅高压
眼压	青光眼
眼球运动	动眼和（或）展神经麻痹提示（炎症、脑膜炎、占位）
颞动脉粗肿和压痛	颞动脉炎（巨细胞动脉炎）
鼻旁窦区压痛	鼻旁窦炎
颞颌关节活动、压痛	颞颌关节紊乱
颈项强直	脑膜刺激征
与体位相关的头痛	原发性低颅压、高颅压、鼻旁窦炎

【本例体格检查结果】心率78次/分，呼吸16次/分，血压124/80 mmHg；神志清晰，言语清晰，查体合作；较肥胖；头颈发育无异常，粗侧眼压正常，眶区、鼻旁窦区及颞颌关节区无叩压痛，双肺呼吸音清，未闻干、湿啰音，心律齐，未闻病理学杂音，腹软，未触及包块，肝脾肋下未及，无压痛和肌抵抗，四肢无水肿。神经系统检查：双眼视力1.2，眼球运动正常，眼底正常，无明显面舌瘫，双耳听力正常，面部针刺觉正常，颈无抵抗；四肢运动、感觉正常；四肢腱反射正常，未引出病理征；步态正常，共济运动正常。

（三）辅助检查

【提示】原发性头痛的定义本身就指明没有特异的阳性检查发现，即无"客观标志"。各种检查的目的只是排除其他情况，而非证实偏头痛的诊断。现有的国内外指南均指出：无需对偏头痛患者进行各种特定的辅助检查，包括脑电图、头或颈CT/MRI、头颈部血管检查（TCD、血管多普勒超声、CTA、MRA）等。若患者有特定的个人史，应结合头痛特点、体检结果进行有针对性的检查。

【本例辅助检查项目及结果】本例患者多次因头痛就医，接受过多次头颅CT、头颅 MRI、颈椎 MRI、颈动脉和椎动脉多普勒超声、TCD 等检查，均无特异性异常发现。每年体检均接受常规的检查，亦无异常。其头颅 MRI 报告：枕、顶区皮质下有数个小的腔隙和轻度的脑白质病变。故不推荐开展任何辅助检查。

（四）诊断

【提示】对偏头痛的诊断分为 4 步：①确定头痛是否为原发性头痛？②分析头痛的临床特征是否符合偏头痛的诊断标准？③符合偏头痛哪种类型？④是否伴随其他疾病（并发症）。常见的原发性头痛的头痛发作特征（表 5-1-3）。

表 5-1-3　常见原发性头痛疾患的头痛特点

	偏头痛	紧张型头痛	丛集性头痛
持续时间	4～72 小时	30 分钟至 7 天	15～180 分钟；隔天一次至每日 8 次
头痛特征	至少下列 2 项：①偏侧；②搏动性；③程度中 - 重度；④日常活动后加重	至少下列 2 项：①双侧；②压迫、紧箍样；③轻中度；④日常活动后不加重	固定偏侧；眶部、眶上或颞部；重或极重度疼痛
伴随症状	至少下列 1 项：①恶心和（或）呕吐；②畏光和畏声	符合下列：①无恶心或呕吐（可有食欲不振）；②无畏光和畏声，或仅有其一	至少有下列 1 项：①同侧结膜充血和（或）流泪；②同侧鼻塞和（或）流涕；③同侧眼睑水肿；④同侧额面部出汗；⑤同侧瞳孔缩小和（或）眼睑下垂；⑥躁动或坐立不安

【本例诊断分析】

1. 临床特征归纳

本例患者具有以下临床特点：①中年女性，有头痛家族史；②长期发作性病程；③头痛部位偏侧为多，性质多为搏动性，程度剧烈，可伴随恶心、呕吐、畏光、畏声及活动后加重；④发作持续时间 12～24 小时；⑤无先兆，有诱因；⑥2 年来出现失眠、抑郁和焦虑，头痛发作频繁且持续时间长；⑦无特殊疾病史，体格检查无特殊，各种辅助检查无特殊（仅 MRI 见轻度脑白质病变和"多发腔隙"）。

直通本章更新内容

2. 诊断依据分析

依据本例患者的临床特征和个人史，可以排除继发性头痛的可能。其头痛发作的特点符合 ICHD 的偏头痛的头痛发作特点（表 5-1-3）。此外，患者有类似的发作 5 次以上，同时无法用其他情况来解释头痛，故患者的头痛符合偏头痛。

简单地依据是否在头痛发作前或发作中出现先兆，可以把偏头痛分为（伴）先兆偏头痛和无先兆偏头痛两大组，本例在头痛前无视觉或感觉异常，故应为无先兆偏头痛。

研究显示，偏头痛患者容易有偏头痛家族史，容易合并抑郁焦虑障碍，容易出现脑的结构改变（MRI 上见脑白质病变和"多发腔隙"）。本例患者有偏头痛家族史，支持诊断。患者中年，无不良生活方式及血管性危险因素，故其头颅 MRI 所见完全可以用偏头痛解释。患者近 2 年的头痛以外的临床表现符合焦虑抑郁障碍的诊断（诊断标准不展开）。

3. 临床诊断

①无先兆偏头痛；②抑郁焦虑障碍。

【鉴别诊断】在鉴别诊断过程中，关键是不要漏诊和误诊。其中，漏诊的主要是原发性头痛和容易与之伴随的情况，如漏诊偏头痛患者的伴随的抑郁焦虑障碍，或是高血压患者同时有的偏头痛，或是偏头痛患者伴随的紧张型头痛。误诊主要是把次要的情况或不规范的诊断代替正确诊断，这些在基层医院诊治的头痛患者中最为常见。如本例患者多次就医，曾经被诊断为"神经血管性头痛"（不规范的诊断名称）、"腔隙性脑梗死"（用影像学发现代替临床诊断）、"脑供血不足"（是早已淘汰的诊断概念）。保证不误诊和漏诊的最重要措施是仔细的问诊和全面的临床知识掌握。

1. 继发性头痛

虽然许多临床情况会导致继发性头痛，有些可能还是致命的情况（如脑炎、脑肿瘤或脑动脉瘤破裂），但绝大多数应具有特定的临床特征的（相关病史、症状、体征、辅助检查发现等）。只要在临床注意询问，基本不难掌握。另外，掌握提示为继发性头痛的临床预警情况（表 5-1-4），也有助于早期识别和发现。本例无相关病史、临床表现、多次多种辅助检查未见特殊，可以排除。

表 5-1-4　提示继发性头痛病因的临床预警情况

病史或体征	需除外的疾病	辅助检查
突发头痛	蛛网膜下腔出血、脑出血、瘤卒中、脑外伤，颅内占位病变（尤其是后颅窝占位）	神经影像学检查、腰穿
逐渐加重的头痛	颅内占位病变、硬膜下血肿、药物过度使用性头痛	神经影像学检查
伴有系统性病变征象（发热、颈强直、皮疹）的头痛	颅内感染、系统性感染、结缔组织病、血管炎	神经影像学检查、腰穿、活检、血液检查
神经系统局灶症状和体征（非先兆）及认知障碍	颅内占位、动静脉畸形、结缔组织病、颅内感染、脑卒中	神经影像学检查、结缔组织病筛查、脑电图、腰穿
视乳头水肿	颅内占位病变、假性脑瘤综合征、颅内感染	神经影像学检查、腰穿
咳嗽、用力或 Valsalva 动作诱发的头痛	蛛网膜下腔出血、颅内占位病变	神经影像学检查、腰穿
妊娠期或产后头痛	皮层静脉 / 静脉窦血栓形成、垂体卒中	神经影像学检查
癌症患者或 AIDS 病患者出现新发头痛	转移肿瘤、机会性感染	神经影像学检查、腰穿
50 岁后新发头痛	颅内占位病变、巨细胞动脉炎	神经影像学检查、红细胞沉降率、病理检查

2. 先兆偏头痛

约 1/3 的偏头痛为先兆偏头痛，临床特征是头痛前或头痛时出现视觉或感觉异常，先兆症状是种可逆的神经功能刺激和缺损症状，通常持续时间为 5 ～ 60 分钟，若有多个症状，则是依次出现（表 5-1-5）。掌握这些特征，仔细问询病史，不难排除。本例经仔细问询，无相关表现，可以排除。

表 5-1-5　先兆偏头痛的诊断标准

A. 至少有 2 次符合标准 B 和 C 的发作

B. 以下 1 种或多种完全可逆的先兆症状：①视觉；②感觉；③言语和（或）语言；④运动；⑤脑干；⑥视网膜

C. 下列 4 项特征中至少有 2 项：①至少 1 种先兆症状逐渐进展 ≥ 5 分钟和（或）2 种或多种症状相继出现；②每个先兆症状持续 5 ～ 60 分钟；③至少 1 个先兆症状是单侧的；④先兆伴随头痛或在先兆发生 60 分钟内发生头痛

D. 没有能更好地解释症状的其他头痛疾患，排除短暂性缺血发作

3. 紧张型头痛

其头痛发作的特点见表 5-1-3。经过仔细的病史问询，特别是要求患者做头痛日记，通常容易诊断。本例患者头痛发作均以偏头痛性头痛为主，没有紧张型头痛的发作特点，可以排除。

4. 精神障碍性头痛

各种精神障碍，特别是抑郁、焦虑、躯体症状障碍等疾患，均可以伴随头痛及其他痛性躯体症状，同时，偏头痛等原发性头痛患者也容易合并有抑郁焦虑障碍，故需要鉴别。精神障碍性头痛多是在精神障碍起病后出现头痛或原有头痛明显恶化，头痛无特征，但多为几乎每日持续的头痛，双侧多，极少为偶尔发作性。精神障碍性头痛的诊断标准要求见表 5-1-6。本例患者头痛早于精神障碍，故无法用精神障碍性头痛解释。近 2 年本例患者出现抑郁焦虑和失眠，但头痛特征仍然为偏头痛性头痛（仅是发作频繁），即目前频繁的头痛更像是偏头痛所致而非精神障碍所致，故诊断偏头痛与抑郁焦虑障碍共病比诊断偏头痛和精神障碍性头痛更加合适。

表 5-1-6　精神障碍性头痛的诊断标准

A. 符合标准 C 的任何头痛

B. 符合诊断标准的精神障碍

C. 头痛发生主要在精神障碍的发作期

D. 无法用其他头痛疾患来解释

（五）治疗

【提示】原则上，偏头痛的治疗包括 3 方面：①急性头痛发作的治疗；②偏头痛发作的预防治疗；③共病的治疗。偏头痛急性发作的治疗主要是药物，包括一般

的止痛剂和偏头痛特异性止痛剂（麦角类和曲普坦类）、止吐剂和其他对症治疗（安定、镇静等）。按照我国指南推荐，出现以下情况应予以预防性治疗：每月发作超过2次、头痛发作持续时间长或伴随严重情况或对止痛剂无效、特殊类型先兆偏头痛、患者的个人倾向。有循证医学证据支持并得到国内外指南推荐的偏头痛预防治疗药物（表5-1-7）。

表 5-1-7　指南推荐的偏头痛预防治疗

类型	药物和剂量	推荐级别
β 受体阻滞剂	美托洛尔 50 ~ 200 mg	A
	普萘洛尔 40 ~ 240 mg	A
钙离子通道阻滞剂	氟桂利嗪 5 ~ 10 mg	A
抗癫痫药物	丙戊酸 500 ~ 1800 mg	A
	托吡酯 25 ~ 100 mg	A
抗抑郁剂	阿米替林 50 ~ 100 mg	B
	文拉法辛 150 mg	B
其他	坎地沙坦 16 mg	C
	核黄素 400 mg	C

直通本章更新内容

在选择预防药物时必须考虑患者的个体情况和并发症：①高血压者，可选钙通道拮抗剂和 β - 阻滞剂；②伴随抑郁焦虑障碍者，可选抗抑郁剂或丙戊酸，不宜选钙通道拮抗剂和 β - 阻滞剂；③体重高者可选托吡酯，丙戊酸和氟桂利嗪会增加体重；④氟桂利嗪和三环抗抑郁剂有嗜睡作用；⑤丙戊酸会影响月经周期和肝功能，托吡酯会降低食欲且有感觉异常；⑥三环抗抑郁剂不适合有青光眼、前列腺肥大、心律失常或认知障碍人群；⑦ β - 阻滞剂不适合哮喘、低血压、心动过缓等。

【本例治疗方案】本例偏头痛患者的个体特征是中年肥胖女性，无系统疾病，伴随抑郁焦虑障碍，近来头痛恶化（频繁、持续时间长、普通止痛剂疗效差），故给予以下治疗：

（1）急性发作治疗：利扎曲坦 5 mg，头痛发作开始，即立刻口服。

（2）预防发作治疗：托吡酯［开始为 25 mg（1 次 / 日），1 ~ 2 周后加到每日 2 次］。

（3）其他治疗：文拉法辛 150 mg（1次/日）、阿普唑仑 5 mg，睡前口服。

（六）随访

【提示】对所有偏头痛患者应宣教，推荐记头痛日记，避免各种诱因，坚持规范用药，预防治疗 1 ～ 2 月后，依据头痛日记评估疗效。目前推荐头痛发作频率下降 50% 以上为有效，还要结合发作的持续时间、疼痛程度及对止痛剂的反应、不良反应等情况，酌情调整治疗药物或剂量。有效控制 6 月后，可以逐步撤药。

【随访】患者治疗 1 月后随访，头痛减为 1 月 2 次，头痛程度下降 30%，服用曲坦后 1 小时达到头痛完全缓解。继续目前治疗。3 个月后随访，3 个月共发作 2 次，发作程度明显轻，发作持续仅 1 ～ 2 小时，无须服止痛药。另外，患者的睡眠、心境明显改善。坚持治疗 6 个月后，逐步撤除托吡酯（偏头痛预防的疗程平均 6 月）和阿普唑仑，保持文拉法辛治疗 1 年后撤药（抑郁障碍治疗疗程要求）。

二、疾病知识拓展

（一）偏头痛的分型

偏头痛是常见的神经血管性疾患，是导致患者因头痛而就医的重要原因。我国普通人群的偏头痛患病率为 9.3%。ICHD-3 的标准把偏头痛分为 6 类，主要是无先兆偏头痛（即传统的普通偏头痛）、先兆偏头痛（即传统的经典偏头痛）、慢性偏头痛、偏头痛并发症、很可能的偏头痛（仅一项诊断标准不符合）及很可能为偏头痛的儿童周期综合征（表 5-1-8）。

表 5-1-8　常见的偏头痛类型

一、无先兆偏头痛
二、先兆偏头痛
（1）典型先兆偏头痛
　①伴头痛的典型先兆
　②不伴头痛的典型先兆
（2）脑干先兆偏头痛
（3）偏瘫性偏头痛
　①家族性偏瘫性偏头痛（FHM）：1 型、2 型、3 型、其他
　②散发性偏瘫性偏头痛

续表

（4）视网膜偏头痛

三、慢性偏头痛

四、偏头痛并发症

（1）偏头痛持续状态

（2）无梗死的持续先兆

（3）偏头痛性梗死

（4）偏头痛先兆触发的痫性发作

五、很可能的偏头痛

（1）很可能的无先兆偏头痛

（2）很可能的先兆偏头痛

六、可能与偏头痛相关的阵发综合征

（1）反复的胃肠道功能紊乱

　①周期性呕吐综合征

　②腹型偏头痛

（2）良性发作性眩晕

（3）良性发作性斜颈

（二）偏头痛的常见诱因

偏头痛是神经元兴奋性增高的疾患，推测可能是离子通道功能紊乱（目前至少发现 3 种以上的离子通道基因突变所导致的特殊类型偏头痛），使得神经元稳定性差，对内外环境的变化敏感，这些变化容易诱发头痛发作。不同患者对不同因素的敏感性不一样，故推荐患者做头痛日记，把可能的诱因记录下来，以后避免这些诱因就能很好地减少发作。如有些患者对睡眠饮食规律特别敏感，三餐或睡眠不准时，容易诱发，这些最多见于儿童和青少年（周末、假期）。有些患者对酒精或某些药物（如血管扩张剂、西洛他唑）特别敏感，要注意避免或调整药物。有些女性为典型的月经性偏头痛，总在月经来潮前后发作，就可以在经期前后短时间使用一些药物以达到避免发作的作用。多数患者的发作与睡眠不好、紧张、压力大等有关，学会作息规律、放松、缓解压力就可以减少发作。有些患者在突然剧烈运动、阳光暴晒后容易发作，就应该学会剧烈活动前充分做好预热活动及外出时戴墨镜等预防措施。让患者知晓和掌握诱因及对策，能使患者终身获益。常见的偏头痛诱因见表 5-1-9。

直通本章更新内容

表 5-1-9 偏头痛常见诱因

内分泌因素	月经来潮、排卵、口服避孕药、激素替代治疗
饮食因素	酒精、富含亚硝酸盐的肉类、味精、天冬酰苯丙氨酸甲酯、巧克力、奶酪、饮食不规律
心理因素	紧张、应激释放（周末或假期）、焦虑、抑郁
自然/环境因素	强光、闪烁等视觉刺激、气味、天气变化、高海拔、密闭环境
睡眠相关因素	睡眠不足、睡眠过多、睡眠时间不规律
药物作用	硝酸甘油、西洛他唑、利舍平、肼苯达嗪、雷尼替丁等
其他因素	头部创伤、强体力活动、疲劳等

（三）偏头痛的危害

世界卫生组织将严重偏头痛导致的功能残疾定义为Ⅶ级，与肿瘤终末期、四肢瘫痪、严重抑郁及活动性精神病相同。就全球各种疾患负担的排序而言，偏头痛是第 19 位，在女性为第 12 位。在各类神经精神疾病中，偏头痛排在严重精神疾患、痴呆、脑卒中和外伤之后，但在癫痫、多发性硬化和帕金森病之前。2010 年的全球疾病负担观察显示，偏头痛在全球范围，是排列第 3 的最常见疾病、排列第 7 的最容易致残的疾病。因此，正确诊断和有效治疗，对于减少偏头痛导致的损害及降低偏头痛导致的医学经济负担非常重要。大量研究显示：约 60% 的偏头痛有家族史；偏头痛人群容易伴随有其他疾病，如头晕、眩晕、晕动征、抑郁、焦虑（约半数偏头痛患者终身会罹患）、癫痫、失眠、不明原因晕厥、其他原发性头痛、脑卒中（是无偏头痛人群的 2～3 倍，尤其是中青年人群）、心脏结构异常（卵圆孔未闭）、脑的结构改变（脑白质病变和腔隙样病灶是普通人群的 3～4 倍）等。知晓偏头痛的危害，有助于临床医师对偏头痛规范化诊治的重视，也有助于患者教育，使其知晓危害、顺应治疗。

（四）偏头痛急性发作的治疗

（1）急性期治疗的目的：快速止痛；持续止痛，减少本次头痛再发；恢复患者的功能；减少医疗资源浪费。

（2）急性期治疗有效性的指标：2 小时后无痛；2 小时后疼痛改善，由中重度转为轻度或无痛（或数字评分下降 50% 以上）；疗效具有可重复性，3 次发作中有 2 次以上有效；在治疗成功后的 24 小时内无头痛再发或无须再次服药。

（3）常用药物及评价：偏头痛急性期的治疗药物分为非特异性药物和特异性药物两类。非特异性药物包括：①解热镇痛药，对乙酰氨基酚、阿司匹林、布洛芬、萘普生等非甾体抗炎药（NSAIDs）及其复方制剂。②巴比妥类镇静药。③可待因、吗啡等阿片类镇痛药及曲马朵。④其他药物，甲氧氯普胺、多潘立酮等止吐和促进胃动力药物不仅能治疗伴随症状，还有利于其他药物的吸收和头痛的治疗，单用也可缓解头痛。

偏头痛特异性药物治疗包括：①曲坦类药物，为 5- 羟色胺 1B/1D 受体激动剂，能特异地控制偏头痛的头痛，目前国内有舒马曲坦、佐米曲坦和利扎曲坦。药物在头痛期的任何时间应用均有效，但越早应用效果越好。出于安全考虑，不主张在先兆期使用。②麦角胺类，如麦角胺咖啡因合剂，具有药物半衰期长、头痛的复发率低的优势，适用于发作持续时间长的患者。但因该药长期使用可能造成严重不良反应，国内外指南已经不再推荐作为一线治疗选择。

（五）慢性每日头痛（CDH）

若患者的头痛超过半数以上的时间（即每月超过 15 天），甚至是每天头痛，即定义为 CDH。临床上，这些患者因持续头痛且诊治无效，最容易反复就诊，疾病的影响和负担最严重，也是最让临床医师"头疼"的头痛。CDH 的原因很多，除原发性头痛的慢性化外，一些继发性头痛也可表现为 CDH，如药物过度使用性头痛（MOH）和精神障碍性头痛，而且许多患者是同时合并多种情况。仔细的病史问询、症状分析，结合患者头痛日记是诊断正确的关键。常见的 CDH 的病因和临床表现（表 5-1-10）。

表 5-1-10　常见的 CDH 病因和临床表现

类别	临床特征
慢性偏头痛	每月头痛 15 天或以上，持续 3 个月以上；有明确的偏头痛病史；且每月至少有 8 天的头痛具有偏头痛性头痛特点（包括先兆、对曲坦或麦角类药物有反应）；排除其他情况
慢性紧张型头痛	平均每月 ≥15 天（每年 ≥180 天）3 个月以上；多由发作性紧张型头痛转化而来；头痛特征符合紧张型头痛的发作特征；排除其他情况

类别	临床特征
慢性丛集性头痛	丛集性头痛发作超过 1 年不缓解或缓解期小于 1 个月
慢性发作性偏侧头痛	发作性偏侧头痛发作超过 1 年不缓解或缓解期小于 1 个月
持续性偏侧头痛	持续超过 3 个月，中重程度的恶化。头痛符合下列 1 项或 2 项：（1）至少下列 1 项头痛侧的症状和体征：①结膜充血和（或）流泪；②鼻塞和（或）流涕；③眼睑水肿；④前额和面部出汗；⑤前额和面部发红；⑥耳朵胀满感；⑦瞳孔缩小和（或）上睑下垂；（2）不安或激越。对治疗剂量的吲哚美辛绝对有反应
新发每日持续头痛（NDPH）	持续性头痛超过 3 月，被清楚记得起病始即为每日发作。疼痛缺乏特征性，可为偏头痛样或紧张型头痛样，抑或两者皆有
MOH	既往有头痛史的患者出现每月超过 15 天的头痛；规律地使用 1 种或多种可以治疗急性头痛的药物（NSAID 类每月 15 天或以上，麦角类或曲坦类或复合止痛剂每月 10 天或以上），超过 3 个月；无法用其他疾患更好地解释
精神障碍性头痛	精神障碍起病后发生头痛或原有头痛明显恶化，排除其他情况

（李焰生）

第二节　紧张型头痛

一、案例分析

【主诉】刑某，男，57 岁，主因"发作性头痛 2 年，再发 5 天"就诊。

【提示】见第五章第一节的"提示"内容。

安装"医大帮"app　　直通本章更新内容

（一）病史采集

【病史问询思路】见第五章第一节的表 5-1-1。

【现病史】患者 2 年内有多次发作性头痛，再次发作 5 天。头痛多位于双侧后枕或颞部，紧箍或牵拉样，程度轻 - 中度（数字评分 3 ～ 5 分），无恶心、呕吐、畏光或畏声，转移注意或参加娱乐活动可减轻头痛。发作时间多为 2 ～ 3 小时，无须服药，亦从未就医。头痛多在劳累或睡眠不好后发生，平均每年发作6～8次。5天前，头痛再次发作，较之前明显加重，为双侧枕、颞和额部的中等度胀痛，伴颈肩部酸胀，有恶心，睡眠差，余无不适。因担心"脑卒中或脑肿瘤"而来就诊。

【既往史】有高血压、高脂血症史，均服药且控制良好。无外伤或中毒史，无过敏史。

【家族史】无头痛家族史。

（二）体格检查

【提示】基本的体格和神经系统检查要求见第五章第一节的"提示"内容。对紧张型头痛，还需要检查枕颈部有无压痛。

【本例体格检查结果】体格检查和神经系统检查无异常发现。头颈发育无异常，双侧枕和颞部有多个压痛点，转颈无明显受限。

（三）辅助检查

【提示】同第五章第一节的"提示"内容。

【本例辅助检查项目及结果】本例患者为头痛，无特殊个人史，体格和神经系统检查无明显异常，且有多次类似头痛发作，没有提示为继发性头痛或有潜在严重的情况，故按照国内外指南推荐不需要做相关的影像学检查。患者因担心"脑卒中或脑肿瘤"而来就诊，且希望做有关影像学检查，应予以解释，但这些影像学检查不能代替临床判断，其诊断意义不及临床；先予以对症处理，若无效可以再查；对影像学检查可能发现的无关现象应予以恰当解释。

（四）诊断

【提示】对紧张型头痛的诊断分为4步：①确定头痛是否为原发性头痛？②分析头痛的临床特征是否符合紧张型头痛的诊断标准？③符合紧张型头痛哪种类型？④是否伴随其他疾病（并发症）。紧张型头痛的头痛发作特征（本节第一节表5-1-3）。

【本例诊断分析】

1.临床特征归纳

本例患者具有以下临床特点：①中年男性，有高血压史和高脂血症史；②发作性病程；③头痛部位为双侧，性质为胀痛，程度为轻－中度，不伴恶心、呕吐、畏光或畏声，活动后头痛缓解；④发作持续时间2小时至5天；⑤有诱因；⑥有颈部压痛点。

2. 诊断依据分析

依据本例患者的临床特征和个人史，可以排除继发性头痛的可能。其头痛发作的特点符合ICHD-3的紧张型头痛的诊断标准（表5-2-1）。依据是否存在颅周肌压痛，ICHD-3把紧张型头痛分为伴和不伴颅周肌压痛的紧张型头痛，本例应为伴颅周肌压痛的紧张型头痛。依据头痛发作的频率，再分为稀疏阵发性、频繁阵发性和慢性三类。

3. 临床诊断结果

伴颅周压痛的稀疏阵发性紧张型头痛。

表5-2-1　ICHD-3的诊断标准

稀疏阵发性紧张型头痛	A．至少10次符合标准B～D的发作，平均每月＜1天（每年＜12天） B．持续30分钟到7天 C．下列4项特征中至少有2项： ①双侧分布 ②性质为压迫性或紧箍性（非搏动性） ③程度轻到中度 ④走路或登楼等一般躯体活动不会加重头痛 D. 符合以下2项： ①无恶心或呕吐 ②畏光或畏声中不不超过一个 E. 没有另一个ICHD-3的头痛疾患诊断能更好地解释
伴颅周压痛的稀疏阵发性紧张型头痛	A. 发作符合稀疏阵发性紧张型头痛的诊断标准 B. 触诊加重颅周压痛
不伴颅周压痛的稀疏阵发性紧张型头痛	A. 发作符合稀疏阵发性紧张型头痛的诊断标准 B. 颅周压痛无增加
频繁阵发性紧张型头痛	A. 至少10次符合标准B～D的发作，平均每月1～14天，超过3个月（每年＞12天，但＜180天） B. 持续30分钟到7天

续表

频繁阵发性紧张型头痛	C. 下列 4 项特征中至少有 2 项： ①双侧分布 ②性质为压迫性或紧箍性（非搏动性） ③轻到中度程度 ④走路或登楼等一般躯体活动不会加重头痛 D. 符合以下 2 项： ①无恶心或呕吐 ②畏光或畏声中不超过 1 个 E. 没有另一个 ICHD-3 的头痛疾患诊断能更好地解释
伴颅周压痛的频繁阵发性紧张型头痛	A. 发作符合频繁阵发性紧张型头痛的诊断标准 B. 触诊加重颅周压痛
不伴颅周压痛的频发性紧张型头痛	A. 发作符合频发性紧张型头痛的诊断标准 B. 颅周压痛无增加
慢性紧张型头痛	A. 头痛符合诊断标准 B～D，平均每月 ≥ 15 天（每年 > 180 天）且 3 个月以上 B. 持续 30 分钟至 7 天 C. 下列 4 项特征中至少 2 项： ①双侧分布 ②性质为压迫性或紧箍性（非搏动性） ③程度轻到中度 ④走路或登楼等一般躯体活动不会加重头痛 D. 符合以下 2 项： ①无恶心或呕吐 ②畏光或畏声中不超过 1 个 E. 没有另一个 ICHD-3 的头痛疾患诊断能更好地解释
伴颅周压痛的慢性紧张型头痛	A. 头痛符合慢性紧张型头痛的诊断标准 B. 触诊加重颅周压痛
不伴颅周压痛的慢性紧张型头痛	A. 头痛符合慢性紧张型头痛的诊断标准 B. 颅周压痛无加重
很可能的紧张型头痛	紧张型头痛样头痛，仅 1 项不满足上述紧张型头痛及其亚型的标准，且不符合其他头痛疾患的诊断标准

【鉴别诊断】在鉴别诊断过程中，除需要明确是原发性头痛或继发性头痛外，还

要与偏头痛等原发性头痛鉴别。

1. 继发性头痛

虽然许多临床情况会导致继发性头痛，有些可能还是致命的情况，但绝大多数是具有特定的临床特征的（相关病史、症状、体征、辅助检查发现等）。因此，只要在临床问询时注意问询，基本不难掌握。另外，掌握提示为继发性头痛的临床预警情况（本章第一节表 5-1-4），也有助于早期识别和发现。本例无相关病史和临床表现，虽然此次发作较以往的发作症状较重、持续时间较长，但仍然没有改变头痛的基本特征，故继发性头痛的可能性极低，可以排除。虽然患者担心可能有严重的颅内病变情况，且要求做有关的影像学检查，但并没有开展影像学检查的指征。已有的大量研究证据提示，不加区分的、无选择性的神经影像学检查，不能帮助提高诊断率（因为原发性头痛本身是没有特异的影像学发现的），相反可能会因影像学发现的一些无关现象（多为与年龄有关的表现，如颈椎骨质增生、颈动脉斑块、轻度脑白质病变等）而混淆诊断思路，容易用这些无关现象来解释头痛，或是没有很好解释导致患者过分担忧。

2. 偏头痛

偏头痛的头痛特点及诊断标准参考上节。通过症状学分析，基本可以排除。

3. 颈椎病

颈椎病是个很容易被泛滥使用的诊断概念，目前公认的临床类型是神经根型和脊髓（压迫）型，机制是颈椎退行性改变（骨质增生、椎间盘变性和突出、黄韧带肥厚和硬化、椎管狭窄等）导致脊髓或神经根受压，出现相应的症状和体征。不能仅依据影像学检查发现骨质增生（为年龄相关性现象，中老年人群非常多见）而不结合临床就予以诊断。本例患者无相应的临床表现，而且有类似的头痛发作多次，缺乏神经根或脊髓损害的定位性症状体征，故不符合。

直通本章更新内容

（五）治疗

【提示】原则上，紧张型头痛的治疗包括两方面：急性头痛发作的治疗；头痛发作的预防治疗。紧张型头痛的程度多为轻—中度，不伴随其他严重不适，多数经过休息、局部按摩或推拿可以完全缓解，故无须药物治疗。少数头痛持续时间长、程度较重者，可以使用一般的止痛剂，如对乙酰氨基酚、阿司匹林或其他非甾体抗炎剂。对有颅周肌压痛者，可以使用妙纳（盐酸乙哌立松片）等肌松剂。对反复发作，导致学习、工作或日常生活受损者，可以使用小剂量三环抗抑郁剂进行预防。

【本例治疗方案】给予：①芬必得1片，必要时口服。②妙纳1片（3次/日，7天）。

（六）随访

【提示】对所有紧张型头痛患者应予以宣教，推荐记头痛日记，尤其注意是否有长期不良姿势、睡眠障碍、紧张等诱因，并予以避免。推荐体能运动和充足睡眠，学会放松和减少应激。若以上措施不能完全有效，需要增加药物干预。

【随访】患者2周后随访，已经按照要求进行每日运动和充足睡眠，但仍然感到工作压力大，2周内头痛发作2次。予以阿米替林50 mg，睡前口服。告知避免经常使用止痛剂。3月后随访，发作仅2次，持续1小时，程度轻，没有使用止痛剂。患者的睡眠好，无心境低下，不易紧张、担心和害怕，有轻度思睡和便秘。予以停用阿米替林。

直通本章更新内容

二、疾病知识拓展

（1）归因于颈部肌筋膜疼痛的头痛：颈部的肌肉－筋膜炎症等病变，可导致局部疼痛和头痛，局部的压痛点可触发头痛（表5-2-2）。

表5-2-2 归因于颈部肌筋膜疼痛的头痛的诊断标准

A.头痛和（或）颈痛满足标准C
B.证实有颈部肌筋膜疼痛的来源，如有压痛点
C.存在至少下列2项因果关系的证据：①下列1项或2项：头痛发生与颈部肌筋膜疼痛疾患存在时间上的相关性、头痛的改善与颈部肌筋膜疼痛疾患的改善平行。②患者自觉疼痛部位存在显著的压痛。③疼痛可以经触发点局部封闭或推拿而得以一过性完全缓解
D.无法用其他头痛疾患来解释

（2）颈源性头痛：有些患者的头痛既不像紧张型头痛，也不像归因于颈部肌筋膜疼痛的头痛，有时被诊断为颈源性头痛，其核心的临床特征是头痛部位固定、压迫颈局部或转颈可诱发头痛、头痛由后向前放射。少数患者有

直通本章更新内容

恶心、呕吐、畏光或畏声，易与偏头痛混淆。导致高位颈部病变的病因可以多种，包括肿瘤、骨折、感染、类风湿关节炎及颈椎骨质增生等。ICHD-3 的颈源性头痛的诊断标准见（表 5-2-3）。

表 5-2-3 颈源性头痛的诊断标准

A. 任何符合标准 C 的头痛

B. 颈部软组织或颈椎可以导致头痛的疾患的临床、实验室和（或）影像学证据

C. 存在至少下列 2 项因果关系的证据：①头痛发生与颈部疾患或病变的出现存在时间上的相关性；②头痛的改善与颈部疾患或病变的改善平行；③颈部活动受限，触发手法可以明显加重头痛；④诊断性封闭颈部结构或其神经支配可完全缓解头痛

D. 无法用其他头痛疾患来解释

（李焰生）

第三节 丛集性头痛

一、案例分析

安装"医大帮"app　　直通本章更新内容

【主诉】郁某，男，27 岁，主因"发作性持续头痛 6 年，再发 1 周"就诊。

【提示】见第五章第一节"提示"内容。

（一）病史采集

【病史问询思路】见第五章第一节的表 5-1-1。

【现病史】患者 21 岁开始每年有 1 次集中的头痛发作，近期再次发作 1 周。头痛为固定位于右侧颞、眶部跳胀痛，程度剧烈（数字评分 8～10 分），少数可有恶心和呕吐，安静休息不能缓解，严重时患者极度不适、坐立不安。多数发作时家人见有右侧"眼球充血"和流泪，发作结束后则完全正常。头痛发作有特异的时间规律，

每年春季发生，持续 4 ～ 6 周后自行消失。每次头痛均于上午上班后开始，持续 1 小时后停止。发作时，试用过多种止痛剂，疗效不佳。1 周前，头痛再次发生，表现与以往相似。

【既往史】无特殊个人疾病史、外伤或中毒史，无过敏史。

【家族史】无头痛家族史。

（二）体格检查

【提示】基本的体格和神经系统检查要求见第五章第一节的体格检查"提示"。

【本例体格检查结果】头痛发作间隙期的体格检查和神经系统检查无异常发现。

（三）辅助检查

【提示】见第五章第一节的"提示"内容。

【本例辅助检查结果】本例患者为头痛，无特殊个人史，体格和神经系统检查无明显异常，且有多次类似头痛发作，没有提示为继发性头痛或有潜在严重的情况，故按照国内外指南推荐不需要做相关的影像学检查。

（四）诊断

【提示】对丛集性头痛的诊断分为 3 步：①确定头痛是否为原发性头痛？②分析头痛的临床特征是否符合丛集性头痛的诊断标准？③符合丛集性头痛哪种类型？丛集性头痛的头痛发作特征（本章第一节表 5-1-3）。

【本例诊断分析】

1. 临床特征归纳

本例患者具有以下临床特点：①青年男性，无特殊个人史和家族史；②发作性头痛 6 年；③头痛部位固定于右侧颞、眶区，程度剧烈，伴结膜充血和流泪、坐立不安；④发作时间具有刻板的特点：每年春季发病，周期 4 ～ 6 周，每天上午发作，持续 1 小时；⑤普通止痛剂无效；⑥体格检查无特殊。

直通本章更新内容

2. 诊断依据分析

依据本例患者的临床特征和个人史，可以排除继发性头痛的可能。其头痛发作的特点符合 ICHD-3 的丛集性头痛的诊断标准（表 5-3-1）。依据头痛发作期是否超过 1 年（含不超过 1 月的间隙期），ICHD-3 把丛集性头痛分为阵发性和慢性 2 类。

3. 临床诊断

阵发丛集性头痛。

表 5-3-1　ICHD-3 的丛集性头痛诊断标准

A. 至少 5 次符合标准 B ～ D 的发作

B. 位于偏侧眶、眶上和（或）颞部的严重或剧烈疼痛，持续 15 ～ 180 分钟（未经治疗）

C. 符合下列 1 项或 2 项：（1）至少下列 1 项头痛侧症状和体征：①结膜充血和（或）流泪；②鼻塞和（或）流涕；③眼睑水肿；④前额和面部出汗；⑤前额和面部发红；⑥耳朵胀满感；⑦瞳孔缩小和（或）上睑下垂；（2）不安或激越

D. 活动期，半数以上的发作的频率为隔日 1 次至每日 8 次

E. 没有另一个 ICHD-3 的头痛疾患诊断能更好地解释

【鉴别诊断】在鉴别诊断过程中，除需要明确是原发性头痛或继发性头痛外，还要与偏头痛、紧张型头痛及其他三叉自主神经性头痛相鉴别。

1. 继发性头痛

虽然本例患者的头痛剧烈难忍，但其头痛具有病史长且间歇性发作，每次发作持续时间短暂、可自行缓解、体检正常等临床特征，亦无特殊个人史和家族史，因此基本可以排除继发性头痛的可能。再者患者也无继发性头痛的临床预警情况（本章第一节表 5-1-4）。

2. 偏头痛

偏头痛的头痛特点及诊断标准参考本章第一节。通过病史和症状学分析，基本可以排除。

（五）治疗

【提示】原则上，丛集性头痛的治疗包括两方面：急性头痛发作的治疗和头痛发作的预防治疗。头痛发作治疗：①面罩吸氧（100% 纯氧，流速大于每分钟 7L）；②曲坦类药物是头痛预防治疗药物，包括维拉帕米、皮质激素、托吡酯、麦角胺、碳酸锂和丙戊酸等。

【本例治疗方案】①利扎曲坦 5 mg，必要时口服；②泼尼松 30 mg（1 次 / 日，7 天），

再 15 mg（1 次 / 日，7 天）；③丙戊酸 0.2 g（3 次 / 日）。

（六）随访

【提示】对所有患者应予以宣教，要求记头痛日记，以便评估疗效。

【随访】患者 1 周后随访，仍有每日头痛发作，但明显程度轻，3 天的发作用过口服曲坦类药物。2 周电话随访，第 2 周的头痛发作仅 1 次，持续 1 小时，程度轻，没有使用止痛剂。4 周电话随访，已经无头痛发作，建议逐渐停丙戊酸。

二、疾病知识拓展

（一）发作性偏侧头痛

临床上，若头痛的部位、性质、程度及伴随的三叉自主神经功能紊乱症状与丛集性头痛相似，仅是持续时间短暂（数分钟），需要考虑为发作性偏侧头痛。诊断标准（表 5-3-2）。其对吲哚美辛（成人每日 150 mg 以上）绝对有反应是该病的重要特点。

表 5-3-2　ICHD-3 的发作性偏侧头痛诊断标准

A. 至少 2 次符合标准 B ～ D 的发作

B. 位于眶、眶上和（或）颞部的严重偏侧疼痛，持续 2 ～ 30 分钟

C. 至少下列 1 项头痛侧症状或体征：①结膜充血和（或）流泪；②鼻塞和（或）流涕；③眼睑水肿；④前额和面部出汗；⑤前额和面部发红；⑥耳朵胀满感；⑦瞳孔缩小和（或）上睑下垂

D. 超过半数的发作的频率在每日 5 次以上

E. 治疗剂量的吲哚美辛可完全预防发作

F. 没有另一个 ICHD-3 的头痛疾患诊断能更好地解释

（二）持续性偏侧头痛

持续和始终局限于偏侧的头痛，伴有同侧结膜充血、流泪、鼻塞、流涕、前额和面部出汗、瞳孔缩小、上睑下垂和（或）眼睑水肿，伴或不伴不安和激越。头痛对吲哚美辛绝对有效（同发作性偏侧头痛）。ICHD-3 的持续偏侧头痛诊断标准（表 5-3-3）。

直通本章更新内容

表 5-3-3　ICHD-3 的持续性偏侧头痛诊断标准

A. 偏侧头痛符合标准 B ～ D

B. 持续超过 3 个月，中重程度的恶化

C. 符合下列 1 项或 2 项：（1）至少下列 1 项头痛侧的症状和体征：①结膜充血和（或）流泪；②鼻塞和（或）流涕；③眼睑水肿；④前额和面部出汗；⑤前额和面部发红；⑥耳朵胀满感；⑦瞳孔缩小和（或）上睑下垂。（2）不安或激越

D. 超过半数的发作频率在每日 5 次以上

E. 对治疗剂量的吲哚美辛绝对有反应

F. 没有另一个 ICHD-3 的头痛疾患诊断能更好地解释

（三）短暂性偏侧神经痛样头痛发作

若临床特点相似，仅是持续时间更短（数十秒），则需要考虑短暂性偏侧神经痛样头痛发作，诊断标准（表 5-3-4）。该病还可以再分为伴结膜充血和流泪的短暂性偏侧神经痛样头痛发作（SUNCT）和伴脑自主神经症状的短暂性偏侧神经痛样头痛发作（SUNA）两型。

表 5-3-4　ICHD-3 的短暂性偏侧神经痛样头痛发作的诊断标准

A. 至少 2 次符合标准 B ～ D 的发作

B. 位于眶、眶上、颞部和（或）其他三叉神经分布区域的中重度偏侧头痛，持续 1 ～ 600 秒，性质为单个或成簇的刺痛或锯齿样疼痛

C. 至少下列 1 项头痛侧的脑自主神经症状或体征：①结膜充血和（或）流泪；②鼻塞和（或）流涕；③眼睑水肿；④前额和面部出汗；⑤前额和面部发红；⑥耳朵胀满感；⑦瞳孔缩小和（或）上睑下垂

D. 超过半数的发作的频率在每日 1 次以上

E. 治疗剂量的吲哚美辛可完全预防发作

F. 没有另一个 ICHD-3 的头痛疾患诊断能更好地解释

（李焰生）

第四节　头晕／眩晕

一、案例分析

【主诉】李某，男，63 岁，主因"发作性头晕 6 天"就诊。

【提示】头晕只是非特异性的症状，应进一步区分眩晕、晕厥前、失衡及非特异的头重脚轻等 4 类症状。不同病因导致的不同的头晕症状具有不同的临床特征、体检发现、辅助检查发现和个人疾病史。

安装"医大帮"app　　直通本章更新内容

（一）病史采集

【病史问询思路】按照头晕和眩晕定义，医师应首先对患者的症状诉说进行分析，一定要问"你的头晕（或头昏或其他诉说）到底是什么意思?"或"请详细地描述你的头晕"。通过病史问询和分析，首先明确患者的头晕诉说到底是什么：①眩晕，是感到周围环境在运动（主要是旋转，三维空间上任何方向均可）或是自身旋转感；②失衡，是患者有不稳感，尤其是行走和站立时；③晕厥前，是患者感到站立不住或欲倾倒，多伴有眼前发花、黑蒙、四肢无力、心慌、出冷汗等；④头重脚轻及其他非眩晕性的头晕最缺乏特异性，总体上应该是患者感到视空间定位困难，有"腾云驾雾"或"不踏实"的感觉。重要的是需要将头晕与头胀（属于头痛范畴）、"脑子不清醒"或"头昏沉"（属于精神症状）相区分。

常见的头晕和眩晕的病因很多，涉及神经科、耳科、精神科、内科和老年科，而且不同疾病导致的头晕或眩晕的临床发作特点（症状性质、持续时间、伴随症状体征、起病形式、发作形式、诱发因素）有所不同（表 5-4-1）。因此，问诊时必须仔细了解相关症状及患者的个人疾病史。

表 5-4-1　常见头晕／眩晕疾患的症状特点

疾患	反复发作	持续时间	诱发因素
梅尼埃病	是	数分钟至数小时	不明确
前庭性偏头痛	是	不定（数秒至数天）	月经来潮、酒精、季节气候、气压、睡眠、紧张、体位
前庭发作	是	数秒至数分钟	转头、过度换气
良性发作性位置性眩晕	少数，发作阶段频繁	数秒	头位
前庭神经炎	无	数小时至数天	不明确
后循环 TIA	少数	数分钟至数小时	不明确
后循环脑卒中	无	数小时至数天	不明确
精神障碍性	是	数月至数年	紧张、睡眠、情绪变化

【现病史】患者5天前早上起床（未下地）时突然出现头晕、视物旋转、天翻地覆，坐不稳而躺下，休息10～20秒后症状消失。再次坐起又发生，故而不敢下床。头晕时不伴随头痛、恶心、呕吐、耳鸣、耳聋或其他不适。之后，每天的看电视、行走等日常活动如常，但皆于低头、睡觉躺下或早上坐起时发生类似的头晕。

【既往史和个人史】除高血压史10年和吸烟20年外，无特殊个人疾病史、外伤或中毒史，无过敏史。患者无类似病史。

【家族史】无特殊家族史。

（二）体格检查

【提示】对头晕／眩晕患者的体检非常重要，尤其是床边检查，从事头晕／眩晕诊治的全科医师必须掌握。在结束问诊后，必须予以基本的体格检查，如生命体征、心律、体位性血压等。要开展相关的神经耳科检查，包括眼震、听力、共济运动、步态等，做位置诱发试验（如 Dix-Hallpike 试验）可以即刻诊断最常见的良性发作性位置性眩晕（BPPV），做甩头试验可以很好地鉴别中枢性与周围性急性前庭病变。

【本例体格检查结果】心率67次／分，呼吸18次／分，血压154/90 mmHg；神志清晰，言语清晰；头颈发育无异常，双肺呼吸音清，未闻干、湿啰音，心律齐，未闻病理学杂音，腹软，未及包块，肝脾肋下未及，无压痛和肌抵抗，四肢无水肿。神经系统检查：双眼远视，眼球运动正常，无眼震，双耳听力对称，无明显面舌瘫，面部感觉正常，颈无抵抗；四肢运动、感觉正常；四肢腱反射正常，未引出病理征；步态正常，指鼻试验和直线行走正常。Dix-Hallpike 试验显示右侧阳性（经过短暂潜伏期后出现持续 15 秒的眩晕和旋转向下的眼震，坐位后再次诱发出短暂的眩晕和眼震），Roll 试验阴性，甩头试验未见异常。

（三）辅助检查

【提示】大量研究显示不加区分的对头晕患者予以各种检查（尤其是颈椎、头、颈部血管的各种影像学检查），几乎不能帮助诊断（诊断率不及 1%），反而明显干扰诊断思路。因此，辅助检查的目的只能是证实临床的诊断假设并排除其他重要的疾病。在我国，最大的问题是全科医师对头晕 / 眩晕几乎没有任何临床诊断方向，只期望辅助检查能提供诊断信息。但因缺乏对影像学发现（诊断支持率极低、无关病变发现率极高）的正确理解，使得患者统统被诊断为颈椎病、颈动脉粥样硬化、多发腔隙性脑梗死或脑供血不足等，不仅没有正确诊断，反而伤害患者和浪费资源。

【本例辅助检查项目及结果】本例患者临床表现和体检符合典型的 BPPV，无须做进一步的辅助检查。

（四）诊断

【本例诊断分析】

1. 头晕和眩晕的诊断包括定位诊断和定性诊断两部分

（1）定位诊断：通常认为眩晕症状主要来源于前庭系统（包括内耳的前庭周围和脑干等的前庭中枢结构）障碍，失衡症状主要来源于神经感觉系统（视觉、深感觉、小脑脑干等）障碍，晕厥前症状主要来源于心血管系统障碍，非特异的头重脚轻症状主要来源于精神障碍、药物不良反应或系统疾病。但应注意，症状并非与病因一一对应，病因与症状间存在较多的重叠，如：前庭性偏头痛患者可以同时有持续眩晕、位置性眩晕、不稳或非旋转性的头晕；BPPV 可以只是眩晕，或是同时有眩晕、不稳和非旋转性的头晕，更有些患者只诉说头晕或头昏，而无眩晕；后循环的 TIA 或梗死可以是眩晕，也可只是头晕。同一症状可以有不同的病因，同一病因可以有

直通本章更新内容

不同的表现。因此，绝不能简单地认为不同症状就是不同系统的疾病。

（2）定性诊断：通过病史和症状分析，可以鉴别90%的眩晕与非眩晕的头晕，也能区分70%～80%的头晕病因。眩晕是最常见的头晕类型，其中前庭周围性病因多见（占70%～80%），主要有BPPV、梅尼埃病和前庭神经炎；前庭中枢性病因中，除前庭性偏头痛常见外，其他病因（如后循环梗死或TIA、肿瘤、脱髓鞘等）均很少见。失衡的主要病因是视觉障碍、深感觉障碍、小脑病变、共济失调等。晕厥前主要病因是直立性低血压、贫血、低血容量、低血糖、严重心律失常等。头重脚轻则与多种精神障碍（抑郁、焦虑、惊恐、躯体化障碍等）、药物不良反应和内科疾病有关。不伴有其他症状和体征的慢性头晕（慢性主观性头晕）的最主要病因是焦虑和抑郁障碍。广大全科医师最容易犯的诊断错误是不能掌握上述的常见头晕/眩晕病因，反而将学术界已经淘汰或不认同或极少见的情况当作常见病因，如椎基底动脉供血不足、颈椎病或颈性眩晕。

2. 临床特征归纳

本例患者具有以下临床特点：①老年男性，有高血压史；②突然起病；③眩晕程度重，但不伴其他症状或体征；④发作持续时间短暂（10～20秒）；⑤有诱因（位置性）；⑥体格检查无特殊，Dix-Hallpike试验右侧阳性。

3. 诊断依据分析

依据本例患者的临床特征和特殊诱发试验的结果，可以定位于前庭周围（右侧后半规管）。定性为耳石异常。临床表现和Dix-Hallpike诱发试验可明确后半规管BPPV诊断。BPPV诱发试验时眩晕发作的特点（表5-4-2）。Roll诱发试验出现水平向地眼震提示水平半规管BPPV为半规管耳石症，眼震强侧为受累侧；出现水平离地眼震常提示壶腹嵴帽耳石症，眼震弱侧为受累侧。

表5-4-2 BPPV诱发试验特点

潜伏期：躺下后1～5秒左右的潜伏期才出现眩晕和眼震发作
短暂性：每次眩晕发作持续10～20秒，不超过1分钟
互换性：在躺下、坐起这两个方向相反的动作时均出现发作
特征性眼震：出现扭转、向上、向地性眼震
疲劳性：反复多次试验后，眩晕及眼震程度减弱

4. 临床诊断

良性发作性位置性眩晕（右侧后半规管）。

【鉴别诊断】虽然头晕眩晕有多种病因，但临床常见的 6 种情况（反复发作的是 BPPV、前庭偏头痛、梅尼埃病和前庭阵发症；单次发作且呈持续性的是后循环卒中和前庭神经炎）需要掌握。病史问询、症状分析和相关的体检是鉴别的重要手段。

1. 前庭偏头痛

偏头痛患者容易出现头晕和眩晕反复发作，常为旋转性眩晕，也可仅表现为头晕发作，其眩晕 / 头晕症状持续时间多变，既可持续数秒、数分钟、数小时，也可持续数天，其中持续数秒约占 10%，其余各占 30% 左右。发作时可伴头痛和（或）其他偏头痛发作时的症状（畏光、畏声、视觉先兆）。发作时可有自发性或位置性眼震，大部分眼震具有中枢性损害特点，出现位置性眼震时，常表现为眩晕与眼震分离。前庭偏头痛的诊断标准（表 5-4-3）。

表 5-4-3 前庭偏头痛的诊断标准

A. 至少 5 次符合标准 C 和 D 的发作

B. 现有或既往有无先兆偏头痛或先兆偏头痛病史

C. 中重度的前庭症状，持续 5 分钟至 72 小时

D. 至少 50% 的发作伴随有下列 3 项偏头痛特征中的 1 项：①头痛伴有下列 4 项特征中至少 2 项：偏侧、搏动性、中重度、常规身体活动加重头痛；②畏光和畏声；③视觉先兆

E. 没有另一个 ICHD-3 的头痛疾患诊断能更好地解释

2. 梅尼埃病

梅尼埃病表现为反复发作性眩晕、耳鸣、耳聋和耳闷胀感的四联征，多以眩晕为首发，眩晕持续数十分钟至数小时，不超过 12 小时。耳鸣与眩晕关系密切，常在眩晕发作前出现或加重，眩晕缓解后消失或减轻。早期听力下降只累及低频听力，有波动性特点，多次发作后耳聋加重，可累及高频及不再波动。诊断 MD 必须做纯音电测听检查，早期为低频下降，中期出现高频下降，晚期累及各个频率。梅尼埃病的诊断标准（表 5-4-4）。

表 5-4-4　肯定和很可能的梅尼埃病的诊断标准

一、肯定的梅尼埃病

1. 自发性眩晕发作至少 2 次，持续 20 分钟至 12 小时

2. 至少 1 次纯音测听为低到中频感音性聋，与病前或健侧比较，至少连续 2 个频段下降超过 30dB

3. 患侧耳聋、耳鸣或耳胀满感呈波动性

4. 排除其他疾病引起的眩晕

二、很可能的梅尼埃病

1. 眩晕或发作性平衡障碍或空间定位障碍至少 2 次，持续 20 分钟至 24 小时

2. 患侧耳聋、耳鸣或耳胀满感呈波动性

3. 排除其他疾病引起的前庭功能障碍

3. 脑卒中 /TIA

前循环脑卒中基本不出现眩晕，出现眩晕症状主要与后循环相关。后循环动脉常同时支配脑干和小脑，因而后循环梗死患者常出现多种的脑干小脑症状和体征。临床上，出现不伴其他症状和体征的所谓孤立性眩晕极其少见，绝大部分患者除眩晕外，易有复视、吞咽困难、构音障碍、共济失调、面部或肢体麻木、Horner 征、肢体无力及锥体束征。伴随症状和体征越多，则后循环卒中的可能性就越大。根据临床表现及体格检查，发现任何中枢症状或体征时，应行头颅 MRI 检查，一旦影像学发现病灶即可明确诊断。

（五）治疗

【提示】原则上，BPPV 的治疗应以耳石颗粒复位治疗为主，一次治疗的有效率约为 80%，一次无效者可以再次治疗。对有残余症状者可使用倍他司汀药物改善症状。

【本例治疗方案】① Epley 手法复位；②倍他司汀 12 mg（3 次 / 日）。

（六）随访

直通本章更新内容

【提示】对所有患者应予以随访，以便评估疗效和及时再次复位治疗。

【随访】患者 1 周后随访，眩晕症状消失，再次 Dix-Hallpike 试验为阴性，仅有少数时间（动作快或头部活动时）有不稳感，继

续倍他司汀治疗。第 2 周电话随访，症状完全消失，停止用药。

二、疾病知识拓展

（一）前庭阵发症

多于静止或行走时出现发作，可伴耳鸣、听力下降等耳蜗症状。其眩晕发作有 3 个特点：①短暂性：每次眩晕发作持续时间短暂，持续数秒至数分钟；②反复性：症状反复发作，但频率因人而异；③刻板性：眩晕发作的特点相似，即旋转的方向、自身倾倒的方向及持续时间都基本一致。脑干听觉诱发电位的Ⅰ～Ⅲ波潜伏期延长和 MRI 发现血管与神经交互压迫支持诊断，该病的确诊标准（表 5-4-5）。

表 5-4-5 前庭阵发症的确诊标准

1. 眩晕发作或身体不稳感，持续数秒到数分钟

2. 活动时易发作

3. 可伴患侧听力下降、耳鸣、耳胀或麻木感

4. 至少存在 1 项下列表现：①头颅 MRI 证实血管袢压迫前庭蜗神经；②过度换气诱发眼震；③病程中冷热试验发现前庭功能异常；④抗癫痫药物有效

5. 排除其他原因

（二）前庭神经炎

可能与病毒感染或免疫因素有关，表现为突发、严重、持续的旋转性眩晕，持续数天至数周后症状逐渐减轻，伴明显恶心、呕吐症状，而听力及其他神经系统正常。体检：自发性单向水平略扭转眼震，眼震快相指向健侧；向慢相侧甩头可见纠正性扫视动作。绝大多数为单次发作。

直通本章更新内容

（李焰生）

第六章 中枢神经系统感染

第一节 病毒性脑膜炎

一、案例分析

【主诉】白某，男，44岁，主因"发热，头痛伴行为异常、反应迟钝9天"入院。

【提示】对神经系统感染性疾病进行临床拟诊时，病史和体征是诊断资料的主要来源。在病史中尤其要注意可能的感染来源和诱因（比如既往感染病史、免疫缺陷病史等）、疾病进展的速度、发热的热型等均是临床思维导向的主要依据。

安装"医大帮"app

直通本章更新内容

（一）病史采集

【病史询问思路】（表6-1-1）

表6-1-1 病史询问思路

1. 热型变化：急性病毒性脑膜脑炎患者常伴发热，热型无特异性

2. 症状进展时序：病毒性脑膜脑炎患者病程常急性进展

3. 神经系统症状：最常见为头痛，病毒性脑膜脑炎症状体征多变，可有局限性神经功能缺损、癫痫发作、精神症状、认知功能减退等表现，但以癫痫发作、精神症状、认知功能减退等表现最为常见

4. 既往病史：是否有病毒感染，如疱疹病毒感染或长期应用免疫抑制剂病史

【现病史】患者于9天前无明显诱因出现发热，体温最高40℃，伴有头痛、呕吐、

反应迟钝、认知记忆功能明显减退，不能与人正确对答、不记得家人的名字、自发哭闹、发笑和自言自语，内容不能理解，遂来诊。

【既往史】无特殊病史。

（二）体格检查

【提示】通过详细神经系统查体，可以判定可能的病变位置和范围，有利于定位诊断（表 6-1-2）。

表 6-1-2　体格检查重点

1. 神经科查体：病毒性脑膜脑炎症状体征多变，但以明显高级中枢功能减退、精神行为异常为最突出体征

2. 眼底改变：是否有视乳头水肿、出血等高颅压的表现

3. 全身查体：无特异性改变

【本例体格检查结果】查体见精神状况差，心肺腹未见异常；专科查体：神志清，反应迟钝，精神萎靡，对答不切题，计算力、定向力、记忆力均明显减退；双眼眼底视盘边界模糊，余查体未见明显异常。

（三）辅助检查

1. 实验室检查

【实验室检查项目】（表 6-1-3）

表 6-1-3　实验室检查项目

1. 全血细胞计数：观察白细胞升高的程度和比例

2. 血液病毒系列，HIV 等免疫缺陷疾病的常规筛查

3. 腰穿：反应颅压水平、脑脊液蛋白、糖、氯化物和细胞数，脑脊液墨汁染色

4. 腰穿：进行细胞分类和特殊染色、病毒抗原抗体检测

5. 脑脊液和血液细菌、真菌培养和药敏试验

【本例实验室检查结果】血常规：白细胞计数 7.29×10^9/L、嗜中性粒细胞比例 87.9%；红细胞沉降率、超敏 C 反应蛋白、肝肾功未见明显异常；人体免疫缺陷病毒

抗体阴性。腰穿提示：压力大于 210 mmH$_2$O；脑脊液生化：氯 121.3 mmol/L、葡萄糖 3.19 mmol/L、蛋白 1.3 g/L；脑脊液免疫球蛋白系列：脑脊液免疫球蛋白 M–12.00 mg/L、脑脊液免疫球蛋白 G–218.00 mg/L、细胞学示红细胞计数 0、白细胞计数 162/mm³、淋巴细胞 96%、单核细胞 3.0%、嗜中性粒细胞 1.0%；脑脊液病毒检测：疱疹病毒抗体 IgM 阳性；墨汁染色、改良抗酸染色（–）。

2. 影像学检查和其他检查

【提示】所有患者均应行急诊头颅 CT 或 MRI 检查以及脑电图检查，常规行胸部 CT 检查。

【临床常用影像学和其他检查方法分析】

（1）头颅 CT：头颅 CT 是最方便、快捷和常用的结构影像学检查手段，可以观察到局限性脑实质内病灶、病灶周围脑水肿、病灶形状不规则片状的低密度病灶。常见于双侧颞叶、额叶，常累及单侧或双侧海马。

（2）MRI：MRI 能提供更多的信息。常规 MRI 检查常见额叶、颞叶对称或不对称的脑实质病灶，长 T1、长 T2 信号、FLAIR 像可见大片高信号影，显示明显血管源性水肿。增强像上可以无增强或点片状轻度增强。

（3）脑电图：脑电图检查异常率高达 90%，主要特征为 α 波消失，常在低波幅慢波背景上出现周期性尖波、棘波或周期性高波幅慢波发放，以一侧或双侧颞区为明显。

【本例影像学检查结果】

（1）头颅 CT：双侧岛叶、颞叶内侧面、海马片状低密度影。

（2）头颅磁共振：双侧岛叶、颞叶内侧面、海马长 T1、长 T2 信号、FLAIR 像高信号影，考虑为炎性改变。

（3）脑电图：广泛慢波分布，以颞导最为突出，伴周期性尖波、棘波和慢波发放。

（4）胸部 CT：未见明显异常。

（四）诊断

【提示】对中枢神经系统病毒性感染患者进行临床诊断时，要遵循一些常规步骤及原则。首先是否有颅内感染；其次感染的性质，比如细菌、病毒、结核、寄生虫等；之后明确感染的来源，比如血源性感染、局部感染侵袭等。

【本例诊断分析】

1. 定位诊断：双侧颞叶、岛叶

患者青年男性，临床主要表现为发热，头痛伴行为异常、反应迟钝 9 天入院，查体眼底视乳头轻度水肿，反应迟钝，精神萎靡，对答不切题，计算力、定向力、记忆力均明显减退，考虑认知和情感相关皮质受累。

2. 定性诊断：病毒性脑膜脑炎

患者青年男性，出现发热、头痛、伴行为异常、反应迟钝，查体发现视乳头水肿、高级中枢功能明显减退，通过腰穿脑脊液化验，证实患者脑脊液蛋白高，糖、氯化物正常，细胞数轻中度升高，符合病毒性脑膜脑炎表现。

3. 病因诊断：疱疹病毒感染

脑脊液病毒检测：疱疹病毒抗体 IgM 阳性。

【鉴别诊断】主要需要与以下疾病进行鉴别：

1. 化脓性脑膜脑炎

化脓性脑膜脑炎起病急，常有外伤、头面部局限性化脓性感染史，脑脊液细胞数明显升高，常 > $1000 \times 10^6/L$，中性粒细胞比例升高为主。糖和氯化物明显降低，蛋白明显增高，可与病毒性脑炎相鉴别。

2. 急性播散性脑脊髓炎

本病多在感染或接种疫苗后急性起病，表现为脑实质、脑膜、脑干、小脑和脊髓等部位受损的症状和体征，影像学表现为脑白质多发病灶，病毒抗体检测阴性。

3. 结核性脑膜脑炎

本病临床表现和病程与结核性脑膜脑炎有很多相似之处，临床上将病毒性脑膜脑炎误诊为结核性脑膜脑炎并不少见。结构性脑膜炎，颅内压升高明显，影像学脑膜多有强化，脑脊液细胞数中度增高，伴有蛋白明显升高，糖和氯化物降低，可供区别。临床症状与体征无显著改变者，应考虑为病毒性脑膜脑炎的可能。脑脊液结核菌培养或涂片改良抗酸染色有利于结核性脑膜脑炎确诊。

直通本章更新内容

4. 颅内占位性病变

颅内肿瘤或脑膜癌病等也可急性发作、头痛、甚至发热。头部 CT 及 MRI（需增强）检查有助于明确诊断。最终确诊需通过脑脊液细胞学分析鉴别，脑膜癌病患者脑脊液中可以见到异形肿瘤细胞。

（五）治疗

直通本章更新内容

【提示】病毒性脑膜脑炎是临床急性疾病，患者除了需要进行抗病毒治疗外，免疫治疗是关键，因患者可以出现明显的癫痫发作和精神行为异常，所以抗癫痫、抗精神异常等对症处理也非常重要。

【本例治疗方案】

（1）抗病毒治疗：阿昔洛韦 500 mg 静脉滴注（3 次 / 日），连续使用 14 天。

（2）免疫治疗：地塞米松 20 mg 静脉滴注（1 次 / 日），每 5 天递减，15 天后可停用静脉激素，患者病情明显改善，改为口服泼尼松 30 mg（1 次 / 日），每 5 天减量 5 mg，直至停止。

（3）对症和支持治疗：同时给予保护肝肾功能、限制患者活动、防止各种并发症。

二、疾病知识拓展

（一）定义

病毒性脑膜脑炎是最为常见的一种脑膜脑炎，可由多种病毒感染引起，临床最常见为单纯疱疹病毒（herpes simplex virus，HSV）引起的中枢神经系统感染。

（二）病因和病理生理

HSV 是一种嗜神经 DNA 病毒，包括Ⅰ型和Ⅱ型。人类 90% 的 HSE 由Ⅰ型 HSV 引起，多发生于成人。70% 的 HSV-Ⅰ通过呼吸道传播，先引起 2～3 周易感者的口腔和呼吸道原发性感染，随之沿三叉神经逆行潜伏。数年后，机体免疫力低下或非特异性刺激诱发时病毒被激活，病毒经三叉神经分支到达基底部脑膜，引起脑炎，此为内源性病毒的活化所致。仅约 25% 病例由原发感染引起，病毒经嗅神经直接侵入脑叶，或口腔感染后病毒直接经三叉神经侵入脑叶引起脑炎。HSV 主要侵犯部位为额叶眶面后部、颞叶中部和边缘系统（包括海马、杏仁核、扣带回、嗅皮质和脑岛），多双侧不对称性受累。

（三）诊断要点

1. 临床诊断依据

（1）有口腔或生殖器疱疹史，或本次发病有皮肤、黏膜疱疹。

（2）起病急、常有上呼吸道感染前驱症状，如发热、咳嗽。

（3）脑损害的表现：意识障碍、精神症状、癫痫和肢体瘫痪。

（4）脑脊液检查符合病毒性感染特点。

（5）影像学显示颞叶、额叶病灶。

（6）脑电图示不同程度局限性慢波及癫痫样放电。

（7）双份血清和脑脊液抗体检查有显著变化。

2. 确诊依据

（1）脑脊液 PCR 检测发现该病毒 DNA。

（2）双份脑脊液检查发现 HSV 特异性抗体显著变化。

（3）脑活检发现细胞核内嗜酸性包涵体或脑组织标本 PCR、原位杂交等检查发现该病毒 DNA。

（四）治疗方案

1. 抗病毒治疗

（1）阿昔洛韦：阿昔洛韦可透过血脑屏障，对颅内 HSV 感染有很好的治疗效果，临床推荐剂量为 15 ～ 30 mg/（kg·d），分 3 次静脉滴注，连续使用 14 ～ 21 天。该药不良反应有恶心、呕吐、肝功损害、皮疹、震颤、短暂肾功能损害等。

（2）更昔洛韦：该药作用类似于阿昔洛韦，其对阿昔洛韦耐药的 HSV 突变株较敏感，临床常用于阿昔洛韦无效的 HSE 患者。临床推荐剂量为 5 ～ 10 mg/（kg·d），每 12 小时一次，静脉滴注，连续使用 14 ～ 21 天。该药主要不良反应为肾功能损害、骨髓抑制，不良反应的发生与剂量相关，停药后可恢复。

2. 免疫治疗

干扰素和干扰素诱生剂以及免疫球蛋白对 HSE 有辅助治疗效果，可酌情使用。肾上腺皮质激素可减轻炎症反应和脑水肿，对血脑屏障和溶酶系统有一定的保护作用，减少中枢神经系统内抗原和抗体反应时产生的有害物质，但其应用目前还存在一定争议。

直通本章更新内容

3. 激素治疗

（1）激素使用适应证：病情危重、头颅 CT 见出血性坏死灶、脑脊液白细胞和红细胞明显增多者可适量使用。

（2）激素使用原则：早期、大量、短程给药。

（3）激素使用方法：临床上多采用地塞米松静脉滴注 10 ～ 20 mg/d（1 次 / 日），10 ～ 14 天后可停用静脉激素，改为口服泼尼松 30 ～ 50 mg（1 次 / 日），病情稳定后每 3 天减量 5 ～ 10 mg，直至停止。

4. 对症支持治疗

有癫痫发作患者应用抗癫痫药物，有激惹、躁狂等精神行为异常需给予镇静和精神类药物治疗，同时维持营养、水、电解质，保持呼吸道通畅，脱水降颅内压。高热者物理降温，加强护理及康复治疗。

三、专家临床经验分享

病毒性脑膜脑炎总体预后较好，但近年随着 HIV 发病率的上升，HIV 引起的病毒性脑膜脑炎不容忽视。

HIV 是嗜神经性病毒，在疾病的早期就可侵犯神经系统，所以 AIDS 的中枢神经系统表现主要是 HIV 直接侵犯造成的；其次，HIV 感染后人体免疫机制受抑制或免疫缺陷后容易受到病毒、细菌、真菌等感染或产生继发性肿瘤，以上两种原因合并在一起则更容易罹患疾病。

AIDS 的原发性神经疾病 HIV 所引起的中枢神经系统可以是炎症性的、脱髓鞘性的或退行性的，其中有几种被认为是 AIDS 的确定性病变。HIV 无菌性脑膜（脑）炎见于 AIDS 早期为多，也见于晚期。患者的主要症状为头痛、怕光、恶心、呕吐、发热、咽痛、食欲缺乏、腹泻等，有的尚有明显的脑炎症状，如抽搐、失语等，常有全身强直 - 阵挛发作，脑脊液中可有白细胞增多和细菌性脑膜脑炎白细胞数无明显差异，但 HIV 所引起的病毒性脑膜脑炎淋巴细胞比例增多，可以和细菌性脑膜脑炎鉴别。另外脑脊液蛋白质增高，糖正常，脑电图显示弥漫性异常，有的患者可有脑神经麻痹，最多见的为面神经，其次为三叉神经或听神经。

（赵　钢　杜　芳）

第二节　细菌性脑膜炎

一、案例分析

【主诉】郑某，男，49岁，主因"腰痛13天，发热、头痛10天"入院。

【提示】对神经系统感染性疾病进行临床拟诊时，病史和体征是诊断资料的主要来源。在病史中尤其要注意可能的感染来源和诱因（比如外伤、手术、局部感染等），疾病进展的速度，发热的热型等，均是临床思维导向的主要依据。

安装"医大帮"app　　直通本章更新内容

（一）病史采集

【病史询问思路】（表6-2-1）

表6-2-1　病史询问思路

1. 神经系统症状：最常见为头痛，细菌性脑膜炎症状体征多变，可有局限性神经功能缺损、癫痫发作、精神症状等表现

2. 热型变化：细菌性脑膜炎患者常伴发热，热型对感染类型的判定有一定参考价值

3. 症状进展时序：细菌性脑膜炎患者病程常急性进展

4. 既往病史：是否有免疫缺陷或长期应用免疫抑制剂病史，病前特殊感染病史或外伤史

5. 伴随症状：是否有局部感染迹象，如外伤、疖肿等迹象

6. 个人史：病前是否有可疑疫区、疫水接触史

【现病史】患者缘于13天前工作时不慎扭伤腰部，当时自觉腰部有"咔嚓音"，腰部稍有疼痛感，但不影响工作生活。12天前打麻将后猛然站立时感腰部剧痛，行走后加重以致不能行走。当地医院就诊，骨盆X线未见异常，给予对症治疗。10天前出现发热、头痛，体温最高39.3℃，时高时低，服用退热药物（具体不详）后能降至正常。5天前头痛加重，伴有恶心、呕吐1次，为非喷射性呕吐，呕吐物为胃内容物，

伴持续高热来我院就诊。

【既往史】高血压病史，余无特殊。

（二）体格检查

【提示】通过详细神经系统查体，可以判定可能的病变位置和范围，有利于定位诊断，同时特别要注意全面的内科查体，可能提供感染来源和位置，比如面部疖肿、外伤的部位、淋巴结肿大等（表6-2-2）。

表 6-2-2　体格检查重点

1. 生命体征：神经科查体

2. 眼底改变：是否有视乳头水肿和高颅压的表现

3. 头面部是否有感染源，如中耳炎、面部疖肿、化脓性鼻窦炎等

4. 全身查体：是否有局限性疖肿、压痛红肿部位、外伤骨折等

【本例体格检查结果】血压160/95 mmHg，呼吸 22 次/分，血氧饱和度97%，心率110次/分，脉搏110次/分，体温39.6℃；双肺听诊呼吸音粗，偶可闻及湿啰音；腰椎和椎旁压痛（＋），双下肢肌肉压痛（＋）；神经系统查体：神清；眼底：视乳头边界模糊水肿，无明显出血；双下肢肌力4级，四肢腱反射存在，右侧 Kernig 征、Brudzinski 征（＋），颈项强直，颏胸距4横指。

（三）辅助检查

1. 实验室检查

【实验室检查项目】（表6-2-3）

表 6-2-3　实验室检查项目

1. 全血细胞计数：观察白细胞升高的程度和比例

2. 红细胞沉降率、超敏C反应蛋白、PCT（反应全身炎性反应强度）

3. 腰穿：反应颅压水平、蛋白、糖、氯化物和细胞数

4. 腰穿：进行细胞分类和特殊染色

5. 脑脊液和血液细菌、真菌培养和药敏试验

【本例实验室检查结果】入院后查血液分析回报：白细胞计数 $10.81 \times 10^9/L$、红细胞计数 $3.95 \times 10^{12}/L$、血小板计数 $344 \times 10^9/L$、中性粒细胞百分比 0.786、血红蛋白 120 g/L；尿常规、粪常规未见明显异常；肝功能：谷丙转氨酶 178U/L、谷草转氨酶 106U/L、碱性磷酸酶 296U/L、直接胆红素 13.1 μmol/L、间接胆红素 4.7 μmol/L、总胆红素 17.8 μmol/L、总蛋白 65.7 g/L、白蛋白 29.7 g/L；肾功能：尿素 6.10 mmol/L、肌酐 81 μmol/L、胱抑素 C0.79 mg/L；离子五项：钾 4.33 mmol/L、钠 129.8 mmol/L、氯 94.6 mmol/L、总钙 1.94 mmol/L、二氧化碳 16.5 mmol/L；心肌酶谱：肌酸激酶 143U/L、乳酸脱氢酶 318U/L；红细胞沉降率：115 mm/h。脑脊液检查：压力 280/180 mmH$_2$O，外观黄色、乳糜样，白细胞 $10 \times 10^9/L$；脑脊液生化：蛋白 1915 mg/L、葡萄糖 1.50 mmol/L、氯化物 112.2 mmol/L。脑脊液细菌培养：金黄色葡萄球菌。

2. 影像学检查和其他检查

【提示】所有患者均应行急诊头颅 CT 或 MRI 检查以明确病灶，必要时同时做增强 CT 和 MRI。常规行胸部 CT 检查，同时对可疑感染部位进行详细的 CT、MRI、B 超等检查，必要时穿刺活检。

【临床常用影像学检查方法分析】

（1）头颅 CT：头颅 CT 是最方便、快捷的常用结构影像学检查手段，可以观察到脑肿胀，表现为脑室缩小，脑沟模糊不清，灰白质对比不明显，脑组织密度降低等。局部脓肿形成时可以观察到明显的低密度影，伴明显水肿和占位效应，病灶中心区可以出现囊变和液平。增强 CT 可以出现病灶明显的局限或环形强化。

（2）MRI：MRI 能提供更多的信息。

1）常规 MRI：常规 MRI（T1 加权、T2 加权、FLAIR）早期显示脑室缩小等脑水肿表现，大量炎性渗出物沉积时可见脑蛛网膜下腔及脑沟脑裂增宽、模糊；后期显示脑室扩大等脑积水现象，偶可见多发性脑脓肿、硬脑膜下积液及脑梗死等并发症的影像学异常。

2）增强 MRI：可以出现病灶明显的局限或环形强化。

（3）可疑感染部位的 CT、MRI、B 超等检查：局部炎症或脓肿改变，可行时局部穿刺、手术，明确感染的性质。

【本例影像学检查结果】

（1）头颅磁共振：轻度脑肿胀，双侧额叶脑白质脱髓鞘改变，左侧额叶局部脑外间隙略增宽，脑沟模糊，右侧上颌窦内积液，双侧筛窦及右侧乳突蜂房内黏膜增厚。

（2）头颅平扫和增强扫描回报：软脑膜强化。

（3）胸部 CT：两肺背侧胸膜下少许渗出和实变。

（4）腰椎 CT：腰 5 椎间盘轻度中央型突出，腰 3～5 左侧腰大肌内低密影，考虑脓肿可能。

（5）腰椎磁共振：腰椎骨质轻度增生，腰 4/5、腰 5/骶 1 椎间盘变性并轻度膨出，腰 5 椎体偏左侧，周围见软组织影，左侧椎间孔受累，左侧腰大肌旁团状异常信号，椎体未见破坏征象，待排除结核合并左侧腰大肌旁冷脓肿形成，请结合临床。

（6）腰骶磁共振平扫及增强扫描回报：腰 5/骶 1 椎间盘及腰 5 至骶 2 椎体偏左侧炎性改变，腰 5 至骶 2 平面硬膜外前间隙及左侧腰大肌脓肿。

（7）腰大肌脓肿穿刺液细菌培养：金黄色葡萄球菌。

（四）诊断

【提示】对中枢神经系统细菌性感染患者进行临床诊断时，要遵循一些常规步骤及原则。首先是否有颅内感染，其次感染的性质，比如细菌、病毒、结核、寄生虫等，之后明确感染的来源，比如血源性感染、局部感染侵袭等。

【本例诊断分析】

1. 定位诊断：脑膜、腰椎

患者中年男性，临床主要表现为腰痛 13 天，发热、头痛 10 天，查体眼底视乳头水肿，颈项强直，颏胸距 4 横指。考虑脑膜受累，高颅压；双下肢肌力 4 级，右侧 Kernig 征、Brudzinski 征（＋），考虑双侧皮层运动区受累、锥体束或胸腰髓前角受累。腰椎和椎旁压痛（＋），结合之前腰部外伤史，考虑感染来源病灶位于腰椎。

2. 定性诊断：细菌性脑膜炎

患者中年男性，既往有腰部扭伤病史，之后活动中急性加重，同时出现发热、头痛和下肢无力，结合腰骶 MRI 及增强扫描回报：腰 5/骶 1 椎间盘及腰 5 至骶 2 椎体偏左侧炎性改变，左侧腰大肌脓肿，明确感染来源和部位。头颅 MRI 符合脑膜炎改变。通过腰穿脑脊液化验，证实患者高颅压，脑脊液蛋白高，糖、氯化物降低，细胞数明显升

直通本章更新内容

高，符合细菌性脑膜炎表现。

3. 病因诊断：金黄色葡萄球菌感染

通过血液、脑脊液、腰大肌脓肿穿刺液培养，证实为金黄色葡萄球菌感染。

【鉴别诊断】主要需要与以下疾病进行鉴别：

1. 病毒性脑膜炎

其脑脊液清亮透明，糖和氯化物正常，白细胞计数增高，但以淋巴细胞为主。

2. 结核性脑膜炎

结核性脑膜炎呈亚急性或慢性病程，中度发热，可查到脑外结核病灶，结核菌素试验阳性。脑脊液蛋白明显升高，糖和氯化物降低，细胞数中度增高，以淋巴细胞为主，细胞反应恢复较慢。结核 PCR 及其抗结核抗体检查阳性。

3. 新型隐球菌性脑膜炎

本病呈亚急性或慢性病程。脑脊液蛋白明显升高，糖和氯化物降低，细胞数中度增高（以淋巴细胞增高为主），涂片或培养甚易查到隐球菌。

4. 颅内占位性病变

颅内肿瘤或脑膜癌病等也可急性发作，头痛，甚至发热。头部 CT 及 MRI（需增强）检查有助于明确诊断。最终确诊需通过脑脊液细胞学分析鉴别，脑膜癌病患者脑脊液中可以见到异形肿瘤细胞。

（五）治疗

【提示】细菌性脑膜炎是临床异常凶险的疾病，患者起病急，发展迅速，如果不能及时诊断并确定具体细菌种类，可能造成患者未得到及时强有力抗生素治疗而延误病情，进展为脑脓肿造成严重神经功能缺损，或因为高颅压和严重脑膜反应形成脑疝而死亡。在治疗脑膜和颅内细菌感染的同时，必须兼顾原发感染灶的积极治疗。

直通本章更新内容

【本例治疗方案】

（1）抗菌治疗：患者金黄色葡萄球菌感染明确，应用去甲万古霉素静脉滴注 1 g（2 次 / 日），连用 14 天，定期复查脑脊液结果。

（2）高颅压治疗：20%甘露醇静脉滴注 125 ml（2 次 / 日）脱水。

（3）对症和支持治疗：适当补充营养物质与维生素，维持水、电解质与体内酸碱平衡等。

二、疾病知识拓展

（1）定义：细菌性脑膜炎又称化脓性脑膜炎，是化脓性细菌感染所致的软脑膜、蛛网膜、脑脊液及脑室的急性炎症反应，脑及脊髓表面可受累，常与化脓性脑炎或脑脓肿同时存在。

直通本章更新内容

（2）细菌感染途径：细菌可以从神经系统邻近部位的感染病灶直接侵入软脑膜，如化脓性乳突炎、中耳炎、鼻旁窦炎和颅骨骨髓炎或脑脊液鼻漏以及椎体的外伤、骨折等，细菌也可经血行扩散或腰穿、脑室穿刺引流和注药等医疗措施的带入而导致软脑膜感染。

（3）诊断要点

①急性发病，出现发热、头痛、呕吐、颈强直及凯尔尼格征阳性等感染及脑膜刺激征等临床症状。

②有耳、鼻、喉及肺部感染史，流感接触史，脑外伤史，败血症或其他部位的化脓感染灶等。

③脑脊液压力明显增高，外观呈乳白色或脓性，白细胞计数明显增高（> 500/mm³，甚至高达 10000/mm³，以中性粒细胞增高为著），蛋白增高，糖及氯化物降低。

④脑脊液涂片或培养查到致病菌，可协助病原学诊断。

三、专家临床经验分享

近年来，李斯特菌、布氏杆菌等少见细菌感染报道逐渐增加，其影像学和脑脊液学改变有时缺乏特异性，所以牛羊接触史、食用未煮熟肉类等相关病史能为临床提供重要参考依据。

李斯特菌属中，仅有单核细胞增多性李斯特菌，可引起人类的脑膜炎、败血症、流产及新生儿感染等疾病，如果免疫缺陷者发生李斯特菌感染，其病情严重，病死率高达33%。

单核细胞增多性李斯特菌为短小的革兰阳性无芽孢杆菌，陈旧培养物有时变为革兰阴性菌。在脑脊液中常成对排列，易误认为肺炎球菌。染色过度脱色易误认为流感杆菌。20 ~ 25℃时具运动性，37℃运动消失。微需氧，营养条件要求不高，在普通培养基上能生长，血清平板上生长良好，菌落周围有狭窄的溶血环。根据菌体与鞭毛抗原不同可分为若干型，90%的临床感染由Ⅰa、Ⅰb及Ⅳb型引起。李斯特菌属细胞内寄生菌，不产内毒素，可产生一种溶血性的外毒素。T细胞在清除本菌中起重要作用，细胞免疫功能低下和使用免疫抑制剂者较易感染。

细菌可直接累及胎盘、羊水和宫腔或胎儿，造成死胎、早产或新生儿感染，感染部位常能分离出细菌，以婴儿的胃肠道和肺部的细菌密度最高，提示感染由吸入羊水而致，并非血源性。兽医与实验室人员直接接触该菌可导致皮肤及眼感染。细菌可在脑、脑膜及肺、肝、脾等脏器形成播散性小脓肿或由巨噬细胞形成的粟粒样肉芽肿。儿童显性感染主要表现为脑膜炎及败血症，成人感染表现为各种脏器的实质性病变。中枢神经系统感染表现为脑膜脑炎或脑干脑炎。本菌居常见致病菌的第五位，社区获得性脑膜脑炎病原菌的第三位，为淋巴瘤、器官移植或激素使用者发生脑膜脑炎最常见的病原。典型的表现为发热、头痛、恶心、呕吐、脑膜刺激征、共济失调等，很少有昏迷。脑干脑炎者均为成人，发病率低，但可出现脑神经性非对称性偏瘫、共济失调等，约40%的患者出现呼吸衰竭，病死率高。

除临床表现外，确诊主要依据病原学检查，如血及其他标本的培养、脑脊液涂片与培养等。李斯特菌溶素O的抗体测定及PCR检测对急性病例诊断并无确定作用。李斯特菌溶素O的抗体水平对经食物传播的非侵袭性感染（如胃肠炎）的诊断意义也不大。细菌溶素O的氨基末端多肽是更具特异性的抗原，以此开发的血清学测定可能更有临床诊断价值。

下列情况应怀疑本菌感染：①新生儿败血症与脑膜炎；②有血液系统肿瘤、艾滋病、器官移植、使用皮质激素的患者；③孕期发热。以上患者白细胞计数及中性粒细胞增高，且单核细胞超过8%。脑脊液涂片检查应注意勿误认为肺炎球菌、流感杆菌或类白喉杆菌。本菌所致的脑脊液变化与其他细菌性脑膜炎相似，白细胞分类的变异甚大。

多数抗菌药对李斯特菌具有抗菌作用，其中氨苄西林与青霉素疗效最佳。红霉素、利福平、复方SMZ-TMP、氟喹诺酮类、克林霉素、万古霉素、氯霉四环素、头孢噻吩等也有效，尚无耐药菌出现。治疗延误及严重新生儿败血症或脑炎患者常导致治疗失败。青霉素或氨苄西林联合氨基糖苷类对本菌常呈协同作用，败血症患者宜用药2周以上，脑膜脑炎疗程3周以上，心内膜炎4～6周，脑脓肿的疗程应超过

6周。

布氏杆菌首先感染家畜。家畜临床表现不明显。但怀孕的母畜则极易引起流产或死胎，所排出的羊水、胎盘、分泌物中含大量布氏杆菌，特别有传染力。其皮毛、尿粪、奶液中也均有此菌。排菌可长达 3 个月以上。人通过与家畜接触，食用了污染的奶及畜肉，吸入了含菌的尘土或菌进入眼结膜等，皆可遭受感染。发病年龄大多在 30 岁以上。

该菌自损伤的皮肤、黏膜、消化道、呼吸道进入人体后，首先被吞噬细胞吞噬，进入淋巴结，有时可在其中存活并生长繁殖形成感染灶，约 2～3 周后可进入血液循环产生菌血症。继之在网状内皮系统（如肝，脾，骨髓）内生长形成新的感染病灶，并可多次反复冲破细胞进入血循中，则再一次引起菌血症和临床急性症状，表现为平均 2～3 周的发热期，每间隔约 3 天至 2 周，发热又反复，产生波浪状的热型，故称为波浪热。

布氏杆菌病急性期的病理变化为多脏器的炎性变化及弥漫性的增生现象。慢性期主要表现为局限性感染性肉芽肿组织的增生。该肉芽肿可位于椎体内或邻近椎间盘的软骨下椎体骨质内。病变可继续扩大，侵及周围骨质、软骨板及椎间盘。最常见受累的是腰椎。感染性肉芽肿显微镜下可见上皮样细胞和类似郎汉斯巨细胞，周围有淋巴细胞及单核细胞，肉芽肿直径约 1 mm。有少数发生坏及干酪样病变，偶见死骨。广泛的新骨形成是一特殊的表现。因椎间盘破坏，椎体间常呈骨性的融合。据统计 30%～40% 患者有骨关节的病变。主要表现为关节炎、骨膜炎、骨髓炎、脊柱炎。脊柱、肩关节、肩锁关节及骶髂关节最容易受侵犯。

大多数患者有急性感染表现。主要为波浪状发热为其特点，发热约 2～3 周，继之 1～2 周无热期，以后再发热。常伴多汗、头痛、乏力、游走性关节痛（主要为大关节）。有时全身症状消退后，才出现局部症状。腰椎受累后，出现持续性腰背痛，伴肌肉痉挛，活动受限后，影响行走。常可产生坐骨神经痛。局部有压痛及叩痛，少数患者于髂窝处可扪及脓肿包块；也可产生硬膜外脓肿压迫脊髓及神经根，出现感觉、运动障碍或截瘫。同时可伴有肝脾肿大，区域性淋巴结肿大等表现。

布氏杆菌引起的感染主要为抗菌药物治疗及对症疗法。急性期最有效药物为四环素，0.25～0.5 g/ 次（4 次 / 日）。连服 4 周为 1 个疗程。停 1 周后可依病情再用药 1～2 个疗程。必要时可以加用链霉素。TMP-SMZ 也可选用，对于关节症状顽固，变态反应强的较重症例可以考虑特异性菌苗疗法。关节有积液时，可抽出液体，内注链霉素 0.2 g；对有脊柱炎病例可加用脱敏疗法。此外应卧床休息，或用石膏床或支具固定，有利于肌肉的痉挛缓解，减轻疼痛。若因脓肿压迫脊髓或神经根出现感觉、运动障碍或截瘫者，应及时进行探查术，根据病变行脓肿切开引流及病灶的清除术、脊髓的减压术、椎板减压成形术、脊椎融合术等。关节病变疼痛者可行适当外固定，以利减轻症状及维持功能位，加强未受累的关节功能的锻炼。骨病变有"自愈"趋势，但需时较长，经上述治疗一般预后良好。

（赵　钢　杜　芳）

第三节　结核性脑膜炎

一、案例分析

【主诉】李某，女，58 岁，主因"间断头痛、发热 2 月"入院。

【提示】对神经系统感染性疾病进行临床拟诊时，病史和体征是诊断资料的主要来源。在病史中尤其要注意可能的感染来源和诱因（比如外伤、手术、局部感染等），疾病进展的速度、发热的热型等，均是临床思维导向的主要依据。

安装"医大帮"app　　直通本章更新内容

（一）病史采集

【病史询问思路】（表 6-3-1）

表 6-3-1　病史询问思路

1. 热型变化：结核性脑膜炎患者常伴发热，多为午后发热，热型对感染类型的判定有一定参考价值

2. 症状进展时序：结核性脑膜炎患者病程常波动或亚急性进展，但偶有急进性病程

3. 神经系统症状：最常见为头痛，结核性脑膜炎症状体征多变，可有局限性神经功能缺损、癫痫发作、精神症状等表现

续表

4. 伴随症状：是否有内科感染迹象，如长期低热、咳嗽、咯血、消瘦等全身结核中毒迹象
5. 既往病史：是否有免疫缺陷或长期应用免疫抑制剂病史
6. 个人史：病前是否有旅游史，人群中是否密切接触结核患者，是否按时预防接种

【现病史】患者缘于1月前无明显诱因出现寒战、发热，测体温39℃，伴有头部轻微胀痛，无咳嗽、咯痰、腹泻等不适感；在当地诊所按"感冒"输液治疗（具体不详），上述症状无改善，体温波动在39~40℃，并逐渐出现腹胀、食欲缺乏、精神萎靡不振，至当地医院消化科，诊断为"重度脓毒血症、多脏器功能衰竭、重症肺炎、Ⅰ型呼吸衰竭、嗜血细胞综合征待排"，给予"比阿培南、亚胺培南西司他丁、兰索拉唑针、莫西沙星针"等治疗后症状无好转，体温仍波动在39℃左右，且腹胀、食欲缺乏、头痛逐渐加重，发热夜间明显。近1周出现四肢无力，发作性右侧肢体不自主抽动，每次持续时间约数分钟，意识清楚。

【既往史】无特殊病史，否认疫区旅游史，否认人群中密切接触结核患者。

（二）体格检查

【提示】通过详细神经系统查体，可以判定可能的病变位置和范围，有利于定位诊断，同时特别要注意全面的内科查体（表6-3-2），寻找可能结核病灶，如肺部。

表6-3-2 体格检查重点

1. 神经科查体：结核性脑膜炎症状体征多变，可有高颅压、脑膜刺激征、局限性神经功能缺损、精神症状等体征
2. 眼底改变：是否有视乳头水肿和高颅压的表现
3. 全身查体：肺部是查体重点

【本例体格检查结果】查体见慢性消耗性面容，精神状况差，心腹未见异常，双肺呼吸音低；专科查体：神志清，精神萎靡，高级智能查体未见明显异常，发音欠有力；眼底：视乳头边界模糊水肿，无明显出血，余脑神经查体未见明确异常；左上肢肌力5-级，左下肢肌力4-级，右上肢肌力4-级，右下肢肌力3+级，右侧Babinski征阳性，颈稍抵抗，颏胸距3横指，双侧Kernig征阳性。

（三）辅助检查

1. 实验室检查

【实验室检查项目】（表 6-3-3）

表 6-3-3 实验室检查项目

1. 全血细胞计数：观察白细胞升高的程度和比例
2. 红细胞沉降率、超敏 C 反应蛋白、T-spot（反应全身炎性反应强度和是否有过结核感染）
3. 腰穿：反应颅压水平、蛋白、糖、氯化物和细胞数
4. 腰穿：进行细胞分类和特殊染色、结核相关抗原抗体检测
5. 脑脊液和血液细菌、真菌培养和药敏试验

【本例实验室检查结果】

（1）入院后肝功能：白蛋白 34.9 g/L，总蛋白 52.2 g/L，总胆红素 28.6 μmol/L，离子五项：钠 136.4 μmol/L；血常规提示轻度贫血，血小板计数及白细胞计数正常；红细胞沉降率 55 mm/h，结核感染 T 细胞斑点试验抗原 A：319SFC/2.5×10^5PBMC（阳性）；结核感染 T 细胞斑点试验抗原 B：0SFC/2.5×10^5PBMC（阴性）。

（2）脑脊液检查：压力 220/120 mmH$_2$O，蛋白质 3.0 g/L，葡萄糖 1.10 mmol/L，氯 111.0 mmol/L；细胞数 125/mm^3，淋巴细胞 85%，中性粒细胞 8%，浆细胞 1%，单核细胞 6%。X-pert：利福平耐药检测阴性；结核分枝杆菌检测阳性；改良抗酸染色（+）。

2. 影像学检查和其他检查

【提示】所有患者均应行急诊头颅 CT 或 MRI 检查以明确病灶，必要时同时做增强 CT 和 MRI。常规行胸部 CT 检查，同时对可疑感染部位进行详细的 CT、MRI、B 超等检查，必要时穿刺活检。

【临床常用影像学检查方法分析】

（1）头颅 CT：头颅 CT 是最方便、快捷和常用的结构影像学检查手段，可以观察到脑肿胀，表现为脑室缩小，脑沟模糊不清，灰白质对比不明显，脑组织密度降低等。后期可以出现梗阻性脑积水，脑室扩大。脑实质内可以有结节性病灶或结核瘤形成。

1）增强 CT：常见脑膜强化，可以出现病灶局限性强化，

2）胸部 CT：可以发现肺结核病灶、胸腔积液、胸膜粘连。

（2）MRI：MRI 能提供更多的信息。

1）常规 MRI：常规 MRI（T1 加权、T2 加权、FLAIR）：早期显示脑室缩小等脑水肿表现，大量炎性渗出物沉积时可见脑蛛网膜下腔及脑沟脑裂增宽、模糊；后期显示脑室扩大等脑积水现象，脑实质内可以有结节性病灶或结核瘤形成。

2）增强 MRI：常见脑膜强化，可以出现病灶局限性强化。

（3）X 线：X 线平片如发现肺和脊椎等结核病灶则有助于结核性脑膜炎的诊断。

【本例影像学检查结果】

（1）头颅磁共振：脑实质内未见明显异常，脑室缩小，轻度脑肿胀表现。增强后显示脑膜明显强化。

（2）胸部 CT：双侧胸腔积液，两肺下部膨胀不全；少量心包积液。

（四）诊断

【提示】对中枢神经系统感染患者进行临床诊断时，要遵循一些常规步骤及原则。首先是否有颅内感染，其次感染的性质，比如细菌、病毒、结核、寄生虫等，之后明确感染的来源，比如血源性感染、局部感染侵袭等。

【本例诊断分析】

1. 定位诊断：脑膜、皮质、肺部。

患者中年女性，临床主要表现为间断头痛、发热 2 月，四肢无力伴肢体抽搐 1 周入院，查体眼底视乳头水肿，颈项强直，颏胸距 3 横指。考虑脑膜受累、高颅压；四肢肌力 3～4 级，右侧 Babinski 征阳性，发作性肢体抽搐，考虑双侧皮层运动区受累。胸部 CT：双侧胸腔积液，两下肺部膨胀不全，考虑肺部感染来源。

2. 定性诊断：结核性脑膜炎

患者中年女性，出现发热、头痛、四肢无力、抽搐，胸部 CT 和体征，提示感染来源和部位。头颅 MRI 符合脑膜炎改变。通过腰穿脑脊液化验，证实患者高颅压，脑脊液蛋白高，糖、氯化物降低，细胞数中度升高，符合结核性脑膜炎表现。

3. 病因诊断：结核性感染

血 T-spot：（+），脑脊液 X-pert：结核分枝杆菌检测阳性；改良抗酸染色（+），确诊为结核性感染。

【鉴别诊断】主要需要与以下疾病进行鉴别：

1. 化脓性脑膜炎

化脓性脑膜炎起病急，常有外伤、头面部局限性化脓性感染史，脑脊液细胞数明显升高，常 $> 1000 \times 10^6/L$，中性粒细胞比例升高为主。未经彻底治疗的化脓性脑膜炎，其脑脊液改变与结核性脑膜炎不易鉴别，应结合病史综合分析。TBM 可因脑实质下结核病灶破溃，大量结核菌突然进入蛛网膜下腔而急性起病或婴幼儿急性血行播散继发结核性脑膜炎，均可出现脑脊液细胞明显增高、中性粒细胞百分比增高，易误诊为化脓性脑膜炎。

直通本章更新内容

2. 病毒性脑膜脑炎

本病脑脊液细胞轻至中度升高，以单核细胞为主、蛋白升高等须与 TBM 相鉴别。但病毒性脑膜病炎急性起病、脑膜刺激征出现早，可合并有呼吸道及消化道症状。脑脊液糖与氯化物多为正常。脑脊液病毒抗体检查可有助于诊断。

3. 新型隐球菌脑膜炎

新型隐球菌脑膜炎与 TBM 临床表现及脑脊液常规生化改变极为相似，但新型隐球菌脑膜炎起病更为缓慢，脑压增高显著、头痛剧烈，可有视力障碍，而脑神经一般不受侵害，症状可暂行缓解。脑脊液涂片墨汁染色找到隐球菌孢子，或沙氏培养生长新型隐球菌即可确诊。

4. 颅内占位性病变

颅内肿瘤或脑膜癌病等也可急性发作、头痛，甚至发热。头部 CT 及 MRI（需增强）检查有助于明确诊断。最终确诊需通过脑脊液细胞学分析鉴别，脑膜癌病患者脑脊液中可以见到异形肿瘤细胞。

（五）治疗

【提示】结核性脑膜炎是临床迁延性疾病，患者及早、足量、足时程、个体化治疗是关键。

【本例治疗方案】

（1）抗菌治疗：入院后给予异烟肼 0.6 g 静脉滴注（1 次 / 日）+ 利福平 0.6 g 口服（1 次 / 日）+ 吡嗪酰胺 0.5 g 口服（3 次 / 日）

直通本章更新内容

+ 乙胺丁醇 0.75 g（1 次 / 日）四联抗结核，患者体温和症状明显改善。1 周后复查脑脊液，白细胞升高，加用莫西沙星注射液 0.4 g 静脉滴注（1 次 / 日）治疗，复查脑脊液学明显改善。出院继续四联抗结核药 + 莫西沙星片 0.4 g 口服（1 次 / 日），定期复查脑脊液和影像学改变，4 个月后异烟肼 0.6 g 口服（1 次 / 日）+ 利福平 0.6 g 口服（1 次 / 日）维持治疗，1 年后复查各项检查正常，停药。

（2）高颅压治疗：20% 甘露醇 125 ml 静脉滴注（2 次 / 日）脱水。

（3）对症和支持治疗：同时给予抗癫痫、护肝、营养神经、减少脑脊液分泌、降颅压、防止各种并发症等对症处理，考虑患者脑脊液蛋白显著增高，给予激素治疗，同时辅以护胃、补钙、补钾维持水电解平衡等对症治疗。

二、疾病知识拓展

（一）定义

结核性脑膜炎（tuberculous meningitis，TBM）是常见的中枢神经系统非化脓性细菌性脑膜炎，是肺外结核最常见和严重的类型，多继发于肺部结核感染，但也可以为临床首发。病变以累及脑膜为主，也可表现为脑实质炎症甚至血管炎表现。

（二）病理

结核性脑膜炎患者以脑膜损害为主，尤以脑底部病变最为明显，故又有脑底脑膜炎之称。延髓、脑桥、脚间池、视神经交叉及大脑外侧裂等处的蛛网膜下腔内，积有大量灰白色或灰绿色的浓稠、胶性渗出物。浓稠的渗出物及脑水肿可包围挤压脑神经，引起脑神经损害。有时炎症可蔓延到脊髓及神经根。结核性脑膜炎患者初期由于脉络膜充血及室管膜炎而致脑脊液生成增加；后期由于脑膜炎症粘连，使脑蛛网膜粒及其他表浅部的血管间隙神经根周围间隙脑脊液回吸收功能障碍，这 2 种情况，可致交通性脑积水。浓稠炎性渗出物积聚于小脑延髓池或堵塞大脑导水管有第 4 脑室诸孔，可致阻塞性脑积水。

（三）诊断要点

临床上结核性脑膜炎的确定性诊断需要病原学提供确切依据，即脑脊液涂片、培养或局部组织活检发现结核杆菌，但是在临床上这些病原学检查的阳性率非常低，所以结核性脑膜炎的诊断标准一直存有争议，目前建议将结核性脑膜炎的诊断根据结核性脑膜炎证据评分分为确定、很可能、可能三种诊断。

1. 结核性脑膜炎的诊断评分

（1）临床标准（最高 6 分）

①病程 5 天以上（4 分）。

②结核中毒症状：体重下降、盗汗或 2 周以上的咳嗽（具备其中 1 项或 1 项以上）（2 分）。

③近期有结核接触史（2 分）。

④局灶性神经损害（1 分）。

⑤脑神经损害（1 分）。

⑥意识障碍（1 分）。

（2）脑脊液标准（最高 4 分）

①外观清亮（1 分）。

②白细胞数 10 ～ 500/mm^3（1 分）。

③淋巴细胞比例 > 50%（1 分）。

④蛋白含量 1 g/L 以上（1 分）。

⑤ CSF/ 血浆葡萄糖比值小于 50% 或 CSF 葡萄糖含量小于 2.2 mmol/L（1 分）。

（3）脑影像学标准（最高 6 分）

①脑积水（1 分）。

②软脑膜强化（2 分）。

③结核瘤（2 分）。

④梗死灶（1 分）。

⑤软脑膜高信号（2 分）。

（4）神经系统以外的结核证据（最高 4 分）

①胸片示活动性肺结核

A. 一般结核征象（2 分）。

B. 粟粒性肺结核（4 分）。

② CT/MRI 或超声显示 CNS 之外的结核证据（2 分）。

③ CNS 以外抗酸杆菌检测阳性或结核分枝杆菌培养阳性（痰、淋巴结、胃液、

尿液及血）（4分）。

④ CNS 以外标本结核分枝杆菌核酸检测阳性（4分）。

2. 结核性脑膜炎的诊断分类

（1）确诊的结核性脑膜炎：符合临床标准，同时具备以下1项或多项：

①脑脊液中查到抗酸杆菌。

②脑脊液结核菌培养阳性。

③脑脊液结核菌核酸检测阳性。

④脑或脊髓中发现抗酸杆菌或结核性病理改变，同时有临床征象和相应的脑脊液改变，或尸检呈脑膜炎改变。

（2）很可能的结核性脑膜炎：符合临床标准同时具备：

①临床评分10分（无脑影像学）。

②或临床评分12分（有脑影像学）。

③脑脊液或脑影像学评分至少2分。

④排除其他脑膜炎。

（3）可能的结核性脑膜炎：符合临床标准同时具备：

①临床评分6～9分（无脑影像学）。

②临床评分6～11分（有脑影像学）。

③未行腰穿或脑影像学检查不得诊断。

（四）抗结核治疗

目前结核性脑膜炎的常规抗结核治疗和肺结核类似，异烟肼（isoniazidum，INH）、利福平（rifampicinum，RFP）、吡嗪酰胺（pyrazinamidum，PZA）、乙胺丁醇（ethambutolum，EMB）、链霉素（streptomycin，SM）、莫西沙星（moxifloxacin，MF）是目前治疗 TBM 最有效的药物；遵循早期给药、合理选药、联合用药及系统治疗的原则。初期的四联"强化"治疗（2～3个月）和随后的二联"维持"治疗（异烟肼和利福平再联合使用7～9个月）。连续两个月的异烟肼、利福平、吡嗪酰胺是强化治疗的基础。经典的四联用药还要加上链霉素或者乙胺丁醇，二者选一，构成四联抗结核治疗。

对常规抗结核药物治疗效果不佳的结核性脑膜炎患者可以考虑增加异烟肼、利福平的用量或者联用喹诺酮类药物（尤其是莫西沙星）。对于严重耐药或不能耐受常规治疗的结核性脑膜炎患者，也可使用阿米卡星、卡那霉素、对氨基水杨酸和利奈唑胺等药物。

添加治疗：对于重症结核性脑膜炎患者，在抗结核药物使用同时，通常需要使用免疫调节药物减轻炎症反应。糖皮质激素是最常用到的添加治疗药物，对出现意识障碍、颅内压增高或交通性脑积水、明显中毒症状、脑脊液蛋白明显增高（＞1 g/L）、椎管阻塞、抗结核治疗后病情加重及合并结核瘤等重症患者，均宜添加使用。通常对重症成人（＞14岁）患者使用地塞米松初始剂量0.4 mg/（kg·d），1周后逐渐减量（每天减少5 mg/d），疗程1～2个月；儿童（小于14岁）患者一般使用泼尼松2～4 mg/（kg·d）（通常小于45 mg），1个月后逐渐减量，疗程2～3个月。对于激素治疗后，上述症状改善不明显的患者，也有使用沙利度胺、抗TNF-a英夫利西单抗等药物添加治疗。

鞘内注射对于顽固高颅压、椎管阻塞、脑脊液蛋白显著增高（＞3 g/L）、严重中毒症状、复发复治或不能耐受全身给药时患者，可在全身药物治疗的同时可辅以鞘内注射，提高疗效。鞘内注射用地塞米松5～10 mg、α-糜蛋白酶4000U、透明质酸酶1500U，0.5～3天，注药宜缓慢。但脑脊液压力较高的患者慎用此法。

直通本章更新内容

三、专家临床经验分享

结核性脑膜炎总体预后差，病死率和致残率均高，早期诊断和早期足程化疗是降低病死率和致残率的关键。近年来，结核性脑膜炎临床症状和辅助检查常常不典型，病因确诊需要依靠脑脊液涂片和细菌培养，但由于结核菌是胞内寄生菌，一般常规检验很难得到阳性结果，有条件的医院可以通过开展改良抗酸染色等办法提高确诊率。如果没有条件，在高度疑诊结核性脑膜炎的情况下，可以开始抗结核治疗。

（赵 钢 杜 芳）

第四节　隐球菌脑膜炎

一、案例分析

【主诉】胡某，男，21岁，主因"间断发热，头痛4月余"入院。

【提示】对神经系统感染性疾病进行临床拟诊时，病史和体征是诊断资料的主要来源。在病史中尤其要注意可能的感染来源和诱因（比如环境因素、饲养鸽子和既往免疫缺陷病史等），疾病进展的速度，发热的热型等，均是临床思维导向的主要依据。

安装"医大帮"app

直通本章更新内容

（一）病史采集

【病史询问思路】（表6-4-1）

表6-4-1　病史询问思路

1. 热型变化：隐球菌性脑膜炎患者可伴发热，多为低热，热型无特异性

2. 症状进展时序：隐球菌性脑膜炎患者病程常波动或亚急性进展，但偶有急进性病程

3. 神经系统症状：最常见为头痛，隐球菌性脑膜炎症状体征多变，可有局限性神经功能缺损、癫痫发作、精神症状等表现，但以高颅压症状最为突出，可出现明显视力减退。

4. 既往病史：是否有免疫缺陷或长期应用免疫抑制剂病史

5. 个人史：病前是否有旅游史，是否饲养鸽子或其他宠物，是否有封闭潮湿环境工作史

【现病史】患者缘于4月前无明显诱因出现低热，午后发热，1月后因劳累出现头痛、颈部发僵，头痛位于后枕部，呈搏动样胀痛，伴有恶心、低热，后呕吐，呈喷射状，均为胃内容物。2月前出现颈部僵直加重，发热，体温最高38.4℃，且头痛进行性加重，外院曾给予"两性霉素B及氟康唑"，头痛无明显改善。给予两性霉素B脂质体静脉注射，起始剂量30mg/d，之后逐渐加量，同时口服氟胞嘧啶1.0g（4次/日）。之后出现双眼视物模糊，视力下降来诊。

【既往史】无特殊病史，病前有山区长程徒步史。

（二）体格检查

【提示】通过详细神经系统查体，可以判定可能的病变位置和范围，有利于定位诊断（表 6-4-2）。

表 6-4-2　体格检查重点

1. 神经科查体：隐球菌性脑膜炎症状体征多变，但以明显高颅压、脑膜刺激征为最突出体征

2. 眼底改变：是否有视乳头水肿、出血等高颅压的表现

3. 全身查体：无特异性改变

【本例体格检查结果】查体见精神状况差，心肺腹未见异常；专科查体：神志清，精神萎靡，高级智能查体未见明显异常，双眼视力减退，眼底：视盘边界模糊，高度水肿，伴火焰样出血，双眼球外展不充分，双眼可见水平眼震，余颅神经查体未见明确异常；四肢肌力 5- 级，四肢腱反射（＋），左掌颌反射，左侧 Babinski 征（＋）；颈抵抗，颏胸距 3 横指，双侧 Kernig 征阳性。

（三）辅助检查

1. 实验室检查

【实验室检查项目】（表 6-4-3）

表 6-4-3　实验室检查项目

1. 全血细胞计数：观察白细胞升高的程度和比例

2. HIV 等免疫缺陷疾病的常规筛查

3. 腰穿：反应颅压水平、脑脊液蛋白、糖、氯化物和细胞数，脑脊液墨汁染色

4. 腰穿：进行细胞分类和特殊染色、隐球菌抗原抗体检测

5. 脑脊液和血液细菌、真菌培养和药敏试验

【本例实验室检查结果】血常规：白细胞计数 16.3×10^9/L，嗜中性粒细胞比例 64.9%；超敏 C 反应蛋白 27.943 mg/L；人体免疫缺陷病毒抗体阴性；肝肾功能：未见明显异常。腰穿提示：压力大于 330 mmH$_2$O，脑脊液生化：氯 129.8 mmol/L，葡萄糖

2.19 mmol/L，蛋白 0.6 g/L；脑脊液免疫球蛋白系列：脑脊液免疫球蛋白 M1.95 mg/L，脑脊液免疫球蛋白 G50.60 mg/L；脑脊液 1,3-β-D 葡聚糖 839.00pg/ml；细胞学示红细胞计数 2/mm^3，白细胞计数 44/mm^3；分类：淋巴细胞 95%，单核细胞 2.5%，浆细胞 0.5%，嗜中性粒细胞 1.5%，嗜酸性粒细胞 0.5%；脑脊液隐球菌检测：阳性，墨汁染色：查见新型隐球菌；阿利新蓝染色（+），改良抗酸染色（-）。

2. 影像学检查和其他检查

【提示】所有患者均应行急诊头颅 CT 或 MRI 检查以明确病灶，必要时同时做增强 CT 和 MRI。常规行胸部 CT 检查。

【临床常用影像学检查方法分析】

（1）头颅 CT：头颅 CT 是最方便、快捷和常用的结构影像学检查手段。可以观察到脑水肿、脑积水和脑实质内有新型隐球菌性脓肿形成及形状不规则片状、散在的低密度病灶，常见于基底节、丘脑和大脑皮质。片状低密度区有相互融合的趋势，致使脑室、脑池受挤压的占位表现，增强后病变呈多发性小结节。

（2）MRI：MRI 能提供更多的信息。常规 MRI 检查所见的脑水肿、脑积水和脑实质内隐球菌性脓肿较 CT 所见更清晰，在脑实质内散在分布的病灶 T1 和 T2WI 为长信号，注射造影剂后病灶增强明显，慢性期患者可见广泛的脑膜增强信号。

【本例影像学检查结果】

（1）头颅磁共振：胼胝体、双侧脑室旁、额叶皮层下散在缺血灶，部分软化灶，脑室缩小，轻度脑肿胀表现。

（2）胸部 CT：未见明显异常。

（四）诊断

【提示】对中枢神经系统感染患者进行临床诊断时，要遵循一些常规步骤及原则。首先是否有颅内感染，其次感染的性质，比如细菌、病毒、结核、寄生虫等。之后明确感染的来源，比如血源性感染、局部感染侵袭等。

【本例诊断分析】

1. 定位诊断：脑膜、脑实质

患者青年男性，临床主要表现为反复头痛、发热 4 月入院，查体眼底视乳头高度水肿，颈项强直，颏胸距 3 横指。考虑脑膜受累，高颅压；四肢肌力 5- 级，四肢腱反射（＋），左掌颌反射、左侧 Babinski 征（＋），考虑双侧皮层运动区受累。双眼视力减退，双眼球外展不充分，考虑多组脑神经受损。

2. 定性诊断：隐球菌性脑膜炎

患者青年男性，出现发热、头痛、四肢无力，查体发现视盘乳头水肿、脑膜刺激征（＋），通过腰穿脑脊液化验，证实患者高颅压，脑脊液蛋白高，糖、氯化物降低，细胞数轻度升高，阿利新蓝染色（＋），符合真菌性脑膜炎表现。

直通本章更新内容

3. 病因诊断：隐球菌感染

脑脊液隐球菌抗原检测：阳性，墨汁染色查见新型隐球菌；阿利新蓝染色（＋）。

【鉴别诊断】主要需要与以下疾病进行鉴别：

1. 化脓性脑膜炎

化脓性脑膜炎起病急，常有外伤、头面部局限性化脓性感染史，脑脊液蛋白高、糖氯化物降低，易与隐球菌脑膜炎相混淆，但化脓性脑膜炎脑脊液细胞数常＞1000×10^6/L，中性粒细胞比例升高为主，可与隐球菌脑炎相鉴别。

2. 病毒性脑膜脑炎

本病脑脊液细胞轻至中度升高，以单核细胞为主，蛋白升高等需与隐球菌脑炎相鉴别。但病毒性脑膜炎急性起病，脑膜刺激征出现早，可合并有呼吸道及消化道症状。脑脊液糖与氯化物多为正常。脑脊液病毒抗体检查可有助于诊断。

3. 结核性脑膜炎

本病临床表现和病程与结核性脑膜炎有很多相似之处，临床上将隐球菌性脑膜炎误诊为结核性脑膜炎并不少见。颅内压升高明显且伴有视力障碍，临床症状与体征无显著改变者，应考虑隐球菌性脑膜炎的可能。脑脊液结核菌培养或改良抗酸染色有利于结核性脑膜炎确诊。

4. 颅内占位性病变

颅内肿瘤或脑膜癌病等也可急性发作，头痛，甚至发热。头部 CT 及 MRI（需增强）检查有助于明确诊断。最终确诊需通过脑脊液细胞学分析鉴别，脑膜癌病患者脑脊液中可以见到异形肿瘤细胞。

（五）治疗

【提示】隐球菌性脑膜炎是临床迁延性疾病，患者及早、足量、足时程、个体化治疗是关键。

【本例治疗方案】

（1）菌治疗：两性霉素脂质体注射液加量至 120 mg/d，同时口服氟胞嘧啶 1.0 g（4 次 / 日），之后维持该剂量，因出现肾功能损害停药，保护肾功能治疗后肾功恢复

直通本章更新内容

正常，再次使用两性霉素脂质体 B，期间患者症状改善，腰穿脑脊液压力下降，脑脊液生化恢复正常，但再次出现肾损害，停用两性霉素 B 脂质体，加用伏立康唑 0.2 g 静脉滴注（2 次 /d），患者症状逐渐改善。

（2）高颅压治疗：20% 甘露醇 125 ml 静脉滴注（2 次 / 日），甘油果糖 250 ml 静脉滴注（2 次 / 日）脱水。

（3）对症和支持治疗：同时给予保护肝肾功能、营养神经、减少脑脊液分泌、降低颅内压、防止各种并发症及对症处理，考虑患者颅内压显著增高，给予腰大池引流，同时辅以护胃、补钙、补钾维持水电解平衡等。

二、疾病知识拓展

（一）定义

隐球菌性脑膜炎（cryptococcal meningitis，CM）是最为常见的一种真菌性脑膜炎，系由新型隐球菌所致，以侵犯中枢神经系统为主。新型隐球菌为条件致病性菌，致病性低，易感染营养条件差、消耗性疾病和免疫缺陷的人群。

（二）病理

隐球菌侵入肺部后，局部病变进展缓慢，常无临床症状，但可由此经血行播散或从鼻腔嗅神经纤维及淋巴管进入中枢神经系统。感染主要侵犯中枢神经系统，以基底节及皮质的灰质受累最重，可引起脑组织明显肿胀。

（三）诊断要点

（1）有长期大量应用抗生素、免疫抑制药及免疫低下性疾病，如 AIDS、淋巴瘤、白血病、器官移植等病史。亚急性或慢性进展的头痛、喷射性呕吐、脑神经受损、脑膜刺激征、脑脊液蛋白定量增高、氯化物及葡萄糖降低者应考虑本病。

（2）临床确诊需在脑脊液中找到新型隐球菌，由于其检出率受病灶部位、病程发展阶段等影响，故对可疑或久治不愈反复发作的脑膜炎，应反复做脑脊液墨汁染色、培养或动物接种以寻找病原。通常墨汁染色阳性率较低，故需结合脑脊液乳胶凝集（LA）或抗原酶联免疫测定法检测隐球菌抗原、阿利新蓝染色等检测手段。培养有经验的阅片人员，以提高早期诊断率。

直通本章更新内容

（四）治疗方案

目前隐球菌性脑炎的治疗分为诱导期、巩固期和维持期。

（1）诱导期和巩固期用药：诱导期（2～4周）两性霉素 B 和两性霉素 B 脂质体为首选药物。有条件单位推荐使用两性霉素 B 脂质体。用量可从 0.3 mg/kg 开始，逐渐增量至 3～4 mg/(kg·d)，对隐球菌脑膜炎总量可达 5～8 g；氟胞嘧啶 100 mg/(kg·d)，分 4 次口服。巩固期用药：氟康唑 400～600 mg/d，维持 4～8 周。

（2）维持期用药（6～12 月）：氟康唑 200～600 mg/d，口服。

（3）用药期间：密切监测患者血常规、肝肾功能等指标，防止出现肾功能损害等并发症。

三、专家临床经验分享

隐球菌性脑膜炎总体预后差，病死率和致残率均高，早期诊断和早期足程化疗是降低病死率和致残率的关键。颅内高压是隐脑最严重的并发症之一，亦是早期死亡及远期致残的主要原因。脱水药物或外科手段（如腰椎穿刺间断释放脑脊液、侧脑室引流）控制颅内高压可为抗真菌治疗赢得宝贵的时间。恶性颅内压增高要在隐球菌得到良好控制情况下行脑室腹腔分流术，减少因颅内压力增高导致的失明。

（赵 钢 杜 芳）

第七章　神经肌肉疾病

第一节　重症肌无力

一、案例分析

【主诉】黄某，女，35岁，因"四肢无力伴言语不清4月"就诊。

【提示】详细询问病史是诊断重症肌无力（MG）的关键。对肌无力患者进行问诊时，应根据受累肌肉的好发部位，活动后加剧、休息后减轻、晨轻暮重进行病史采集。病史长者应注意了解病情三个波动特点（病程中、晨与暮、活动与休息后）。

安装"医大帮"app　　直通本章更新内容

（一）病史采集

【病史询问思路】（表7-1-1）

表 7-1-1　病史询问思路

1. 时间：MG 病程除少数患者病情进展较快之外，长病程时呈慢性迁延性，缓解与恶化交替

2. 肌无力开始时累及的部位：是否对称性（MG 并不需呈对称性，如可能一侧眼肌无力重于另一侧，甚至只表现一侧）、好发的时间段、加重（如活动后、感染、妊娠、月经前，及使用氨基糖苷类等药物）和缓解（如休息，控制感染后等）的因素

3. 症状进展时间顺序：记录关键的时间点/段，如眼肌麻痹进展至全身无力，或进展至呼吸肌麻痹间隔的时间，注意记录病程波动中症状最重一次时间及状况

4. 伴随症状：胸闷、憋气、睡眠障碍、焦虑、抑郁等

5. 伴随疾病：胸腺异常（胸腺增生或胸腺瘤）、其他自身免疫性疾病（类风湿性关节炎和系统性红斑狼疮最常见）

6. 可引起眼肌无力、构音不良、四肢无力的疾病：Lambert-Eaton 综合征、格林 - 巴利综合征、肉毒杆菌或有机磷等中毒、神经症。问诊记录应记录是否存在需鉴别疾病的关键病史

7. 药物的治疗反应

【现病史】患者于 4 月前开始注意到与人交流时间长后出现较明显的吐字发音困难、语速减慢，语调低，尤其在每日工作尾声时较明显。到当地医院耳鼻喉科检查声带未见异常。同时伴颈部不适感，时有抬头费力。此外还诉耐力较前减退，易疲劳，跑步机健身时相比以往很快就气喘吁吁。上述症状通常休息后可逐渐缓解。无肌肉萎缩，无肢体麻木。发病前无发热，无大小便失禁。由门诊收入神经内科病房。

【既往史】无糖尿病及肿瘤病史，近期无腹泻、上感等病史。

【个人史】销售工作，发病前无毒物接触史，无特殊药物服用史，近期无接种疫苗史。

【家族史】无特殊。

（二）体格检查

【本例体格检查结果】生命体征：体温 36.5℃、心率 70 次 / 分、脉搏 70 次 / 分、血压 95/70 mmHg；内科系统未见异常；神经系统检查：神清，定向力正常，言语流利，记忆力注意力正常；视力视野正常，直接或间接对光反射正常，眼外肌活动正常，无眼震，向上凝视时间长后出现左眼睑下垂；面部感觉保留，鼓腮漏气，露齿正常，味觉正常，伸舌居中，长时间大声朗读后构音不良；腱反射对称适中，无震颤及肌束颤动，四肢肌力 5 级。病理征（-）；指鼻试验、跟膝胫试验稳准。痛温触觉、深感觉正常。

（三）辅助检查

【辅助检查项目】诊断价值较高的检测包括疲劳试验（Jolly 试验）、血清抗体检测、神经电生理检测、抗乙酰胆碱酯酶抑制剂药物诊断试验。

1. 疲劳试验（Jolly 试验）

受累随意肌快速重复收缩，如连续眨眼 50 次，可见眼裂逐渐变小；令患者仰卧位连续抬头 30 ~ 40 次，可见胸锁乳突肌收缩力逐渐减弱，出现抬头无力；举臂动作或眼球向上凝视持续数分钟，若出现暂时性瘫痪或肌无力明显加重，休息后恢复者

为阳性；如咀嚼肌力弱可令重复咀嚼动作 30 次以上，如肌无力加重以至不能咀嚼为疲劳试验阳性。

2. 特异性自身抗体检测

乙酰胆碱受体（AChR）抗体，敏感度：约 85% 全身型 MG 阳性，50%～60% 眼肌型 MG 阳性；特异度：如 AChR 抗体阳性，无论是全身型还是眼肌型，均有 99% 可能罹患 MG。肌肉特异性酪氨酸激酶（MuSK）抗体，约 40% AChR 抗体阴性，MG 可检测出 MuSK 抗体阳性。

3. 重复神经刺激（RNS）

减幅范围＞10%，诊断全身型 MG（GMG）的重要依据；MG 患者肌电图检查肌肉收缩力降低，振幅变小。2～3Hz 低频重复电刺激周围神经引起支配肌肉动作电位迅速降低，由于神经肌肉接头局部 ACh 消耗，导致终板电位降低。有必要常规行高频和低频重复神经电刺激，特别强调不能只做低频而不做高频，因 MG 除了要与 Lambert-Eaton 综合征鉴别，还要与可能同时合并 Lambert-Eaton 综合征相鉴别，以防漏诊。

4. 单纤维肌电图（SFEMG）

单纤维肌电图检查可见肌纤维间兴奋传递不一致或传导阻滞现象。该检测敏感度较 RNS 更高，但特异度不如 RNS。

5. 新斯的明试验

新斯的明化学结构与毒扁豆碱相似。该试验因作用时间长，对结果可进行精确和重复的评定。1～1.5 mg 肌内注射，可提前数分钟或同时肌内注射硫酸阿托品 0.8 mg（平均 0.5～1.0 mg），对抗毒蕈碱样不良反应及心律不齐。结果判定：通常注射后 10～15 分钟症状改善，20 分钟达高峰，持续 2～3 小时，可仔细评估改善程度。

6. 胸腺 CT

胸腺 CT 可排除胸腺瘤。

【本例辅助检查结果】三大常规、血生化正常，甲状腺功能全套正常。血自身抗体全套均为阴性。血、尿及脑脊液常规检查均正常。嘱患者持续大声读报诱发构音不良，随后注射新斯的明 1 mg 和阿托品 0.5 mg，10 分钟后患者可大声长时间朗读大段的文字，构音不良显著改善，且诉感觉效果比休息时缓解效果明显更好，提示新斯的明试验阳性。抗乙酰胆碱受体抗体阳性（1.73 nmol/L；正常＜0.3 nmol/L）。重复电刺激（RNS）在尺神经运动电位接受 3 次刺激 / 秒刺激时，在小指展肌记录提示复合肌肉动作电位波幅下降23%。该结果RNS波幅减少10%以上，提示异常，支持MG诊断。呼吸功能测试正常。胸部CT显示右前纵隔7 cm×5 cm分叶状肿块并延伸至心包右侧，提示胸腺瘤诊断。

（四）诊断

1. 问题

（1）基于以上描述，如何定位?

（2）最可能的诊断?

2. 讨论本例最关键的症状体征

（1）构音不良，说话时间较长后加重。

（2）上视时间延长后出现左眼睑下垂。

（3）白天工作结束后感觉抬头费力。

（4）运动时耐力下降，容易气喘吁吁。

直通本章更新内容

【本例诊断分析】

1. 定位诊断：神经肌肉接头

构音不良可由颅神经损伤或上运动神经元损伤引起，两者都可同时引起面神经麻痹。眼睑下垂可由第三对颅神经损伤导致提上睑肌无力或Horner综合征引起。同理，颈肌、四肢肌及呼吸肌都可由中枢或周围神经损伤引起。但该例患者值得注意的是，尽管肌无力累及多个部位，但均不合并对应部位的感觉异常。此外，此例查体时未找到提示多灶性及上运动神经元受损的体征。因此诊断思路上考虑影响周围神经或其下游通路的定位，如神经肌肉接头或骨骼肌病变。结合肌无力且不能耐受疲劳，应定位神经肌肉接头，RNS为低频递减，提示突触后膜病变，故定位。

2. 定性诊断

（1）重症肌无力ⅡB型

（2）胸腺瘤：患者中年女性，慢性复发缓解病程，根据定位、定性及症状在病程、晨与暮、活动与休息后三个波动，抗胆碱酯酶药物试验能完全缓解，RNS表现为低频递减，AChR-Ab滴度阳性及合并胸腺瘤，故确诊。

【鉴别诊断】

1. Lamber-Eaton综合征

本病是一种累及神经-肌肉接头突触前膜的自身免疫性疾病。该病部分患者新斯的明试验可弱阳性。主要临床表现是进展性肌无力，表现为易疲劳和渐进性肌无力，但通常多累及肢体和躯干肌肉，下肢较上肢为重，近端重于远端，通常不累及呼吸肌及面部表情肌，脑神经支配的肌群较少受累，只少数患者出现眼睑下垂、复视、吞咽困难和构音障碍，此特征是鉴别 MG 的一个关键点。该病较常合并自主神经症状，且查体可有腱反射减弱或消失，但通常无肌萎缩现象。该病多见于 40 岁以上男性，60% 患者合并小细胞肺癌。与 MG 不同，Lamber-Eaton 综合征静止状态时肌无力明显，大力收缩几秒钟后反而有所改善。

2. Guillain-Barré 综合征

本病为免疫介导的急性炎性周围神经病，全身型 MG 则亦需与该病鉴别，眼肌型应注意与其变异型 Miller-Fisher 综合征鉴别，后者通常有急性眼外肌麻痹，共济失调和腱反射消失，可见脑脊液蛋白细胞分离。新斯的明试验、电生理和特异抗体检测可鉴别。

3. 药物中毒

肉毒杆菌中毒、有机磷农药中毒、蛇咬伤所引起的神经 – 肌肉传递障碍，用新斯的明或依酚氯铵后临床症状也会改善，但这些疾病都有明确的病史，其中肉毒杆菌中毒有流行病史，其毒素作用在突触前膜影响神经 – 肌肉接头的传递功能出现骨骼肌瘫痪；应及时给予盐酸胍治疗，并静脉注射葡萄糖和生理盐水。

4. 线粒体肌病

本病也可出现眼睑下垂及眼外肌麻痹，但该病病程通常表现为持续进展，而无明显的复发缓解样病程表现，且该病肌无力通常为对称性，而 MG 可对称或不对称。

5. 肌强直性营养不良

肌强直性营养不良亦可伴眼肌无力及肢体乏力，但常同时伴有颞肌萎缩和四肢和面部肌强直。这类患者间歇性强迫性眼睑闭合有时易与 MG 的眼睑下垂混淆，鉴别不难，关键在于前者为突发性且同时影响上下眼睑，同时结合新斯的明试验及电生理检查结果。

6. 肌萎缩侧索硬化

对 MG 引起的明显的咽肌和舌肌无力时，需与该病鉴别，新斯的明试验、电生理检查及注意腱反射可与之鉴别。

（五）治疗

【本例治疗方案】

（1）溴吡斯的明：胆碱酯酶抑制剂为 MG 一线治疗用药，但仅为对症治疗，机制为通过抑制乙酰胆碱酯酶的功能，抑制乙酰胆碱在神经肌肉接头处的分解，进而改善神经肌肉传导。该药主要用于 AChR-MG，尤其是新发的 MG 反应较好，也可用于病情较轻的 MG，如眼肌型 MG（OMG）、儿童及青少年 MG、MG 孕期等，作为单药治疗。该药可减轻多数患者症状，但不能改变 MG 病理过程，且仅少数患者单用该药症状可完全消失。故多数患者需在此基础上加用免疫抑制剂。本例一般情况尚好，且处于病情初始阶段，遂予 30 mg 口服，4～6 次 / 日，待症状控制后考虑胸腺切除。待出院后随访视病情必要时酌情加用泼尼松。

（2）胸腺切除术：患者合并胸腺瘤应具有手术摘除胸腺的指征且无禁忌证。患者住院病情控制后转胸外科行胸腺扩大切除术。对 MG 患者围手术期麻醉时应注意用维溴库铵做肌松剂，另外在复苏拔管时要加强呼吸和血氧饱和度的监测。

直通本章更新内容

二、疾病知识拓展

（一）MG 的疾病严重度分型（表 7-1-2）

表 7-1-2　美国重症肌无力协会临床分型

分型	临床表现
Ⅰ 型	任何眼肌无力、可伴有眼闭合无力，其他肌群肌力正常
Ⅱ 型	无论眼肌无力的程度，其他肌群轻度无力
Ⅱa	主要累及四肢肌和（或）躯干肌，可有同等程度以下的咽喉肌受累
Ⅱb	主要累及咽喉肌和（或）呼吸肌，可有同等程度以下的四肢和（或）躯干肌受累
Ⅲ 型	无论眼肌无力的程度，其他肌群中度无力
Ⅲa	主要累及四肢肌和（或）躯干肌，可有同等程度以下的咽喉肌受累
Ⅲb	主要累及咽喉肌和（或）呼吸肌，可有同等程度以下的四肢和（或）躯干肌受累
Ⅳ 型	无论眼肌无力的程度，其他肌群重度无力

分型	临床表现
Ⅳa	主要累及四肢肌和（或）躯干肌，可有同等程度以下的咽喉肌受累
Ⅳb	主要累及咽喉肌和（或）呼吸肌，可有同等程度以下的四肢和（或）躯干肌受累
Ⅴ型	气管插管，伴或不伴机械通气（除外术后常规使用）；无插管的鼻饲病例为Ⅳb型

（二）MG 的其他分型主要表现如下

（1）早发型 MG：发病年龄 ≤ 50 岁（也有文献以 40 或 60 岁作为临界点），以女性多见，多合并胸腺增生，血清 AChR 抗体阳性常见。

（2）晚发型 MG：发病年龄 > 50 岁，以男性多见，一般无胸腺增生或胸腺瘤，血清 AChR 抗体阳性常见。

（3）伴胸腺瘤 MG：发病年龄多 > 50 岁，儿童较少，多见于抗 AChR 抗体阳性患者，可能同时合并其他副肿瘤综合征表现。该型更常合并其他自身免疫病，约 25％患者可出现各种非运动症状，如单纯红细胞再生障碍性贫血、斑秃、免疫缺陷症、视神经脊髓炎、边缘性脑炎、心肌炎、味觉障碍等。病情多呈中到重度，预后相对更差。

（4）乙酰胆碱受体 – 重症肌无力（AChR-MG）：如上所述，此型的临床表现多样，可包括早发、晚发；有无胸腺瘤；眼肌或全身型等。

（5）肌肉特异性酪氨酸激酶 – 重症肌无力（MuSK-MG）：多为年轻女性（年龄 < 40 岁），部分患者可急性起病并迅速进展。几乎无胸腺异常，目前国际上仅报道发现了 1 例 MuSK-MG 合并胸腺瘤的个例；神经肌肉接头好累及的部位与 AChR-MG 不太一样，常累及面部、延髓、颈部、呼吸肌，易（早期）出现呼吸肌无力，四肢力量相对较轻，且不够对称。很少伴眼肌受累。

（6）血清学双阴性（AChR 抗体和 MuSK 抗体均阴性）MG：发病年龄无特异性，可有胸腺增生，该类患者可能有低亲和性 AChR 抗体而不能被现有技术检测到。

（7）眼肌型 MG（OMG）：我国最常见的发病类型，其中约 50％ OMG 患者血清中 AChR 抗体阳性，极少检测到抗 MuSK 抗体。

（8）全身型 MG（GMG）：多数 OMG 最终会发展为 GMG，该型约 85％ GMG 患者血清中 AChR 抗体阳性。

（9）低密度脂蛋白受体相关蛋白 - 重症肌无力（LRP4-MG）：可见于血清血双阴性 MG 中。由于报道有限，近几年才发现，部分病例可合并胸腺异常。

（三）治疗目标及策略

MG 虽病情变化多，波动性大，且病程较长，但是是一种可治性的慢性病，许多患者如治疗得当，症状可以减轻，甚至可以达到临床或药物缓解。应鼓励患者，树立信心，以期更好的长期治疗。治疗目标：缓解症状，恢复或保持日常生活能力，减少和预防复发，早期延缓进展至全身型，避免或减少不良反应。该病非常讲究个体化治疗，应根据不同的分型、病程、药物不良反应、治疗意愿、经济状况制定治疗策略。

MG 按治疗阶段可分短期、中期、长期治疗，可联合在患者的不同阶段使用。短期治疗可弥补中、长期治疗起效慢的缺点。免疫抑制剂长期联用往往可产生协同或序贯作用，不但效果更佳，而且有助于减少单药的用量和不良反应。

（1）短期治疗：MG 往往易进展加重，需尽快诱导缓解。可选择的药物：抗乙酰胆碱酯酶药（溴吡斯的明）、血浆置换、静脉滴注免疫球蛋白（IVIG）。

（2）中期治疗：此法数周至数月后改善，数月至上年才可能达到最佳疗效。包括各种免疫抑制剂，如激素及磷酸酶抑制剂（如环孢素 A 和他克莫司）。

（3）长期治疗：数月甚至几年才起效，但可明显改善病情最终转归，且不良反应较少。包括胸腺切除术，及另一些免疫抑制剂，如硫唑嘌呤、霉酚酸酯。

（四）MG 危象诊治流程

MG 危象为肌无力恶化，膈肌和肋间肌无力导致呼吸衰竭，以致威胁生命而称之。国内 MG 危象患者较国外年龄更低。该病病情变化快，是内科处理最棘手的急重症之一。最常见的病因为感染，约占半数患者。如果此前免疫抑制治疗不足，合并感染时发生危象的风险更高。其他的诱因包括感冒、情绪压力波动、快速的大剂量激素冲击、手术应激。少部分患者诱因不明显，需警惕有无某些少见的合并感染（如憩室炎、牙龈脓肿、条件致病真菌或病毒感染），还有部分患者可能无明显诱因。治疗策略如下：

直通本章更新内容

（1）立即改善通气是关键。多数需气管插管及机械通气。病情较重的患者气管插管一般很难短期内拔管，应及早气管切开。少数患者仅需无创通气治疗。

（2）按急重症疾病进入 ICU 管理模式（心肺脑支持）。

（3）选用起效较快的治疗方案，如血浆置换或 IVIG，但后者耐受度更好，治疗方式更简便易行；中至大剂量激素冲击因有加重病情的风险，需在有重症监护条件的医院才能开展，不应作为 MG 危象期首选。

（4）注意鉴别易误诊为 MG 危象的几种情况，如胆碱能危象，加之较多数据显示乙酰胆碱酯酶抑制剂在重度 MG 往往反应欠佳，应暂时减少或停药，可减少恢复药物的敏感度及减少呼吸道分泌物。反之，MG 危象也可与胆碱能危象相互转化，如加用乙酰胆碱酯酶抑制剂过量，亦可诱发胆碱酯能危象。对难以鉴别上述两种疾病的患者，应改善通气的前提下，暂停乙酰胆碱酯酶抑制剂，待观察数日明确 MG 危象后，再考虑是否加用。

（5）尽快控制感染，同时应避免使用可加重 MG 的药物，如氨基糖苷类、喹诺酮类、大环内酯类。

（6）胸腺切除术起效慢，非治疗 MG 危象的措施，且手术应激还可进一步加重病情。

三、专家临床经验分享

详细且有针对性的询问病史和查体对于 MG 的诊断尤其重要，如晨轻暮重的病史。对于一些明显构音、吞咽困难甚至呼吸受影响的病例，咽反射检查则是鉴别的关键点之一。累及眼肌的 MG 常需要与眼肌麻痹相鉴别，如 OMG 可表现出与前核间性眼肌麻痹相似的体征，这时就应注意，后者是不会出现眼睑下垂的，这也充分提示掌握相关的神经解剖通路是各级医生诊断与鉴别 MG 必备的基本功。总之，对累及眼肌的 MG 来说，眼睛就是诊断的窗口！此外，虽然 MG 通常累及眼外肌，但少数病例也可累及眼内肌；也有少数病例可累及锥体束（目前认为可能是 MG 合并亚临床型视神经脊髓炎疾病谱的一种表现）。因此，对于一些病例出现瞳孔扩大，腱反射亢进，或锥体束征，不应就此排除 MG。如上文诊断部分所述，诊断 MG 应抓主要矛盾、关键表现极高特异性的检查结果。应充分理解 MG 的表现与诸多自身免疫病的共通表现（例如了解自身免疫病最经典的缓解复发特点）。一些病程长的患者由于药物或各种各样原因的影响，晨轻暮重表现可能不典型甚至没有。笔者亦曾碰到过晨重暮轻的 MG 患者，因此抓缓解复发本身的特点才是关键，而非教条的需寻求满足"晨轻暮重"。

MG 诊断需基于临床，单独的实验室结果不能诊断。AChR 抗体虽特异度较高，但如果检测使用酶联免疫吸附法（ELISA），可信度不如非放射免疫法（RIA）高，甚至可出现假阳性。同理，新斯的明试验对于病程较长的 MG 病例，可能会出现对抗胆碱酯酶药物不敏感的情况，因此不能仅凭该试验阴性就完全排除 MG 诊断（新斯的明可增至 1.5 mg，如体征无明显好转，可令其趟卧闭目休息半小时后再检查，有可能可看出短暂的缓解反应）；当然，也需同时审视最初的诊断是否合理。AChR 抗体阳性或 MuSK 抗体阳性偶可见于 MG 以外的其他疾病，尤其以后者稍多见。对不典型的 MG 进行活检，需注意兼顾 MuSK-MG 好累及的部位取材，这部分患者四肢取材阳性率往往不如 AChR-MG 高。但对基层医院而言，重症肌无力是神经肌肉接头疾病，其诊断不需要肌肉活检，主要是临床表现加前述辅助检查的综合诊断。

治疗方面，全身型 MG 采用大剂量激素冲击时有可能出现一过性加重，应住院严密观察。对于门诊全身型肌无力患者，则可采用递增法，从而减少因使用激素而短期加重病情的风险。此外，许多病例在长期使用激素后很难耐受其出现的各种不良反应，激素减量后如到最小剂量仍很难撤掉，则可通过加用其他免疫抑制剂来取代激素。各类免疫抑制治疗在此不详述，有兴趣的读者还可参见我们最近出版的《神经免疫性疾病新进展》一书。

（胡学强　毛志锋）

第二节　周期性瘫痪

一、案例分析

【主诉】王某，男，28 岁，主因"反复睡醒后四肢无力 2 年余，再发 4 小时"就诊。

安装"医大帮"app　　直通本章更新内容

【提示】对周期性瘫痪进行临床拟诊时，通常先根据典型的诱因、发作特点、症状表现等得出初步诊断，再做相应的辅助检查加以验证，使其起到支持或排除初步诊断的佐证作用，及时修正或完善诊断。

（一）病史采集

【病史询问思路】（表 7-2-1）

表 7-2-1　病史询问思路

1. 发病诱因：低钾型周期性瘫痪典型发作常出现在后夜或凌晨，过劳、饱食尤其是进食过量碳水化合物后易发生；正常血钾型周期性瘫痪发作诱因与低钾型周期性瘫痪类似；高钾型周期性瘫痪则可由饥饿、寒冷、感染、情绪低落、妊娠、剧烈运动和摄入钾诱发

2. 肢体无力情况：可为轻度或严重肢体无力，周期性瘫痪肢体肌较躯干肌受累早且严重，近端肌较远端肌易受累，下肢通常先受累；无力症状两侧对称，发作高峰时腱反射减弱或消失；严重者可累及呼吸肌；眼外肌、面肌、舌肌、咽喉肌、膈肌和括约肌通常不受累

3. 症状进展、恢复情况：瘫痪症状数小时达到高峰，轻者持续 6 小时至 2 日，症状持续数日；早受累的肌肉先恢复，发作间期正常

4. 发作频率：多为数周至数月一次，个别病例可频繁发作，也有数年发作一次，甚至终生仅发作一次；随着年龄增长，发作频率降低

5. 伴随症状：发作前可有过分饥饿或烦躁、口干、心悸、面色潮红、出汗、少尿、腹泻、紧张、疲劳、嗜睡、恐惧、肢体酸胀和麻木感等；发作中间期少数病例可出现心律失常；发作后可有头痛、虚脱、多尿、偶有腹泻

6. 既往史：发病可能与甲状腺功能亢进、原发性醛固酮增多、应用糖皮质激素或利尿剂、慢性肾脏疾病等引起钾代谢紊乱的疾病有关

7. 家族史：低钾型周期性瘫痪为常染色体显性遗传或散发的疾病，我国以散发多见；正常血钾型和高钾型周期性瘫痪均为常染色体显性遗传疾病

8. 需排除引起肢体迟缓性瘫痪的其他疾病：Guillain-Barré 综合征、急性钡中毒、继发性低钾型周期性瘫痪、甲状腺毒症性周期性瘫痪、原发性醛固酮增多性低钾型无力、恶性高热

【现病史】患者 2 年多前无明显诱因晨起后出现四肢对称性无力，四肢近端明显，患者坐起无力，不能站立、行走，双上肢抬举无力，伴肢体酸胀、针刺感，无伴明

显构音不清、饮水呛咳、尿便障碍等，症状逐渐加重，遂入当地医院急诊就诊，查血清钾 3.10 mmol/L，急诊给予"氯化钾"口服治疗后肢体无力症状逐渐改善，约 8 小时后肢体肌力完全恢复，无明显后遗症状；后患者反复出现四肢无力数次，多于晨起、午睡及饱餐后出现，性质基本同前，症状持续数小时至十余小时不等，发作间期无明显不适。今日患者晨起后（约 4 小时前）再发四肢对称性无力，性质基本同前，现为进一步诊治收入我科。

【既往史】既往体健，否认吸烟、酗酒史；否认高血压、糖尿病及冠心病史。否认外伤、输血史，否认过敏史。

（二）体格检查

【提示】体格检查既要注意了解患者的一般情况，更需注重神经系统专科检查，力求通过体征进行病变定位（表 7-2-2）。

表 7-2-2 体格检查重点

1. 生命体征，意识水平

2. 神经科查体

3. 心脏听诊：心动过速，房室传导阻滞，室性期前收缩

4. 甲状腺检查：甲状腺肿大，眼征

【本例体格检查结果】血压 115/85 mmHg，呼吸 15 次 / 分，血氧饱和度 99%，心率 85 次 / 分，脉搏 85 次 / 分，双侧脉搏对称有力。甲状腺未扪及肿大，未闻及血管杂音。双肺听诊呼吸音清，未闻及干、湿啰音；心律齐，各瓣膜听诊区未闻及病理性杂音；腹软，无压痛、无反跳痛及肌紧张。双下肢无水肿。神经系统查体：神清，计算力、定向力、记忆力、理解力等高级皮质功能正常。双眼直接、间接对光反射灵敏，双瞳等大等圆，直径 3 mm，双侧眼球各向运动充分，无眼震，双侧额纹对称，双侧鼻唇沟对称，伸舌居中，粗测听力正常，气导大于骨导，悬雍垂居中，双侧软腭上抬有力，咽反射灵敏，双侧转颈和耸肩对称有力，伸舌右偏。双上肢肌力 3 级，双下肢肌力 2 级，四肢肌张力减低，双侧腱反射消失。双侧病理征未引出。四肢躯干深浅感觉正常；颈软，脑膜刺激征阴性。

（三）辅助检查

1. 实验室检查

【实验室检查项目】（表 7-2-3）

表 7-2-3　实验室检查项目

1. 血常规：排除合并其他疾病
2. 生化：血清钾、钠、钙、镁、磷、尿素氮、肌酐等
3. 血糖（排除低血糖引起肢体无力症状）
4. 甲状腺功能（甲状腺功能疾患可出现继发性周期性瘫痪）
5. 血清肌酸激酶（部分患者可能有轻度升高，但升高明显可能不支持周期性瘫痪）
6. 动脉血气分析（继发性低钾血症患者存在代谢性酸中毒或碱中毒，但原发性周期性瘫痪患者中不出现）
7. 腰椎穿刺：脑脊液常规、生化，排除存在脑脊液蛋白 – 细胞分离现象（多见于 Guillain-Barré 综合征）
8. 基因检测：基因检测阴性的患者需进一步采取诱发试验和（或）肌电图检查

【本例实验室检查结果】血常规、尿常规、大便常规 + 隐血试验、红细胞沉降率、血糖、甲状腺功能、脑脊液常规、生化等各指标正常；生化：血清钾 2.7 mmol/L，余指标正常。

2. 其他检查

【临床常用检查方法分析】

（1）心电图：周期性瘫痪患者血钾低于正常时可出现典型低钾性心电图改变：U波出现、P-R 间期和 Q-T 间期延长、QRS 波增宽、S-T 段下降、T 波低平或倒置等；少数病例可能出现传导阻滞、室性期前收缩。

（2）肌电图：发作时肌电图显示瘫痪肌肉伴动作电位降低或消失，严重者强度刺激周围神经或强烈主观用力均无反应；肌力下降出现于运动单位电位丧失和肌纤维表面动作电位传导阻滞。可通过重复神经电刺激和单纤维肌电图与重症肌无力相鉴别。发作期肌电图出现肌强直表现可排除低钾型周期性瘫痪。发作间期肌电图可无异常，可借助激发试验诊断：1 小时内静脉滴注葡萄糖 100 g 及胰岛素 20U，通常滴注后 1 小时出现低钾血症，发生瘫痪前可见快速感应电刺激引起肌肉动作电位波幅节律性波动，继而出现潜伏期延长、动作电位间期增宽和波幅降低，甚至反应消失。出现瘫痪后静脉补钾治疗可终止发作。激发试验具有一定的危险性，试验前需取得患者和家属的理解和同意，做好应付可能发生呼吸肌麻痹、心律不齐等意外的准备。

（3）肌肉活检：周期性瘫痪诊断时通常不进行肌肉活检。周期性瘫痪患者肌肉活检常见肌纤维空泡样改变。

【本例检查结果】

（1）心电图：窦性心律，P–R间期和Q–T间期轻度延长、QRS波增宽、T波低平、U波出现。

（2）肌电图：四肢肌肉动作电位时限短、波幅低。

（四）诊断

【提示】周期性瘫痪的诊断根据常染色体显性遗传的遗传模式或散发发病，典型的临床特点（突发四肢迟缓性瘫痪，近端为主，脑神经支配肌肉受累少见，无感觉和意识障碍，数小时至1日内症状达高峰，检查发现血钾降低，心电图低钾性改变，经补钾治疗后肌无力症状改善等）不难诊断；但需注意排除Guillain–Barré综合征等其他可能引起四肢迟缓性瘫痪的疾病、继发性低血钾引起的周期性瘫痪以及高钾型、正常血钾型周期性瘫痪。

【本例诊断分析】

1. 定位诊断：肌肉

患者青年男性，临床主要表现为发作性的四肢迟缓性瘫痪，查体见四肢肌力对称性减低，四肢肌张力减低，双侧腱反射消失。肌电图检查提示四肢肌肉动作电位时限短、波幅低，故定位。

2. 定性诊断：代谢性（离子通道病）

患者青年男性，反复发作四肢迟缓性瘫痪，发作时查血清钾偏低，心电图提示低钾性改变，予补钾治疗后症状可改善。

【鉴别诊断】主要需要与以下疾病进行鉴别：

1. 高钾型周期性瘫痪

本病多在婴儿期和儿童期（10岁前）发病，发作多出现在白天，饥饿、寒冷、感染、情绪低落、妊娠、剧烈运动和钾摄入可诱发；

直通本章更新内容

发作持续时间短（15～60分钟），发作时血钾含量升高，补钾后症状加重。

2. 正常血钾型周期性瘫痪

本病较罕见，多于10岁前发病，发作多出现在夜间，发作通常持续10以上，限制食盐摄入可诱发，进食大量碳水化合物不会诱发，血清钾水平正常，补钾后症状加重，补钠后症状减轻。

3. Guillain-Barré 综合征

本病可表现为四肢迟缓性瘫痪，但起病较慢，可伴有感觉异常、颅神经受累，脑脊液检查可见蛋白 - 细胞分离现象。

4. 重症肌无力

可表现为累及四肢和颅神经支配肌肉的无力，但亚急性起病，症状呈波动性，晨轻暮重；疲劳试验及新斯的明试验阳性；血清钾正产，重复神经电刺激波幅递减，血清抗乙酰胆碱受体抗体阳性。

5. 继发性低血钾引起的周期性瘫痪

如甲亢、原发性醛固酮增多症、肾小管性酸中毒、失钾性肾炎、腹泻、利尿剂引起的低钾性麻痹等；根据以上疾病其他的特征性症状可鉴别。

（五）治疗

【提示】周期性瘫痪发作期应给予补钾治疗；严重者出现呼吸肌麻痹应给予辅助呼吸，严重心律失常者积极纠正心律失常。对发作频繁者，发作间期可给予钾盐预防发作；日常生活中注意避免可能诱发发作的情况，如过度疲劳、寒冷、精神刺激、摄入过多碳水化合物等。

【本例治疗方案】

（1）发作期：明确存在低钾血症后，给予10%氯化钾或10%枸橼酸钾20～50 ml 口服，隔2～4小时再用1次直至症状改善，24小时总量为10 g，病情好转后逐渐减量，必要时静脉滴注氯化钾溶液补钾治疗。注意急性期补钾可使钾重新分布到细胞外，会导致治疗后发生高钾血症，因此治疗时应分次补钾，治疗后检测血钾水平24小时；治疗期间及治疗后应检测心脏情况。

（2）发作间期：每日口服氯化钾5～10 g 的水溶液预防发作；平时给予低碳水化合物、低钠（160 mmol/d）、高钾饮食，少食多

直通本章更新内容

餐、避免饱食、寒冷、酗酒和过分劳累以预防发作。预防性治疗可选择碳酸肝酶抑制剂乙酰唑胺 250 mg 口服（2 次 / 日）；保钾利尿剂螺内酯 200 mg 口服（2 次 / 日）；也可服用氢氯噻嗪 500 mg（1 次 / 日）。有合并甲亢等疾病的患者积极治疗原发病。

二、疾病知识拓展

（一）低钾型周期性瘫痪的发病机制

低钾性周期性瘫痪是一种罕见疾病，其患病率约为 1/100000。部分低钾型周期性瘫痪呈现常染色体显性遗传模式，散发病例多由甲状腺毒症继发。编码骨骼肌中二氢吡啶敏感型钙离子通道的 α–1 亚基的基因发生突变，是低钾型周期性瘫痪最常见的遗传变异，存在于约 70% 的家族性患者中，其他常见的突变类型包括编码骨骼肌钠通道的 SCN4A 基因突变。目前尚不清楚钙离子通道缺陷是如何导致钾离子发作性地进入细胞，进而导致肌无力的。但目前电生理学研究发现低钾型周期性瘫痪患者中存在钙离子流密度降低并且激活速度减慢；然而，并不能明确钙离子运动就是钾离子流改变或出现临床症状的原因。

（二）Anderson 综合征

Anderson 综合征是一种罕见的疾病，估计患病率为低钾型周期性瘫痪的 1/10，其表现为周期性瘫痪、室性心律失常和畸形特征（身材矮小、眶距增宽、指 / 趾侧弯、小颌畸形）三联征。心电图显示 QT 间期延长也是本病的特征之一。Anderson 综合征首次发作周期性瘫痪多在 0 ～ 20 岁之间，发作期血钾水平可能偏低、正常或偏高，但偏低常见。发作通常发生于运动后休息时，通过饮食诱发的情况少见。这类患者有发生心律失常的风险，不应进行诱发低钾血症或高钾血症的激发试验。约有 2/3 的患者存在其编码在心肌和骨骼肌中表达的内向整流钾通道——Kir2.1 基因的突变。由于易出现心律失常，Anderson 综合征治疗比较复杂；伴长 QT 综合征患者禁用利尿剂。碳酸酐酶抑制剂（乙酰唑胺和双氯非那胺）有助于控制部分患者肌无力的发作。

直通本章更新内容

三、专家临床经验分享

临床上周期性瘫痪的诊断多根据典型的临床发作病史、经过及症状表现，发作性血钾水平和心电图改变确立。非典型的病例可能表现为单肢或某些肌群无力，举臂困难，习惯性动作短暂无力等，需注意识别。多数周期性瘫痪具有明显的诱发因素，如饱餐、酗酒、过劳、剧烈运动、寒冷、创伤、情绪激动、焦虑、月经等，以及可能继发于医源性因素，如在注射胰岛素、肾上腺素、糖皮质激素或大量输注葡萄糖后出现，在上述因素基础上出现的肢体无力症状应高度怀疑周期性瘫痪。

甲状腺功能亢进性周期性瘫痪是继发性周期性瘫痪的常见类型，其发作与低钾型周期性瘫痪类似，但发作频率较高，可能伴有甲状腺功能亢进相关的症状、体征如心悸、出汗、烦躁、口渴等，因此对于出现周期性瘫痪样症状的患者应注意甲状腺功能的检查；此外，原发性醛固酮增多症也可引起类似周期性瘫痪的发作，但并不常见，患者多伴高血钠、多尿和酸中毒等，因此必要时需检测血清醛固酮水平。

本病急性发作期肢体无力症状多可在补钾后迅速改善，一般无明显后遗症状，但多次严重发作可能继发进展性多发性肌病。周期性瘫痪患者日常应加强活动，少食多餐，避免饱餐、寒冷、酗酒、过劳等；对继发型周期性瘫痪患者，积极识别和治疗甲状腺功能亢进等原发疾病十分重要。

（胡学强　常艳宇）

第八章 脱髓鞘疾病

第一节 多发性硬化

一、案例分析

【主诉】尚某，男，32岁，主因"肢体麻木伴头晕15年，视力下降4年，加重1月余"于2014年8月13日就诊。

【提示】对多发性硬化（MS）进行临床拟诊时，因其具有复发－缓解的特点，故详细询问时应重点关注临床发作情况，先根据病史和体征进行定位与定性分析，再通过相应的辅助检查，如影像学检查，以进一步证明时间多发性及空间多发性的特点。虽然近些年，神经免疫学及神经影像学相关的研究已取得相应进展，但临床特点是诊断资料的主要来源，也是临床思维导向的主要依据，因此应夯实询问病史和体格检查的基本功。MS的临床经过通常具有多时相、病灶多部位的特点，故定位诊断通常较复杂。此外，需与神经系统其他脱髓鞘疾病、神经变性病、遗传性疾病等相鉴别。

安装"医大帮"app　　　直通本章更新内容

（一）病史采集

【病史询问思路】（表8-1-1）

表8-1-1　病史询问思路

1. 发病年龄及性别：青壮年女性为好发人群，以20～50岁多见

2. 居住地：纬度越高，发病率越高，北方地区发病率较南方高

3. 发作次数、遗留神经功能障碍、疾病进展：MS 可累及大脑半球白质、脑干、小脑、脊髓、视神经等部位，因为其具有反复发作、不同部位受累及疾病进展的特点，故临床表现多样性，每个患者表现不同，同一患者每次发作表现也不同。询问病史时应重点关注起病方式、发病诱因、临床特点、持续时间等，充分了解发作次数及频率、每次发作后神经功能恢复情况及疾病进展

4. 发作期急性期治疗及治疗反应：了解治疗方案及疾病的恢复情况

5. 缓解期是否应用免疫调节治疗：如曾经或现正应用免疫调节治疗，应询问其治疗方案、应用期间是否复发、是否存在不良反应、治疗起止时间及停药原因等情况

6. 目前情况：此次就诊是否复发、目前症状及体征、目前治疗、EDSS 评分等

7. 既往史：重点关注是否合并系统性自身免疫病或其他神经免疫性疾病等

【现病史】患者 15 年前无明显诱因出现左手麻木，无肢体无力及二便障碍，伴间断性头晕，头晕与体位无关，无视物旋转、视物成双等，持续数十分钟后自行缓解，未诊治，症状无明显加重及减轻。4 年前无明显诱因出现双眼视物模糊，无视物成双，头晕持续时间延长，睡眠及平躺后消失，站立后出现，就诊于外院，行头颅 MRI 等检查后考虑诊断为"多发性硬化"，给予输液治疗（非激素，具体种类及剂量不详），治疗后头晕稍好转，但视物模糊无改善。1 年前头晕再次加重，表现同前，伴左下肢无力，无肢体疼痛、麻木及二便障碍，于外院给予激素冲击治疗（具体种类及剂量不详）后头晕及左下肢无力好转。1 月余前再次出现头晕加重及左下肢无力，伴面部麻木，麻木部位为双侧眉弓至下颌，当地医院给予输液治疗（具体不详），治疗第 5 天出现恶心，呕吐 2 次，呕吐物为胃内容物，非喷射性，不伴头痛、发热等，视力如前。病程中未给予免疫调节治疗。

【既往史】否认系统性自身免疫病及其他自身免疫性疾病等病史。吸烟 10 年余，每日 20 支，未戒。饮酒 10 年余，已戒 2 年。

【个人史、家族史】生于内蒙古，久居内蒙古。未婚。否认家族中类似疾病史。

（二）体格检查

【提示】体格检查既要注意了解患者的一般情况；更需注重神经系统专科检查，力求通过体征寻找患者头晕、肢体麻木、肢体无力、面部麻木、视物模糊、恶心呕吐等的病变定位（表 8-1-2）。

表 8-1-2 体格检查重点

1. 生命体征：内科查体；神经科查体
2. 眼底检查：有无视乳头水肿、视神经萎缩
3. EDSS 评分
4. 步态
5. 认知及情感评价

【体格检查结果】血压 100/50 mmHg，心率 68 次 / 分，呼吸 18 次 / 分，脉搏 66 次 / 分，体温 36.5℃。双肺听诊呼吸音清，未闻及、干湿啰音；心律齐，各瓣膜听诊区未闻及病理性杂音；腹软，无压痛、无反跳痛及肌紧张。双下肢无水肿。神经系统查体：神清，语利，计算力、定向力、记忆力、理解力等高级皮质功能正常。左眼视力 0.2，右眼视力 0.25，双侧瞳孔等大等圆，直径 3.5 mm，双眼直接间接对光反射灵敏，双侧眼球各向运动充分，双眼有水平及垂直眼震，双侧咬肌对称有力，双侧额纹及鼻唇沟对称，粗测听力正常（气导大于骨导）。左侧面部针刺觉减退。悬雍垂居中，双侧软腭上抬有力，咽反射灵敏，双侧转颈和耸肩对称有力，伸舌居中。左下肢肌力 5- 级，左下肢轻瘫试验阳性，左下肢肌张力高、腱反射活跃、踝阵挛阳性，双上肢及右下肢肌张力正常、腱反射适中。左下肢跟膝胫试验欠稳准，走路不稳，步基宽。双侧 Hoffmann 征（＋）及 Babinski 征（＋）。双侧感觉查体正常。颈软，脑膜刺激征阴性。EDSS 评分 4.5 分。

（三）辅助检查

1. 实验室检查

【实验室检查项目】（表 8-1-3）

表 8-1-3 实验室检查项目

1. 血常规、尿常规、便常规＋便潜血：除外维生素 B_{12} 缺乏所致的贫血（除外亚急性联合变性）；急性期患者若有消化道溃疡史，建议激素治疗前给予胃镜检查

2. 血清生化全套（肝肾功能、电解质、血糖、血脂等）、凝血象：急性期患者在应用激素治疗时可能导致肝功能异常、血糖升高、电解质紊乱等

3. 血液传染病学检查（包括乙肝、丙肝、梅毒、艾滋病等）：检查结果若阳性，应请传染病专家会诊是否需要抗感染治疗

4. 血清肿瘤标志物、胸部 CT、腹部彩超等：除外肿瘤

续表

5. 血清免疫学检查（包括风湿免疫病抗体、甲状腺抗体、抗中性粒细胞胞浆抗体谱（ANCA）、补体 C3、补体 C4、免疫球蛋白 IgG、免疫球蛋白 IgA、免疫球蛋白 IgM 等）

6. 脑脊液检查：常规、生化及细胞学；免疫学分析包括寡克隆区带（OB）、髓鞘碱性蛋白（MBP）、水通道蛋白 -4 抗体（AQP-4 抗体）、IgG 指数，24 小时鞘内 IgG 合成率

7. 血清 AQP-4 抗体

8. 诱发电位检查：视觉诱发电位（VEP）、脑干听觉诱发电位（BAEP）、体感诱发电位（SEP）

9. 眼科检查：视力、视野、眼底；眼部光学断层扫描（OCT）

10. 神经心理评价

11. 头及脊髓磁共振成像（MRI）平扫 ± 增强

12. 血清维生素 B_{12}、铁蛋白、叶酸检查：除外亚急性联合变性

【本例实验室检查结果】血常规、尿常规、便常规 + 隐血试验、生化全套、凝血象、红细胞沉降率、C 反应蛋白：除高密度脂蛋白降低外，余正常；血清甲状腺功能、甲状腺球蛋白抗体（TG-Ab）、甲状腺微粒抗体（TPO-Ab）、风湿免疫病相关抗体、补体 C3/C4、ASO、心磷脂抗体、ANCA 均未见异常。脑脊液：压力 80 mmH_2O，无色透明，白细胞数 0，蛋白 0.27 g/L，糖 3.13 mmol/L，氯 124 mmol/L，OB（-），血脑屏障（BBB）通透性升高，IgG 鞘内合成率升高，MBP、MBP 抗体正常，AQP-4 抗体（-）；血清 AQP-4 抗体（-）。

2. 影像学检查

【提示】所有怀疑多发性硬化的患者均应行头及（或）脊髓 MRI 平扫 ± 增强扫描以明确脑及脊髓病灶特点。如非首次发病，既往有发作史，应与既往 MRI 对比，可明确病变是否进展或好转。CT 可提供信息较少，故常规检查为 MRI。

【临床常用影像学检查方法分析】

（1）头颅 CT：头颅 CT 是最方便、快捷的结构影像学检查手段，缺点是对小的病灶及脑干、小脑、视神经的病灶检出率较低，故为 MS 非常规检查。但可作为鉴别其他疾病，如肿瘤、脑血管病等的初筛检查。

（2）MRI：MRI 与 CT 相比，能更好地提供 MS 病灶的数目、部位及病灶活动性。体内有起搏器或其他铁磁性金属者不能行 MRI 检查。MS 的特征性 MRI 表现为白质内多发长 T1、长 T2、高 FLAIR 异常信号，散在分布于脑室周围、胼胝体、脑干、小

脑及脊髓内。脑室旁病灶呈椭圆形，垂直于脑室长轴，与病理上病灶沿脑室周围的小静脉放射状分布相符合。脊髓 MS 病灶以颈胸段多见，多为散在小点状、斑片状、圆形或椭圆形，多分布在脊髓外周的白质部分，长度一般小于 3 个椎体节段，脊髓肿胀不明显。脊髓 MRI 轴位扫描可见病灶偏心分布。

（3）诱发电位：诱发电位检查可协助了解神经传导功能状态，并能发现亚临床病灶。如 MS 患者无明显视力下降，但 VEP 检查出现 P100 潜伏期延长，提示视神经受累。但诱发电位检查对 MS 的诊断无特异性。

（4）甲状腺 B 超：结合血清甲状腺功能化验，除外甲状腺异常所致中枢神经系统受累。

（5）双髋关节正侧位及骨密度：由于 MS 患者具有反复发作的临床特点，急性发作时多应用激素治疗，部分患者可能发生股骨头坏死，故对长期反复应用激素治疗者，本次应用激素前应做双髋关节正侧位 X 线片及骨密度。

【本例影像学检查结果】

（1）头颅 MRI：双侧脑室旁、小脑、脑干、胼胝体、左侧内囊后肢见多发斑片状长 T1、长 T2、高 FLAIR 信号，增强扫描后病灶未见明显强化。

1）颈椎 MRI：颈 3 至颈 6 水平脊髓内斑片状异常信号，无强化。

2）胸椎 MRI：胸髓内未见明显异常。

（2）VEP：双侧 P100 潜伏期延长，左眼 P100 波幅均降低。

1）BAEP：各波均未引出。

2）SEP：左正中神经刺激 P14、N20 潜伏期均延长，N20 波幅较对侧降低。双胫后神经刺激，P30、P38 均未引出。双棘旁肌刺激脊髓传导速度：胸 2、腰 4 减慢，各段潜伏期均延长。

（3）眼科检查：双侧视力 0.2。右视野散在暗点，左视野不规则向心性缩小。OCT 显示双视神经纤维层不确定（患者配合不佳）。

（四）诊断

【提示】MS 的诊断仍然是临床诊断，容易误诊，特别应除外其他疾病。因此应依赖详细病史及神经科查体结果，并结合影像、电生理及免疫相关检查进行综合分析。MS 的诊断要点：①时间的多

直通本章更新内容

发性；②空间的多发性；③排除其他疾病。

【本例诊断分析】

1. 定位诊断

（1）双侧视神经：患者自觉视物模糊，查体见双眼视力下降及左侧视野缺损，故定位。

（2）脑干：患者曾有面部麻木，查体左侧面部针刺觉减退，提示三叉神经受累；头晕、双眼左视、右视及上视时存在眼震，考虑前庭神经核受累；结合头颅 MRI 提示脑干异常信号，故定位。

（3）小脑：患者走路不稳、步基宽，左下肢跟膝胫试验欠稳准，头颅 MRI 提示双侧小脑半球异常信号，故定位。

（4）颈髓（髓内，不全横贯性）：患者左手麻木，考虑右侧脊髓丘脑束受累；左下肢肌力 5-、轻瘫试验阳性、腱反射活跃、踝阵挛阳性、双侧 Babinski 征（+），提示上运动神经元瘫，定位于颈膨大以上的双侧锥体束受累；患者无明显根性神经痛，定位于髓内。无二便障碍，故为非横贯性损害。结合脊髓 MRI 显示颈 3～颈 6 髓内异常信号，故定位。

（5）皮层下白质：头颅 MRI 提示双侧侧脑室旁、胼胝体、左侧内囊后肢多发异常信号，故定位。

2. 定性诊断：MS

患者青年男性，亚急性起病，具有局灶性神经系统功能缺损的症状及体征，MRI 显示的脑部及脊髓病灶具有脱髓鞘病变的特点（点状、斑片状长 T1 长 T2 信号，部分病灶伴环形强化，无占位效应），激素治疗后好转，故中枢神经系统炎性脱髓鞘病诊断明确。临床病程具有多次发作及多个病灶的特点，符合 McDonald（2010）诊断标准，故 MS 诊断明确。

【鉴别诊断】

1. 视神经脊髓炎

该患者病程中出现视神经和脊髓受累的表现，并具有复发 - 缓解特点，与该病类似，但该患者脊髓损害表现不明显，病变为短节段，非横贯性，血清及脑脊液 AQP-4 抗体阴性，同时侧脑室旁、胼胝体等部位存在 MS 典型的病灶，故可除外。

2. 急性播散性脑脊髓炎

本病急性起病，多数患者为单时相病程，病变广泛，病情较重，影像上可见到基底节及丘脑病变，该患者病程、影像均不符合该病表现。

（五）治疗

【提示】MS因其具有反复发作的临床特点，随着病程的延长，残疾程度逐渐加重，特别是早诊断、早治疗，对于减轻神经功能障碍、预防复发及残疾进展较为重要。

【本例治疗方案】

1. 急性期治疗

（1）激素：患者入院后考虑MS诊断明确，患者头颅MRI提示颅内病变部分存在强化，考虑为急性期，予激素冲击治疗。治疗前EDSS评分为4.5分。治疗方案为：甲强龙500 mg（静脉滴注，5天）、240 mg（静脉滴注，3天）、120 mg（静脉滴注，3天），后改为甲泼尼龙片60 mg/d口服，此后甲泼尼龙片每3天减8 mg。

此外，急性期患者，如存在激素应用禁忌，可选用人免疫球蛋白或血浆置换治疗。人免疫球蛋白的每日用量为0.4 g/（kg·d），连用5天。

（2）激素辅助用药：因激素可导致电解质紊乱、骨质疏松、消化道出血等，故应用激素同时应予补钙、补钾、抑酸等治疗。本例患者，应用激素期间，予钙片1片（1次/日），补达秀500 mg（2次/日），法莫替丁20 mg（2次/日）。

2. 缓解期治疗

本例患者，因考虑其病程超过10年，反复发作，MS诊断明确，为预防复发给予β-干扰素治疗。剂量为250 μg（隔日一次）皮下注射。β-干扰素开始应用时常见注射部位疼痛、硬结，流感样症状等不良反应，随着应用时间的延长，上述不适可逐渐减轻，甚至消失。

因β-干扰素费用较高，且购置困难，故除β-干扰素外，缓解期还可应用硫唑嘌呤、环孢素、他克莫司、吗替麦考酚酯等免疫抑制剂治疗，用药期间需严密监测血常规及肝肾功能，若用药后白细胞降低或肝肾功能异常应减量或停药。因在首次发作后的2年内，复发概率较高，故β-干扰素及上述免疫抑制剂的应尽早使用。

直通本章更新内容

3. 营养神经治疗

给予维生素 B_1、维生素 B_{12} 等。

4. 对症治疗

本例患者无明显疼痛、疲劳等不适，故未予特殊治疗。但相当一部分患者存在痛性痉挛、疲劳、感觉异常等不适，可予以下相应治疗。

（1）痛性痉挛：可应用卡马西平、加巴喷丁、巴氯芬等药物。对于比较剧烈的三叉神经痛、神经根性疼痛患者，还可应用其他抗癫痫药物。

（2）乏力、疲劳：是 MS 患者比较明显的症状，可应用金刚烷胺。

（3）慢性疼痛、感觉异常等：可应用抗焦虑、抗抑郁药物治疗。

5. 神经康复治疗

对于遗留肢体功能障碍者应尽早给予神经康复训练。

二、疾病知识拓展

（一）MS 的诊断标准

MS 的诊断主要依据于时间多发性及空间多发性的诊断，同时除外其他疾病。诊断标准包括 McDonald 标准（2001 年版，2005 年版和 2010 年版），目前主要采用 2010 年版（表 8-1-4）。

表 8-1-4 McDonald 标准（2010）

临床表现	诊断 MS 所需附加资料
≥ 2 次发作；有 ≥ 2 个以上客观临床证据的病变或者存在 1 个客观临床证据的病变，同时伴有既往发作，合理的病史证据	无
≥ 2 次发作；具有 1 个病变的客观临床证据	具有以下证明病变空间多发的证据（DIS）：在 CNS 的 4 个 MS 典型区域（脑室周围、近皮质、幕下和脊髓）中至少有 2 个区域有 ≥ 1 个 T2 病变；或者等待以后涉及 CNS 不同部位病变的临床发作

临床表现	诊断 MS 所需附加资料
1 次发作；具有 ≥ 2 个病变的客观临床证据	具有以下证明病变时间多发的证据（DIT）：在任何时间同时存在无症状的钆增强的与非增强的病变；或者在随后的 MRI 检查可见新的 T2 和（或）全钆增强病变（1 或多个），不考虑参考基线 MRI 的时间性；或者等待第 2 次临床发作
有 1 次发作；存在 1 个病变的客观临床证据（临床孤立综合征）	具有证明病变空间（同前 DIS）及时间多发（同前 DIT）的证据
提示 MS 的隐匿的神经功能障碍进展（原发进展型 MS）	疾病进展 1 年（回顾性或前瞻性确定）同时具有下列 3 项标准的 2 项：①脑病变的空间多发证据；根据 MS 特征性的病变区域（脑室周围、近皮质或幕下）内多 1 个 T2 病变；②脊髓病变的空间多发证据：根据脊髓 ≥ 2 个 T2 病变；③脑脊液阳性（等电聚焦电泳显示寡克隆带和（或）IgG 指数增高）

（二）MS 的临床分型

（1）复发缓解型 MS（relapsing remitting multiple sclerosis，RRMS）：疾病表现为明显的复发和缓解过程，每次发作后均基本恢复，不留或仅留下轻微后遗症。80%～85% MS 患者最初为本类型。

（2）继发进展型 MS（secondary progressive multiple sclerosis，SPMS）：约 50% 的 RRMS 患者在患病 10 ~ 15 年后疾病不再有复发缓解，呈缓慢进行性加重过程。

（3）原发进展型 MS（primary progressive multiple sclerosis，PPMS）：病程大于 1 年，疾病呈缓慢进行性加重，无缓解复发过程。约 10% 的 MS 患者表现为本类型。

（4）进展复发型 MS（progressive relapsing multiple sclerosis，PRMS）：疾病最初呈缓慢进行性加重，病程中偶尔出现较明显的复发及部分缓解过程，约 5% 的 MS 患者表现为本类型。

（5）其他类型，根据 MS 的发病及预后情况，有以下两种少见临床类型作为补充，其与前面国际通用临床病程分型存在一定交叉。

①良性型 MS（benign MS）：少部分 MS 患者在发病 15 年内几乎不留任何神经系

统残留症状及体征,日常生活和工作无明显影响。目前对良性型无法做出早期预测。

②恶性型 MS(malignant MS)又名暴发型 MS(fulminant MS)或 Marburg 变异型 MS(marburg variant MS):疾病呈暴发起病,短时间内迅速达到高峰,神经功能严重受损甚至死亡。

(三)EDSS 评分

Kurtzke 扩充后的 MS 伤残量表(EDSS)是临床应用最普遍的 MS 的评估量表,也是临床试验中广泛采用的评价指标。EDSS 评分以中枢神经系统 8 个功能系统的评价为基础,低级别的得分侧重于评价了下列系统的功能障碍,如面部或手指的麻木、视力障碍。高级别的得分则侧重评价了运动系统的功能障碍,主要是行走困难。

临床上,可通过进行 EDSS 评分对疾病的严重程度进行评估,并监测疾病进展情况,此外,还可通过激素治疗前后的评分,对激素治疗效果进行评价。

(四)临床孤立综合征

临床孤立综合征(clinical isolated syndrome,CIS)指由单次发作的中枢神经系统炎性脱髓鞘事件而组成的临床综合征。临床上既可表现为孤立的视神经炎、脑干脑炎、脊髓炎或某个解剖部位受累后导致的临床事件(通常不包括脑干脑炎以外的其他脑炎),亦可出现多部位同时受累的临床表现。常见的有视力下降、肢体麻木、肢体无力、尿便障碍等;病变表现为时间上的孤立,并且临床症状持续 24 小时以上。

一半以上的 CIS 患者最终发展为 MS。具备如下特点的 CIS 容易演变为 MS:①运动系统受累者;②发病时单侧视神经炎(特别是伴有疼痛者),局灶性脊髓炎(特别是伴有 Lhermitte 征),痛性痉挛、麻木以及束带感等感觉异常者;③局限性脑干、小脑炎,有眼球运动障碍、共济失调者;④ MRI 显示颅内多发病变者。此外,脑脊液 OB、IgG 合成率、血清 MOG 抗体和 MBP 抗体等指标对 CIS 诊断有一定参考意义。

CIS 的临床表现与预后密切相关,预后良好者多表现为:只有感觉症状,临床症状完全缓解,5 年后仍没有活动障碍,MRI 正常。预后较差者往往表现为:多病变,运动系统受累,不完全缓解,有大病变者。研究显示,在 CIS 早期阶段,予疾病调节治疗,可明显减

直通本章更新内容

少其复发次数，延缓疾病进展，降低疾病致残率。

三、专家临床经验分享

MS 是神经系统的少见病，近年来随着神经科医生对该病认识的进步以及 MRI 检查普及，MS 的诊断率逐渐上升，诊断的准确性也不断改善。但是，MS 诊断仍然是神经内科医师面临的一种挑战，由于缺乏特异性生物标志物，诊断主要依赖临床及影像，容易造成误诊。治疗上，国际上普遍采用的疾病修正治疗（DMT）如干扰素－β、芬戈莫德、特立氟胺、BG-12 等使用受限，原有的免疫抑制剂如硫唑嘌呤等疗效差，故 MS 治疗存在局限性。

（张星虎　周安娜）

第二节　视神经脊髓谱系疾病

一、案例分析

【主诉】柳某，女，43 岁，主因"颈痛 6 月，右侧肢体麻木无力 4 月，视物不清 2 月"就诊。

【提示】对视神经脊髓炎谱系疾病（NMOSD）进行临床拟诊时，因其具有反复发作的临床特点，故通常需要详细询问患者的临床发作情况，首先根据病史和体征进行定位，再做其他相应的辅助检查加以验证，如头和（或）脊髓 MRI 检查，使其起到支持或排除初步诊断的佐证作用，及时修正或完善诊断。病史和体征是诊断资料的主要来源，也是临床思维导向的主要依据，因此应仔细全面的询问病史和查体。此外，需与神经系统其他脱髓鞘疾病、脊髓血管病、脊髓肿瘤、神经变性病、遗传性疾病等相鉴别。

安装"医大帮"app　　直通本章更新内容

（一）病史采集

【病史询问思路】（表 8-2-1）

神经内科常见病临床思路精解

表 8-2-1　病史询问思路

1. 发病年龄、性别：首次发病见于任何年龄阶段，以青壮年居多，中位年龄 39 岁，女性明显居多 [男女比例约 1:（9 ～ 11）]

2. 发病诱因（如有无受凉、感冒、腹泻、劳累、过敏、注射疫苗等）

3. 起病速度及发作至极点所需时间：多起病急，一般按小时至数天进展（小于 4 小时需考虑脊髓缺血或梗死，发病后持续恶化时间大于 4 周考虑结节病或肿瘤等）

4. 症状进展时序（如症状出现前后、上下肢体累及顺序、肌力变化，有无括约肌功能受损及受累前后，脑部受累症状等）

5. 有无既往相关的发作及发作次数、发作的症状、治疗方案（包括急性期和缓解期）及治疗效果

6. 临床病程（与发作无关的神经系统症状的恶化更有可能是 MS）

7. 是否合并自身免疫疾病（如系统性红斑狼疮、干燥综合征、桥本氏脑病等）

【现病史】6 月前患者腹泻后出现右颈部刺痛感，呈持续性，夜间为著，皮肤科予抗过敏治疗无改善。4 月前逐渐出现右上肢麻木、无力，伴右肩发紧，其后出现右足麻木，麻木逐渐向上进展，累及右下肢及右侧躯干，伴右下肢无力，症状逐渐加重。3 月前，出现发作性右上肢放电样感及抽痛感，每次持续 3 ～ 5 分钟，多于紧张后出现，1 日内可出现数次。2 月前无明显诱因出现间断性双眼视物不清，外院给予甲泼尼龙、甘露醇、营养神经等治疗（具体不详），患者右上肢抽搐频率较前减少，持续时间缩短至 1 ～ 2 分钟，余症状未改善，为进一步诊疗收入我科。

【既往史】对磺胺类药物过敏，余无特殊。

（二）体格检查

【提示】体格检查既要注意了解患者的一般情况；更需注重神经系统专科检查，以明确定位（表 8-2-2）。

表 8-2-2　体格检查重点

1. 生命体征；内科查体；神经科查体

2. 眼科检查：有无视乳头水肿、视神经萎缩

3. 皮肤黏膜、关节：皮肤黏膜是否干燥，有无溃疡、红斑、结节等，关节有无肿胀等

【体格检查结果】体温 36.5℃，脉搏 75 次 / 分，呼吸 18 次 / 分，血压 127/80 mmHg。双肺听诊呼吸音清，未闻及干、湿啰音；心律齐，各瓣膜听诊区未闻及病理性杂

262

音；腹软，无压痛、无反跳痛及肌紧张。双下肢无水肿。神经系统查体：神清，语利，计算力、定向力、记忆力、理解力等高级皮质功能正常。双眼视力 0.8，双瞳等大等圆，直径 3 mm，直接间接对光反射灵敏，双侧眼球各向运动充分，无眼震。双侧面部针刺觉对称，双侧角膜反射正常引出，双侧咬肌对称有力，双侧额纹、面纹对称，闭目及示齿有力。双耳粗测听力可，Weber 试验居中，Rinne 试验双侧气导大于骨导。悬雍垂居中，双侧软腭上抬有力，咽反射灵敏，双侧转颈和耸肩对称有力，伸舌居中，未见舌肌纤颤。右侧肢体肌力 5- 级，左侧肢体肌力 5 级。双侧腱反射对称。右侧巴氏征阳性。双侧针刺觉对称，右侧音叉振动觉减退。双侧轮替运动、跟膝胫试验稳准，闭目难立征阴性。颈软，脑膜刺激征阴性。

（三）辅助检查

1. 实验室检查

【实验室检查项目】（表 8-2-3）

表 8-2-3　实验室检查项目

1. 血常规、尿常规、便常规 + 便潜血
2. 血清生化全套（肝肾功能、电解质、血糖、血脂等）、凝血象
3. 血液传染病学检查（包括乙肝、丙肝、梅毒、艾滋病、结核等）；血清 T 细胞斑点检测（TB-SPOT）
4. 血清肿瘤标志物、胸片、腹部 B 超等
5. 血清免疫全套、心磷脂抗体、抗 "O"、类风湿因子、甲状腺球蛋白抗体、甲状腺过氧化物酶抗体、抗中性粒细胞胞浆抗体（ANCA）、补体 C3、补体 C4、免疫球蛋白 IgG、免疫球蛋白 IgA、免疫球蛋白 IgM
6. 脑脊液分析：常规、生化；细胞学、免疫学 [寡克隆区带（OB）、脑脊液髓鞘碱性蛋白（MBP）、脑脊液 IgG 指数、24 小时鞘内 IgG 合成率]、水通道蛋白 -4 抗体（AQP-4 抗体）
7. 血清 AQP-4 抗体
8. 神经电生理检查：视觉诱发电位（VEP）、BAEP、SEP
9. 眼科会诊：视力、视野、眼底照相；眼部光学断层扫描（OCT）
10. 神经心理评价
11. 头颅及脊髓 MRI 平扫 + 增强
12. 血清维生素 B_{12}、铁蛋白、叶酸测定

【本例实验室检查结果】血尿便常规、凝血象、红细胞沉降率、血免疫全套、血ANCA、血免疫球蛋白、血甲状腺功能及相关抗体、血肿瘤标志物、血结核抗体、血叶酸及维生素 B_{12}、血副肿瘤相关抗体、血 TB-SPOT 均正常。血钾（3.49 mmol/L）。血清单纯疱疹病毒抗体 IgG[阳性（＋）（6.81）]、EB 病毒抗体 IgG（衣壳抗原）[阳性（＋）（4.620）]、EB 病毒抗体 IgG（核心抗原）[阳性（＋）（3.643）]、巨细胞病毒抗体 IgG [阳性（＋）（164.8 U/ml）]。脑脊液：压力、常规、生化、鞘内 IgG 合成率、蛋白电泳、MBP、OB、AQP -4 抗体、神经系统感染病毒抗体检测、墨汁染色、抗酸染色、革兰氏染色、结核杆菌抗体、TB-SPOT、细胞学、培养均正常。血 AQP-4 抗体（3+）。

2. 影像学检查

【提示】所有怀疑 NMOSD 的患者均应行头颅及脊髓的磁共振（MRI）平扫＋增强扫描以明确脑及脊髓病灶特点。如非首次发病，既往反复发作多次，对比既往 MRI，可明确病变是否进展或较前有所好转。CT 可提供信息较少，故常规检查为 MRI。

【临床常用影像学检查方法分析】

（1）头颅 CT：头颅 CT 虽然为最方便、快捷和常用的结构影像学检查手段，但缺点是对小的病灶及脑干、小脑、视神经的病灶检出率较低，在诊断 NMOSD 中敏感性及特异性均不高，故为非常规检查。但可协助排除其他疾病，如肿瘤、脑血管病等的初筛检查。

（2）MRI：MRI 与 CT 相比，能提供更好的大脑灰白质的对比度。MRI 比 CT 更敏感，是诊断 NMOSD 最重要辅助检查。

1）视神经 MRI 表现：可见视神经 T2 高信号或 T1 增强病灶，其典型的 MRI 特征表现为视神经病灶的长度超过视神经总长的 1/2，或者病灶累及视交叉。急性期可表现为视神经增粗、强化，部分伴有视神经鞘强化等。慢性期可以表现为视神经萎缩，形成双轨征。

2）脊髓 MRI 表现：脊髓病变多较长，纵向延伸的脊髓长节段横贯性损害是 NMOSD 最具特征性的影像表现，矢状位多表现连续病变，其纵向延伸往往超过 3 个椎体节段以上，少数病例可纵贯全脊髓，颈髓病变可向上与延髓最后区病变相连。轴位病变多累及中央灰质和部分白质，呈圆形或 H 型，脊髓后索易受累。急性期，病变可以出现明显肿胀，呈长 T1 长 T2 表现，增强后部分呈亮斑样或斑片样、线样强化，相应脊膜亦可强化。慢性恢复期：可见脊髓萎缩、空洞，长节段病变可转变为间断、不连续长 T2 信号。少数脊髓病变首次发作可以小于 2 个椎体节段。

3）头颅 MRI 表现：延髓最后区病灶呈片状或线状长 T2 信号，可与颈髓病变相连。脑干及间脑病灶主要位于脑干背盖部、四脑室周边、丘脑、下丘脑、三脑室周边，呈弥漫性长 T2 信号，急性期病灶可强化。大脑病灶不符合典型 MS 的影像特征，幕上部分病变体积较大，呈弥漫云雾状，无边界，通常不强化。也可以出现散在点状、泼墨状病变。胼胝体病变多较为弥漫，纵向可大于 1/2 胼胝体长度。部分病变可沿基底节、内囊后肢、大脑脚锥体束走行。呈长 T2、高 FLAIR 信号。少部分病变亦可表现为类急性播散性脑脊髓炎、肿瘤样脱髓鞘或可逆性后部脑病样特征。

（3）眼科检查

1）视敏度：（最佳矫正）视力下降，部分患者残留视力小于 0.1，严重者仅存在光感甚至全盲。

2）视野：可表现为单眼或双眼受累，表现为各种形式的视野缺损。

3）光学相干断层成像（OCT）检查：多出现较明显的视网膜神经纤维层变薄且不易恢复。

（4）视觉诱发电位：多表现为 P100 波幅降低及潜伏期延长，严重者引不出反应。

（5）甲状腺 B 超：结合血清甲状腺功能测定，除外甲状腺异常所致中枢神经系统受累。

（6）双髋关节正侧位及骨密度：由于 NMOSD 患者具有反复发作的临床特点，急性发作时多应用激素治疗，可能出现股骨头坏死，故应用激素治疗前应检查双髋关节正侧位及骨密度。

【本例影像学检查结果】

（1）颈髓 MRI 表现：颈髓颈 2 至颈 3 节段髓内脊髓中央斑片状长 T2 异常信号，呈环形强化（图 8-2-1）。

（2）头颅 MRI：可见左侧顶叶皮层一点状 FLAIR 高信号异常病灶，无强化。

（3）眼科检查结果：双侧视力 0.8，眼底、视野未见明显异常，OCT 示右侧视神经纤维层及神经节细胞复合体局部减少。

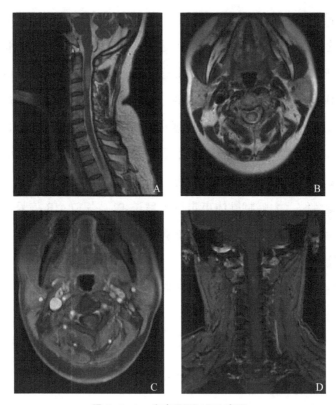

图 8-2-1 患者颈髓 MRI 表现

注：患者颈髓 MRI 表现：颈髓矢状位 T2（A）显示颈 2～颈 3 节段髓内斑片状长 T2 病灶，轴位 T2 所示（B）病灶位于近脊髓中央区，轴位 T1（C）及冠状位 T1（D）示病灶有不均匀强化，部分病灶呈环形强化。

（四）诊断

依据患者有急性脊髓炎的临床表现及视力下降，结合脊髓 MRI 及血清 AQP-4 抗体检测阳性结果可做出临床诊断。患者符合最新版 2015 年国际视神经脊髓炎诊断小组（IPND）制定在视神经脊髓炎谱系疾病（NMOSD）诊断标准（诊断标准具体内容见疾病知识拓展）：患者血清 AQP-4 抗体阳性，急性脊髓炎表现（至少有一项核心临床症状），且排除了其他可能的诊断。

【提示】对于 AQP-4 抗体阳性的 NMOSD 患者，诊断标准明显宽松。允许既可无视神经炎，又可无急性脊髓炎，只要 AQP-4 抗体阳性且有其他颅内典型部位病灶，就可满足 NMOSD 诊断。也不再对脊髓病灶长度做出规定（短节段脊髓病灶与 MRI 检查的时间点有关）。但是对于 AQP-4 抗体阴性的 NMOSD 患者，因为可能具有更多的诊断上的不确定性，所以临床和 MRI 条件也设定得为严格。

【本例诊断分析】

1. 定位诊断

（1）双侧视神经：依据患者表现有双眼视物不清，双眼视力0.8，OCT检查示右侧视神经纤维层及神经节细胞复合体局部减少，故定位。

（2）颈髓（颈2至颈3，髓内，非横贯性）：患者有右侧肢体麻木、疼痛等感觉异常表现，考虑累及左侧脊髓丘脑束；查体提示右侧偏身振动觉减退，考虑累及右侧脊髓后索；右侧肢体肌力减低，右侧巴氏征阳性，考虑累及左侧皮质脊髓束。结合颈髓MRI，纵向定位于颈2至颈3节段。病灶位于髓内中央，横向定位于髓内。患者无明显尿便障碍、无左侧肢体麻木无力等症状体征，故为非横贯性。

2. 定性诊断：视神经脊髓炎谱系疾病

患者中年女性，慢性进展性病程。腹泻后出现右侧肢体麻木无力、疼痛、双眼视物不清等急性脊髓炎及视神经受累的临床症状体征，MRI可见颈髓内斑片状长T2异常信号，增强扫描呈环形强化，颈髓病变可以解释临床症状及体征。血清AQP-4抗体呈强阳性。依据2015年NMOSD诊断标准，该患者AQP-4抗体阳性，至少满足一个核心临床症状（急性脊髓炎），且无其他可能疾病的诊断证据，故诊断为NMOSD。

【鉴别诊断】 主要需要与以下疾病进行鉴别：

1. 多发性硬化（MS）

MS患者与NMOSD患者临床表现相似，临床特点符合时间及空间多发性。但MS的脊髓炎呈部分性横贯性，病变长度＜3个椎体节段；横轴位像病变主要位于脊髓周边白质（＞70%）；T2WI示脊髓弥散性、不清晰的信号改变（可见于MS陈旧性病变或进展型MS），且多伴有脑部典型病灶，结合CSF寡克隆区带可阳性可诊断。

2. 脊髓血管病

（1）缺血性：脊髓前动脉闭塞综合征容易与急性脊髓炎相混淆，发作至极点所需时间常＜4小时，病变水平相应部位出现根痛、短时间内出现截瘫，温度觉丧失、尿便障碍，但深感觉保留。

直通本章更新内容

（2）出血性：脊髓出血少见，多由外伤或脊髓血管畸形引起，起病急骤伴有剧烈背痛、肢体瘫痪和尿便潴留。可呈血性脑脊液，MRI可协助诊断。

3. 亚急性坏死性脊髓炎

本病较多见于 50 岁以上男性，缓慢进行性加重的双下肢无力、腱反射亢进、锥体束征阳性，常伴肌肉萎缩，病变水平以下感觉减退，随病情进展，症状逐渐加重而出现完全性截瘫、尿便障碍、肌肉萎缩明显，肌张力减退低、腱反射减弱或缺失，CSF 蛋白增高，细胞数多正常。脊髓造影可明确诊断，可表现为脊髓表面有扩张的血管。

4. 脊髓肿瘤

病程缓慢进展，早期症状和体征可不明显，临床表现为根痛期、脊髓部分受压期及脊髓完全受压期，但三期常有重叠，界限不清，发病后病情持续恶化。脊髓 MRI 可见脊髓受压，能显示椎管内病变的性质、部位及边界。

5. 其他

其他炎性脱髓鞘病如急性播散性脑脊髓炎、假瘤型脱髓鞘病，系统性疾病如结节病，感染性疾病如结核，代谢性疾病如亚急性联合变性，遗传性疾病遗传性痉挛性截瘫等。

（五）治疗

【提示】NMOSD 因其具有反复发作的临床特点，随着病程的延长，残疾程度逐渐加重，早期诊断，尽早进行"疾病修正治疗"，对于预防复发及减轻再复发的严重程度较为重要。

【本例治疗方案】

1. 急性期治疗

（1）激素：患者入院后 NMOSD 诊断明确，患者脊髓 MRI 示病变存在强化，考虑为急性期，予激素冲击治疗。甲基泼尼松龙（甲强龙）500 mg（静脉滴注，5 天），240 mg（静脉滴注，3 天），120 mg（静脉滴注，3 天），后改为甲泼尼龙片 60 mg/d 口服，此后甲泼尼龙片每 1 周减 8 mg。

（2）静脉注射大剂量免疫球蛋白：对于病情较重的和（或）对大剂量甲强龙冲击疗法反应差的患者，可选用 IVIg 治疗。免疫球蛋白用量为 0.4 g/（kg·d）静脉滴注，连续 5 天为 1 个疗程。该患者对激素治疗效果反应较好，未予 IVIg 治疗。

2. 缓解期治疗

患者服药 1 月后复查颈 MRI+ 增强扫描，若病灶明显减轻，强化消失，可继续减量直至停激素治疗。若患者症状持续未缓解，MRI 示病灶无明显变化，仍有强化或对激素依赖，则在激素减至 15 ～ 20 mg 时长期维持，并可酌情加用免疫抑制剂联合治疗（如下述）。

（1）一线药物可选择硫唑嘌呤、吗替麦考酚酯、甲氨蝶呤、利妥昔单抗等。

（2）二线药物包括环磷酰胺、他克莫司、米托蒽醌。定期 IVIg 也可用于 NMOSD 预防治疗，特别适用于不宜应用免疫抑制剂者，如儿童及妊娠期患者（具体见中国视神经脊髓炎谱系疾病诊断与治疗指南）。

3. 激素辅助用药

因激素具有一定的不良反应，如电解质紊乱、骨质疏松、消化道出血等，故应用激素同时应予补钙、补钾、抑酸等治疗。本例患者，应用激素期间，给予钙尔奇 D 片 500 mg（2 次 / 日）口服补钙，补达秀 500 mg（2 次 / 日）口服补钾，法莫替丁 20 mg（2 次 / 日）保护胃黏膜治疗。

直通本章更新内容

4. 营养神经治疗

可予患者维生素 B_1、维生素 B_{12} 等营养神经药物肌内注射或口服。本例患者，入院后予维生素 B_1、甲钴胺口服。

5. 对症治疗

当患者存在痛性痉挛、疲劳、感觉异常等不适，可予以下相应治疗。

（1）痛性痉挛：可应用卡马西平、加巴喷丁、普瑞巴林、巴氯芬等药物。对于比较剧烈的三叉神经痛、神经根性疼痛患者，还可应用其他抗癫痫药物。

（2）顽固性呃逆可用巴氯芬。

（3）乏力、疲劳：可应用莫达非尼、金刚烷胺。

（4）震颤：可应用盐酸苯海索、盐酸阿罗洛尔等药物。

（5）膀胱直肠功能障碍：尿失禁可选用丙咪嗪、奥昔布宁、哌唑嗪，盐酸坦索罗辛等；尿潴留应导尿，便秘可用缓泻药，重者可给予灌肠处理。

（6）性功能障碍可应用改善性功能药物等。

（7）认知障碍可应用胆碱酯酶抑制剂等。

（8）下肢痉挛性肌张力增高可用巴氯芬口服，也可用肉毒毒素 A。

该患者右上肢痛性痉挛，给予奥卡西平 300 mg（2 次 / 日）联合加巴喷丁 300 mg（3 次 / 日）口服治疗，但症状无改善，将加巴喷丁加量至 600 mg（3 次 / 日），症状较前减轻。有焦虑抑郁，给了舍曲林 75 mg（1 次 / 日）对症治疗。

6. 神经康复治疗

对伴有肢体、吞咽等功能障碍的患者，应早期在专业医师的指导下进行相应的功能康复训练，在应用大剂量激素治疗时，避免过度活动，以免加重骨质疏松及股骨头负重。当激素减量到小剂量口服时，可鼓励活动，进行相应的康复训练。

7. 其他

低盐低脂高蛋白饮食，适当控制食欲，防体重增加过多；适当减少活动，避免高强度运动；防止过敏、感冒、劳累、不必要疫苗注射等。

二、疾病知识拓展

（一）2015 年国际视神经髓炎诊断小组（IPND）制定的视神经脊髓炎谱系病（NMOSD）诊断标准解读

长期观察研究发现：①视神经脊髓炎（NMO）和 NMOSD 患者在生物学特性上无显著性差异；②一些患者最初发病时没有视神经炎或脊髓炎表现，仅出现 NMO 颅内典型部位病灶及相应的典型临床表现，但发生后续发作从而最终满足 NMO 诊断的可能性非常高；③目前两者的免疫治疗策略完全相同。鉴于上述原因，2015 年 IPND 取消了 NMO 的单独定义，将 NMO 整合入 NMOSD 的大范畴中，并进一步将 NMOSD 分为两组，AQP4 抗体阳性组和 AQP4 抗体阴性组，分别制定相应的诊断细则（如下）。

1. AQP4 抗体阳性时

（1）至少出现一项核心临床症状；

（2）AQP4 抗体检测呈阳性结果（强烈推荐基于 AQP4 转染细胞的检测方法）；

（3）除外其他可能的诊断。

2. AQP4 抗体阴性时（包括无条件检测 AQP4 抗体时）

（1）在一次或多次临床发作中，出现至少两项核心临床症状，且所出现的核心临床症状必须符合下述所有要求：

①至少一项核心临床症状必须是视神经炎、急性脊髓炎（MRI 上应为长节段横贯性脊髓炎 LETM）或脑干背侧极后区综合征；

②所出现的核心临床症状应能提示病灶的空间多发性；

③满足附加的 MRI 要求（视实际情况）；

（2）AQP4 抗体阴性，或无条件检测 AQP4 抗体；

（3）除外其他可能的诊断。

3. 核心临床症状

（1）视神经炎。

（2）急性脊髓炎。

（3）极后区综合征：发作性呃逆，恶心或呕吐，无法用其他原因解释。

（4）急性脑干综合征。

（5）症状性发作性嗜睡，或急性间脑症状伴 MRI 上 NMOSD 典型的间脑病灶（图 8-2-2）。

（6）大脑综合征伴 NMOSD 典型的大脑病灶（图 8-2-2）。

4. 附加的 MRI 要求（针对 AQP4 抗体阴性或无法检测 AQP4 抗体的 NMOSD 患者）

（1）急性视神经炎：要求头颅 MRI（a）未见明显异常或仅有非特异性白质病灶或（b）视神经 MRI 有 T2 高信号病灶或 T1 增强病灶，视神经病灶的长度须 > 1/2 视神经，或累及视交叉（图 8-2-3）。

（2）急性脊髓炎：相关的脊髓髓内病灶长度 ≥ 3 个椎体节段（LETM）或对于既往有脊髓炎病史者，存在长度 ≥ 3 个椎体节段的局灶性脊髓萎缩（图 8-2-3）。

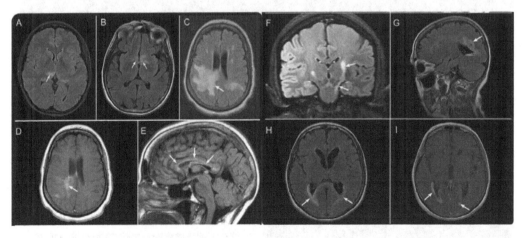

注：来自 2 个患者的轴位 T2 加权 FLAIR 显示右侧丘脑（A）和（B）下丘脑病变。轴位 T2 加权 FLAIR 显示皮层下白质病变（C）并伴有 TI 强化（D）。矢状位 T2 加权显示慢性长线状胼胝体病变（E）。冠状 T2 加权 FLAIR 显示长的皮质脊髓束受累，病变延至大脑脚和脑干（F）。矢状位 T2 加权 FLAIR（G）、轴位 T2 加权 FLAIR（H）和 TI 加权强化（I）显示急性室管膜旁大脑半球病变。

图 8-2-2　NMOSD 的间脑和大脑病变。

（3）极后区综合征：相应的延髓背侧/极后区病灶（图 8-2-4）。

（4）急性脑干综合征：相关的室管膜周围的脑干病灶（图 8-2-4）。

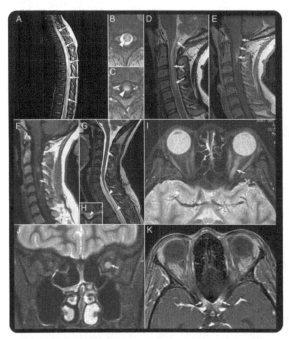

注：NMOSD 的脊髓影像学常表现为长节段横贯性脊髓炎（LETM），病变≥3 个椎体节段。颈髓矢状位 T2（A）显示典型的 LETM 病变，该病变累及大部分颈髓。LETM 多位于脊髓中央，如轴位 T2 所示（B）和 T1 强化所示（C）。颈髓 LETM 可延续至延髓，此为 NMOSD 特征性病变（如 D，T2WI）和（E，T1 强化）所示。急性 LETM 在 T1 强化显示为环形强化围绕的低信号（F）。LETM 慢性期表现为长节段的脊髓萎缩，如（G，上部为正常的颈髓）和（H）。轴位和冠状位的脂肪抑制 T2 序列显示大部分的左侧视神经信号增高（I）和（J），轴位 T1 显示视交叉强化（K）（非同一患者）。

图 8-2-3 NMOSD 的脊髓和视神经 MRI 表现。

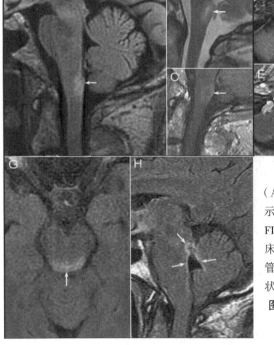

注：矢状位 T2 加权 FLAIR 显示延髓病变（A）。矢状位 T2WI（B）和 T1 强化（C）均提示极后区临床综合征的急性病变。轴位 T2 加权 FLAIR（D）和 T1WI 强化（E）显示急性极后区临床综合征的延髓病变。轴位 T2 加权 FLAIR 显示室管膜周区包括延髓（F）和中脑背侧病变（G）。矢状位 T2 加权 FLAIR 显示第四脑室周围高信号（H）。

图 8-2-4 NMOSD 的延髓、极后区和其他脑干病变。

（二）NMOSD 和 MS 的 MRI 特点比较（表 8-2-4、图 8-2-5）

表 8-2-4　NMOSD 与 MS 特定比较

	NMOSD	MS
脊髓	长节段弥漫性损伤	短，常为多发病灶
	中心 / 灰质受累	外周 / 非对称 / 常常在后部
	急性病变 T1 常呈低信号	T1 低信号罕见
视神经	长段 / 后部 – 视交叉病变	病变较短
脑 （图 8-2-5）	环绕脑室系统的室管膜周围病变	Dawson 手指征（垂直于侧脑室）/S 形 U 型纤维病变，侧脑室和颞叶下部病变
	大脑半球肿瘤样病灶	皮质病变
	皮质脊髓束受累	静脉周围病变
	云雾状强化病灶	卵圆形或环形 / 开环形强化
其他	局限于病灶传导束和相关皮质的正常外观组织受累	特殊的磁共振成像可发现正常外观的白质损害
	MRS 上病灶部位肌醇减少	MRS 上病变区域 NAA 减少

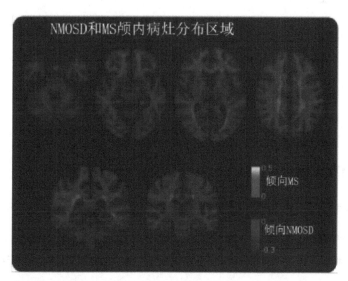

注：红色区域倾向于 MS 病灶，蓝色部分倾向于 NMOSD 病灶

图 8-2-5　NMOSD 和 MS 颅内病灶分布区域（彩图见彩插 3）

三、专家临床经验分享

随着 NMO-IgG（后来证实为 AQP-4 抗体）的发现，对 NMO 的诊断发生了革命性的变化。目前认为 NMO/NMOSD 是一组在发病机制、病理、临床、影像、治疗等诸多方面与 MS 不相同的独立疾病实体。NMO 的视神经炎一般为双侧受累，可伴有球后疼痛，视力下降明显、恢复差，脊髓炎的肢体感觉及运动障碍较重，可伴有痛性痉挛、胸背束带感等表现，影像上脊髓病变长度一般在 3 个脊柱节段以上（LETM），此外尚可在延髓最后区、第四脑室周围、中脑导水管周围、第三脑室周围（这些区域 AQP-4 比较富集）出现病灶，其他脑部的病灶也与典型的 MS 病灶不同，呈云雾状或大片状或喷墨状形状，更重要的是对于临床怀疑 NMO/NMOSD 的患者一定要进行 AQP-4 抗体的检测（CBA 法），2015 年 NMO 诊断标准将既往 NMO 及 NMOSD 统统归为 NMOSD，区分为 AQP-4（+）NMOSD 及 AQP-4（-）NMOSD。一旦 NMOSD 诊断成立，在急性期应尽早给予激素冲击治疗，治疗方案与 MS 有所不同，激素撤药时间要延长，部分激素反应差的患者可加用 IVIG 或血浆交换，缓解期应用免疫抑制剂或利妥昔单抗等对预防复发及延缓疾病进展有帮助，康复治疗也是减轻肢体残疾的有效手段。

（张星虎　刘永红）

第三节　急性播散性脑脊髓炎

一、案例分析

【主诉】徐某，男，28 岁，主因"双上肢麻木 13 天，头痛伴发热 8 天，右下肢无力 5 天"入院。

【提示】对中枢神经系统急性播散性脑脊髓炎（ADEM）进行临床拟诊时，通常先根据病史和体征进行定位与定性分析，得出初步诊断，再做相应的辅助检查加以验证，使其起到支持或排除初步诊断的佐证作用，及时修正或完善诊断。病史和体征是诊断资料的主要来源，也是临床思维导向的主要依据，因此应夯实询问病史和体格检查的基本功。定位、定性诊断中通常要遵循一元论的原则，即尽量用一个病灶或一个原因去解释患者的全部临床表现和经过。若难以解释或解释不合理时，再考虑多病灶或多原因的可能。

安装"医大帮"app

直通本章更新内容

（一）病史采集

【病史询问思路】（表 8-3-1）

表 8-3-1　病史询问思路

1. 诱因：发作前 1 月内是否有病毒感染史或疫苗接种史

2. 主要症状：头痛、感觉运动异常、精神行为异常、二便障碍、视力下降、肢体抽搐等

3. 症状进展时序（如起病即达高峰、逐步恶化、阶梯样恶化、复发缓解病程）

4. 伴随症状：发热、皮疹、恶心、呕吐等

5. 好发人群：儿童及青年

6. 是否有脑实质多灶损害的其他中枢神经系统疾病：与多发性硬化、视神经脊髓炎谱系疾病（NMOSDs）、原发性中枢神经系统血管炎、系统性红斑狼疮、白塞病、神经结节病、桥本脑病、线粒体脑病、病毒性脑炎鉴别

【现病史】 13 天前无明显诱因出现双上肢麻木，伴酸胀、疼痛，右侧明显，自觉颈部发僵，行颈 CT 未见明显异常，未在意。8 天前无明显诱因出现间断性头痛，为后枕部胀痛，数分钟缓解，自觉发热（未测体温），伴恶心、呕吐胃内容物。5 天前出现右下肢无力，尚可行走，伴右膝关节以下麻木。4 天前头痛加重，为持续性全脑胀痛，伴间断跳痛、耳鸣，伴发热，体温波动在 37.5 ～ 38.0℃，恶心、呕吐明显。近 4 天来每晚均有发热、恶心呕吐，伴排尿困难。2 天前出现右手掌、右大腿麻木。发病以来，神志清，精神可，饮食睡眠差，小便排尿困难，大便正常，体重无明显减轻。

【既往史】 既往体健。

（二）体格检查

【提示】 体格检查既要注意了解患者的一般情况；更需注重神经系统专科检查，力求通过体征寻找患者出现意识障碍的病变定位（表 8-3-2）。

表 8-3-2　体格检查重点

1.生命体征：体温，脉搏，心率，血压

2.皮肤查体：是否合并有皮疹

3.基本的内科查体

4.详细的神经科查体：意识，高级皮质功能，颅神经，四肢感觉、运功、共济，脑膜刺激征

【本例体格检查结果】体温 37.7℃，血压 106/80 mmHg，心率 72 次 / 分，呼吸 15 次 / 分。双肺呼吸音清，未闻及干、湿啰音，心律齐，未及明显杂音。腹软，无压痛及反跳痛，肝脾肋下未触及。无皮疹。神经系统查体：神清，语利，时间、地点、人物定向力正常，记忆力、计算力正常。双侧瞳孔等大等圆，直径 3 mm，双侧瞳孔直接及间接对光反射灵敏，眼球各向运动充分，未见眼震。双侧面部针刺觉对称，双侧角膜反射正常引出，双侧咀嚼对称有力。双侧额纹、面纹对称，闭目及示齿有力。双耳粗测听力可，Weber 征居中，Rinne 试验双侧气导大于骨导。双侧软腭上抬有力，双侧咽反射存在。双侧转颈耸肩有力，伸舌居中，未见舌肌纤颤。四肢肌容积正常，右下肢肌力 5- 级，四肢肌张力正常，四肢腱反射对称引出，双侧掌颌反射、Hoffmann 征阴性，双侧巴氏征阳性。双侧肢体针刺觉及音叉振动觉对称。双侧指鼻、跟膝胫试验稳准，闭目难立征阴性。颈强 2 横指。

（三）辅助检查

1. 实验室检查项目

【实验室检查项目】（表 8-3-3）

表 8-3-3　实验室检查项目

1.血常规、尿常规及便常规

2.生化全套（肝肾功能、电解质、血糖及血脂）

3.凝血象

4.血气分析

5.红细胞沉降率、C 反应蛋白（CRP）

6.血清免疫全套、抗链 "O"、类风湿因子、甲状腺功能、抗甲状腺球蛋白抗体、抗甲状腺过氧化物酶抗体、抗中性粒细胞胞浆抗体（ANCA）、抗心磷脂抗体、血清水通道蛋白 -4 抗体、血清抗 Hu、抗 Yo、抗 Ri 抗体等

续表

7. 血液传染病学检查（包括乙肝、丙肝、梅毒、艾滋病等）、双髋关节正位片、胸部正侧位 X 线片

8. 心电图

9. 超声心动图、下肢静脉彩超

10. 脑脊液：常规及生化，细胞学，免疫学检查

【本例实验室检查结果】 血常规、凝血象、血液系统、传染病八项、心磷脂抗体、免疫球蛋白、抗 O（35.6 IU/ml）、类风湿因子（11.4 IU/ml）、补体 C3、补体 C4、红细胞沉降率、糖化血红蛋白（5.5%）、B 型钠尿肽、甲状腺功能、肿瘤标志物、便常规、尿常规未见明显异常。C 反应蛋白（3.21 mg/L）升高。脑脊液（2016 年 03 月 17 日）：压力 220 mmH$_2$O，白细胞数（142 /μl），多核细胞（7.8%），单核细胞（92.2%），生化正常，24 小时 IgG 合成率正常，寡克隆区带阳性。脑脊液病毒抗体检测阴性。结核杆菌抗体试验阴性。脑脊液及血清抗 Hu、Yo、Ri 抗体、AQP-4-Ab 抗体、抗 NMDA 受体抗体、TB-SPOT 未见明显异常。脑脊液细胞学：激活淋巴细胞（+）、浆细胞（+）。

2. 影像学检查

【提示】 除了急性出血性脑脊髓炎头颅 CT 表现（可有点状出血征象）明显外，头颅 MRI 检查对于本病的诊断优于 CT。

【临床常用影像学检查方法分析】

（1）头颅 CT：头颅 CT 是方便、快捷和常用的结构影像学检查手段，可早期发现急性出血性脑脊髓炎。

（2）MRI：MRI 与 CT 相比，能提供更好的大脑灰白质的对比度，可明确病灶大小、形状、边界、位置，增强 MRI 可明确病灶是否活动。

1）MRI 平扫：常规 MRI（T1 加权、T2 加权、FLAIR）FLAIR 序列表现为片状边界不清的高信号，多发、双侧不对称；病灶累及范围广泛，包括皮质下、半卵圆中心、双侧大脑半球灰白质交界区、小脑、脑干和脊髓受累；以丘脑和基底节易受累，病灶多不对称；胼胝体和脑室旁白质较少受累。可有 4 种表现形式：多发小病灶（<5 mm）；弥漫性大病灶可类似肿瘤样伴周围组织水肿和占位效应；双侧丘脑病变；出血性病变。脊髓受累常表现为横贯性脊髓炎或脊髓中央受损。

2）增强扫描： ADEM 急性期可见明显的增强效应。由于 ADEM 的发多病灶在同一时间出现，病灶的强化表现为一致性。

【本例影像学检查结果】

（1）头颅 MRI 平扫 + 增强：胼胝体、扣带回、左侧脑室后部体旁见大小不等 T2、FLAIR 稍高信号，边界模糊，DWI 弥散稍受限，增强后内见点线样强化。

（2）颈 MRI 平扫 + 增强：颈 3 至颈 4 椎体水平对应脊髓内异常信号。

（3）胸 MRI：胸髓脊膜异常强化信号。

（四）诊断

【提示】 对 ADEM 患者进行临床诊断时，要遵循一些常规步骤及原则。首先应关注整体层面的问题，然后深入相关细节。诊断的关键首先要解决两个问题：①病变"在哪里"：是疾病的定位诊断，通过神经系统症状、查体、影像学检查可解决；②病变"是什么"：感染性疾病？脱髓鞘病？肿瘤？通过病史、临床症状、影像学检查可解决。

【本例诊断分析】

1. 定位诊断

（1）左侧顶叶皮层下白质：患者右下肢无力，查体右下肢肌力 5- 级，右侧 Babinski 征（-），考虑累及左侧皮质脊髓束，结合头颅 MRI 可见左侧顶叶长 T2 异常信号，故定位。

（2）颈髓（颈 3 至颈 4，髓内，完全横贯性损害）：患者双上肢麻木，考虑累及感觉传导通路，小便困难，考虑脊髓排尿反射弧受损，结合颈髓 MRI 颈 3 至颈 4 髓内病灶，考虑颈 3 至颈 4 脊髓丘脑束及排尿反射传入神经受累，故定位。

（3）柔脑膜：患者全脑胀痛，伴恶心、呕吐，脑脊液提示白细胞升高，考虑累及柔脑膜。

（4）胸段脊膜：患者有背痛症状，结合胸 MRI 胸髓脊膜异常强化信号，考虑为后根受累导致的根性疼痛，故定性。

（5）右侧胼胝体、扣带回：头颅 MRI 可见胼胝体、扣带回、左侧脑室后部体旁见大小不等 T2、FLAIR 稍高信号，边界模糊，DWI 弥散稍受限，增强后内见点线样强化，故定位。

2. 定性诊断：急性播散性脑脊髓炎

患者青年男性，亚急性起病，进展性加重，主要表现为头痛、恶心、呕吐等颅内压增高表现，局灶性神经功能障碍，脑膜刺激征阳性。脑部多发性片状脱髓鞘病灶（直径＞3 mm）伴发脊髓病灶（横贯性）。虽无脑病及意识障碍相应表现，但应首先考虑 ADEM。

【鉴别诊断】主要需要与以下疾病进行鉴别

1. 病毒性脑炎

病毒性脑炎和急性播散性脑脊髓炎均可出现发热、头痛、意识障碍和精神行为异常，但病毒性脑炎为病毒侵犯脑实质，脑实质损害症状更严重、更突出，脑脊液检查抗病毒抗体可呈阳性，头部 MRI 表现为以皮质损害为主；而急性播散性脑脊髓炎除脑组织损害外，还可出现视神经、脊髓和周围神经损害，MRI 表现为弥漫性长 T1、长 T2 异常信号，以白质损害为主。二者对药物治疗反应亦不同，病毒性脑炎治疗周期长且易残留认知功能障碍，而急性播散性脑脊髓炎对糖皮质激素反应良好，预后较好。

2. 多发性硬化

本病首次发病的多发性硬化需与急性播散性脑脊髓炎相鉴别。急性播散性脑脊髓炎发病年龄较小，无性别差异；多有前驱感染史或疫苗接种史；可伴脑病症状，癫痫发作；以单相病程为主；MRI 可见灰白质大片病灶，病情好转后病灶可消失或明显缩小；脑脊液白细胞计数不同程度增加，寡克隆区带阴性；对糖皮质激素治疗反应良好。多发性硬化患者多于少年后发病，女性多于男性；可无前驱症状；极少出现癫痫发作；可多次反复发作；随时间进展可复发或有新病灶出现；脑脊液白细胞计数低于50个，寡克隆区带阳性者居多；对糖皮质激素治疗不十分敏感。复发型和多相型播散性脑脊髓炎与多发性硬化有着本质的区别，前者复发间期不出现慢性脱髓鞘改变；MRI 病灶最终可完全消失或明显缩小。而多发性硬化患者即使无临床可见的发作，其病理上也存在慢性炎症性脱髓鞘改变，MRI 可不断出现无症状性新病灶，累积达一定程度时可以再度出现症状；病理和 MRI 均表现为边缘清晰的斑块。

3. 视神经脊髓炎谱系疾病

视神经脊髓炎谱系疾病的脑组织损害包括丘脑，间脑，第三、

直通本章更新内容

第四脑室及侧脑室旁，累及间脑或丘脑时可出现意识障碍和认知功能障碍。因此，首次发病的视神经脊髓炎谱系疾病多伴间脑或丘脑损害。而弥漫性脑灰质损害者，很难与急性播散性脑脊髓炎相鉴别。急性播散性脑脊髓炎更易累及皮质、灰白质交界区，病灶散在、多发，抗水通道蛋白4（AQP-4）抗体阴性；而视神经脊髓炎主要累及水通道蛋白周围脑室，导水管 – 中央管旁组织，而且抗 AQP4 抗体多阳性。

4. 原发性中枢神经系统血管炎

原发性中枢神经系统血管炎的特点包括间断性或持续性头痛，伴局灶性或多灶性神经功能缺损，呈慢性复发性病程，可累及灰质和白质，由于是小血管炎症性病变，故脑血管造影可无异常，脑组织活检有助于诊断。

（五）治疗

【提示】急性播散性脑脊髓炎作为神经内科的急症之一，应早诊断早治疗。

【本例治疗方案】

（1）静脉注射人免疫球蛋白：给予 0.4 kg/d，共 5 天封闭致病性抗体和 T 细胞受体，调节免疫抑制反应，增强非特异性免疫力。患者冲击治疗后右下肢肌力恢复，发热和头痛未缓解。

（2）激素：静脉给予地塞米松 20 mg/d，共 7 天后，减量至 10 mg 静脉给药 7 日，再改为泼尼松 40 mg（逐渐减量）。

（3）辅助用药：维生素 B_1 片、甲钴胺、补钾、补钙、抑酸等。

（4）神经康复治疗

直通本章更新内容

二、疾病知识拓展

（一）临床分型

ADEM 患者中 1/3 可以表现为单次发作，也可表现为复发的症状与首次发作完全一样的复发性 DEM，还可表现为出现新症状与体征的多时相 DEM。ADEM 一次发作的临床病程可长达 3 个月，而且在 3 个月内病情和症状可以出现波动。1/3 患者可能没有前驱感染史，因此没有前驱感染史不能排除 ADEM。

（1）单相型 ADEM：即 ADEM，是指 CNS 多个部位受损的一次性急性或亚急性炎症脱髓鞘性临床事件。尽管临床表现多样，但必须具有脑病的表现，如过度兴奋、易激怒和不同程度的意识障碍；临床症状可完全恢复或留有部分残疾；既往没有脱髓鞘事件发生，也没有其他病因可以解释此次事件。患者 3 个月内可以有症状、体征的波动，或出现新的症状、体征，或影像学改变。影像学显示多发性病变，尤其是白质的病变，但看不到既往的白质病变。头颅 MRI 的 T2WI 或 FLAIR 序列可见多发性、大片高信号病灶（直径 1～2 cm），位于幕上、幕下的白质及灰质，尤其是基底节和丘脑更易受累。脊髓 MRI 显示境界清楚的髓内病变，可有不同程度的增强；

（2）复发型 DEM（RDEM）：在第 1 次 ADEM 事件 3 个月之后或完整的激素治疗 1 个月之后，出现新的 ADEM 事件，但是新事件只是时间上的复发，没有空间的多发，症状和体征与第 1 次相同，影像学发现仅有旧病灶的扩大，没有新的病灶出现。

（3）多相型 DEM（MDEM）：在第 1 次 ADEM 事件 3 个月之后或完整的激素治疗 1 个月之后，出现了新的 ADEM 事件，而且新的事件不管在时间上，还是在空间上都与第 1 次不同，因此症状、体征以及影像学检查都有新的病灶发现。RDEM 和 MDEM 的发病机制尚不清楚，目前认为可能与以前受损部位的抗原暴露或分子模拟学说有关。

（二）2016《柳叶刀神经病学》发表的诊断标准

1. 推测是由于炎性脱髓鞘病因导致的首发多灶性 CNS 事件。

2. 不能由发热来解释的脑病表现。

3. 异常的头颅 MRI 表现。

（1）主要累及大脑白质的弥漫性、边界不清、较大的病灶（＞1 cm）。

（2）少数患者出现白质 T1 低信号病灶。

（3）可出现深部灰质的异常（包括丘脑或基底节）。

4. 在发病 3 个月内无新发临床症状或 MRI 表现。

5. 排除其他可能的病因。

直通本章更新内容

三、专家临床经验分享

急性播散性脑脊髓炎目前缺乏统一的诊断标准，需要大样本、多中心的研究帮助我们更好地探索此种疾病。典型的 ADEM 根据其受累人群、发病诱因、临床表现及头颅 MRI 表现可较易做出诊断，非典型的 ADEM 需要仔细和多发性硬化、视神经脊髓炎谱系疾病甚至中枢神经系统血管炎及淋巴瘤鉴别，此时需要依赖立体定向脑活检做出明确诊断。ADEM 起病迅速，若不早期治疗可有致残、致死的风险。

（张星虎　赵　琳）

第四节　格林－巴利综合征

一、案例分析

【主诉】郭某，女，61 岁，主因"四肢无力、视物成双 7 天，呼吸困难 4 天"就诊。

【提示】对格林－巴利综合征（GBS）进行临床拟诊时，通常先根据病史和体征进行定位与定性分析，得出初步诊断，再做相应的辅助检查加以验证，使其起到支持或排除初步诊断的佐证作用，以及时修正或完善诊断。病史和体征是诊断资料的主要来源，也是临床思维导向的主要依据，因此应夯实询问病史和体格检查的基本功。

安装"医大帮"app

直通本章更新内容

（一）病史采集

【病史询问思路】（表 8-4-1）

表 8-4-1　病史询问思路

1. 前驱感染史（发病前 1～3 周）：多有上呼吸道或胃肠道感染的症状
2. 起病形式：急性起病，病情多在 2 周左右到达高峰
3. 运动受累表现：首发为四肢远端对称性无力，很快加重，并向近端发展，也可自近端向远端发作。颅神经中运动神经损害：双侧面瘫、舌咽神经及迷走神经麻痹导致声音嘶哑、吞咽困难，但动眼、外展、舌下、三叉神经损害少见。严重病例可累及肋间肌和膈肌导致呼吸麻痹。肌萎缩：初期不明显，后期肢体远端有肌萎缩
4. 感觉受累表现：肢体远端感觉异常和手套－袜套样感觉减退，也可无感觉障碍，通常较轻。某些患者疼痛明显，尤其是腓肠肌，可有肌肉压痛

续表

5. 自主神经功能障碍：多汗，皮肤潮红，手足肿胀，营养障碍，心动过速，尿潴留，血压降低

6. 病情迅速进展，约 3 ～ 15 天达高峰，90% 以上的患者在 4 周内停止进展，但部分仍可继续

7. 常见并发症：肺部感染、肺不张、下肢深静脉血栓形成等

【现病史】患者于 7 天前无明显诱因出现右上肢抬举无力，伴右颈肩部疼痛不适，卧床休息后无缓解。6 天前晨起发现双上肢抬举不能，双手活动尚可。当日下午患者出现双下肢无力，站立、行走不能，伴视物成双，视远物时明显。脑脊液检查提示蛋白 - 细胞分离。4 天前晨起患者出现吞咽困难，言语不清，9 时突发胸闷、憋气、冷汗，收入神经重症科。

【既往史】高血压病史 2 年，最高 160/100 mmHg，平素血压未规律监测，间断服用"缬沙坦、比索洛尔"治疗；双下肢"湿疹"病史 20 余年；否认外伤、输血及传染病史，否认药物及食物过敏史，否认吸烟、饮酒、吸毒史。

（二）体格检查

【提示】体格检查既要注意了解患者的一般情况；更需注重神经系统专科检查，力求做出准确的定位诊断（表 8-4-2）。

表 8-4-2　神经系统体格检查重点

1. 颅神经检查：主要为面神经、舌咽神经及迷走神经的受累，动眼、外展、舌下、三叉神经损害少见

2. 四肢肌力、肌张力、腱反射，病理征的检查，通常为肌力下降、肌张力减低、腱反射减弱或消失、病理征阴性的下运动神经元瘫的表现

3. 感觉障碍：肢体远端痛觉过敏、感觉异常或对称性手套及袜套样分布感觉减弱

4. 自主神经功能检查：血压、心率、皮肤营养障碍导致的干燥等，以及少汗，还可因肠麻痹导致肠鸣音异常等

【本例体格检查结果】右上肢血压 120/67 mmHg，左上肢血压 122/70 mmHg，导尿状态，经口气管插管，呼吸机辅助呼吸，心电监护示心率 121 次 / 分，血氧饱和度 96%。咽稍红，扁桃体不大，双肺散在湿罗音，左上肺可闻及少量干性啰音。心律齐，各瓣膜听诊区未闻及额外心音及病理性杂音。腹平软，肠鸣音 4 次 / 分，全腹无压痛。神经系统查体：神清，气管切开状态。高级皮质功能粗测正常。双侧瞳孔等

大同圆，直径 4 mm，直接及间接对光反射灵敏。双眼外展受限，双眼上视受限，余各向运动充分。双侧角膜反射正常引出，面部针刺觉双侧对称。双侧额纹、鼻唇沟对称。双耳听力粗测正常，Weber 试验居中，双侧 Rinne 试验气导大于骨导。悬雍垂居中，双侧软腭抬举可，双侧咽反射未引出。双侧转颈有力，左侧耸肩力弱。伸舌偏右，未见舌肌纤颤。四肢肌容积对称减低，双侧胫前肌、腓肠肌萎缩明显，髌骨下 10 cm 左侧腿围 24.5 cm，右侧 25 cm，踝关节处腿围左侧 15 cm，右侧 16 cm。四肢肌张力减低，双上肢近端肌力 0 级，远端对指 2 级，余肌力 0 级，下肢近端 1 级，远端 2 级。双下肢胫前肌肌力 1 级，腓肠肌肌力 4 级。肢体双侧针刺觉、关节音叉振动觉对称。共济运动检查不配合。四肢腱反射未引出，双侧 Hoffmann 征、Babinski 征（-）。颈软，Kernig 征（-），Brudzinski 征（-）。

（三）辅助检查

1. 实验室检查

【实验室检查项目】（表 8-4-3）

表 8-4-3　实验室检查项目

1. 血常规：可见外周血白细胞轻度升高

2. 血清生化：正常或肌酶轻度升高

3. 红细胞沉降率、C 反应蛋白：可出现血沉增快，CRP 升高

4. D- 二聚体、PT、PTT、INR 等凝血功能检测：定期监测，注意深静脉血栓形成

5. 免疫学检查：部分患者抗神经节苷脂抗体阳性

6. 血清抗空肠弯曲菌抗体、抗巨细胞病毒抗体：部分患者可检测到上述抗体

7. 脑脊液常规、生化、24 小时 IgG 鞘内合成率，寡克隆区带，脑脊液细胞病理学，神经节苷脂（GM1、GM1b、GQ1b、GD1a）抗体，抗 Ho、抗 Yo、抗 Ri、抗 CV2 抗体等：可见蛋白 - 细胞分离现象

8. 尿常规、粪常规 + 粪培养：可排除泌尿系、消化道感染

9. 痰培养 + 药敏 + 微生物鉴定：明确有无呼吸道感染

10. 毒物筛查（重金属及有机化合物）：排除重度所致周围神经病

注：①脑脊液检查：脑脊液检查在 AIDP 的诊断及鉴别诊断中具有重要的价值。脑脊液蛋白 - 细胞分离是 GBS 特征之一，大约 50% 患者在发病的 1 周内蛋白含量正常，2～4 周内脑脊液蛋白有不同程度的升高，但较少超过 1.0 g/L；糖和氯化物正常；白细胞计数一般 < 10×10^6 个 /L；部分患者出现寡克隆区带；部分患者脑脊液抗神经节苷脂抗体阳性。此外，该检查可排除其他因素（如莱姆病、HIV 相关脊神经根炎）引起的肢体无力。

②有条件的医院可行粪培养空肠变曲菌以明确 GBS 诊断。

【本例实验室检查结果】血常规、尿常规、粪常规＋隐血试验、凝血象、糖化血红蛋白、血同型半胱氨酸各指标正常；红细胞沉降率：87 mm/60min；脑脊液：细胞总数 2520 个 /μl，白细胞 20 个 /μl，蛋白 65.7 mg/dl，其余各项指标正常。未行免疫学抗体检测。

2. 神经电生理检查

【提示】神经电生理检查在 GBS 的诊断方面具有重要的作用。电生理改变的程度与疾病严重程度相关，在病程的不同阶段电生理改变特点也有所不同，需动态观察其变化。GBS 主要为多发神经根和周围神经节段性脱髓鞘。在疾病早期，可能仅有 F 波或 H 反射延迟或消失。随着疾病的进展，可出现神经传导速度减慢，远端潜伏期延长，动作电位波幅正常或轻度下降，还可出现传导阻滞。神经传导速度与髓鞘的完整性关系密切，波幅主要反映轴索功能。患者神经传导速度减慢为主要特点，但随着疾病的进展，可以继发轴索病变。此外，F 波和 H 反射消失、出现率下降或潜伏期延长（表 8-4-4 和图 8-4-1）。此外，还可出现交感皮肤反射及心率变异率的异常，提示自主神经功能受损。重复神经电刺激可排除神经 - 肌肉接头疾病，如重症肌无力、Lamber-Eaton 综合征等。

神经电生理检测结果必须与临床表现相结合，部分患者早期即有神经传导阻滞，但无诱发波幅，建议此类患者在随后的 1 ～ 2 周内复查肌电图。

表 8-4-4　AIDP 的典型神经电生理改变

	远端 CMAP 振幅（mv）	MCV（m/s）	末端运动潜伏期（ms）	F 波潜伏期（ms）
AIDP	正常或下降	下降至正常值的 70%	升高至正常值的 150%	升高至正常值的 120%

注：CMAP：复合肌肉动作电位

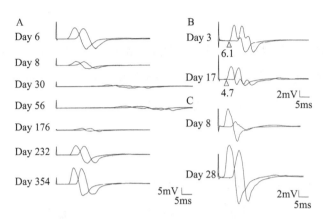

注：GBS 患者，远端潜伏期显著延长，复合肌肉动作电位间期增加。

图 8-4-1 AIDP 及 AMAN 患者的神经电改变

【本例神经电生理检查结果】肌电图检查示上下肢神经源性损害，交感皮肤反应示四肢波形分化尚可，重复性尚可，潜伏期正常；重复神经电刺激：刺激正中神经、拇短展肌记录，低频未见递减，高频未见递增及递减。

3. 影像学检查

【提示】脊髓 MRI（包括冠状位增强）在与急性脊髓炎的鉴别中有一定价值。此外，部分 AIDP 患者冠状位 MRI 增强检查可以发现脊髓神经根增粗及强化。

【本例影像学检查结果】脊髓 MRI 未见明显异常。

（四）诊断

【提示】中国专家推荐的 GBS 诊治指南（2010）：

（1）常有前驱感染史，呈急性病程，进行性加重，多在 2 周左右达到高峰；

（2）对称型肢体和延髓支配肌、面肌无力，重症可有呼吸肌无力，四肢腱反射减低或消失；

（3）可伴有轻度感觉异常和自主神经功能障碍；

（4）脑脊液出现蛋白-细胞分离现象；

（5）电生理检查提示远端运动神经潜伏期延长、传导速度减慢、F 波异常、传导阻滞等；

（6）病程有自限性。

【本例诊断分析】

1. 定位诊断：周围神经（运动神经）

患者主要表现为四肢对称性无力及呼吸困难，查体四肢肌张力减低，双上肢近端肌力0级，远端对指2级，余肌力0级，下肢近端1级，远端2级，腱反射无法引出，呼吸机力弱，为下运动神经元性瘫痪，考虑周围运动脊神经受累，故定位。

颅神经（双侧动眼神经、外展神经、舌咽、迷走，右侧舌下神经）：患者视物成双，查体双眼上视、外展受限，考虑双侧动眼、外展神经核及核下纤维受累；患者病程中出现吞咽困难、言语不清，提示疑核、迷走神经背核及其核下纤维受累；患者伸舌右偏，考虑右侧舌下神经受累；患者无脑干传导束受累症状体征，定位于Ⅲ、Ⅵ、Ⅸ、Ⅹ、Ⅻ颅神经。

直通本章更新内容

2. 定性诊断：格林 – 巴利综合征

患者中年女性，发病前1周肠道感染病史，亚急性起病，发病数天内出现四肢对称性迟缓性瘫痪，双侧多组颅神经受累，脑脊液检查提示蛋白 – 细胞分离，结合肌电图示上下肢神经源性损害，考虑格林巴利综合征。

【鉴别诊断】

1. 脊髓灰质炎

小儿多见，急性起病，常伴有明显发热，肢体瘫痪为节段性、迟缓性、不对称性，无感觉障碍，肌肉萎缩出现早，脑脊液细胞及蛋白均升高。

2. 低血钾性周期性麻痹

急性起病的两侧对称性肢体瘫痪，起病前常有过饱、饮酒或过度疲劳等诱因，既往有发作史，无感觉障碍及颅神经损伤。发作时血钾低，心电图呈低钾样改变，脑脊液正常，补钾后症状缓解。

3. 副肿瘤性周围神经病

有多种临床类型，常见的有感觉性神经病、感觉运动性神经病、周围神经病合并浆细胞病等，单纯运动性神经受累少见。副肿瘤性周围神经病多见于肺癌、肾癌和异常蛋白血症，临床起病多呈亚急性起病，进展超过1个月。表现为四肢远端对称性无力，下肢重于上肢，出现肌萎缩及腱反射减弱。CSF正常或轻度升高。神经电生理检查提示轴索性损害特点。血清学出现副肿瘤相关抗体。

4.重症肌无力全身型

可表现为双侧对称性四肢迟缓性瘫痪，病程一般数周。症状具有波动性，劳累后加重，休息后缓解，晨轻暮重。疲劳试验及新斯的明试验阳性，CSF 正常。重复电刺激低频呈递减反应，高频正常或呈递减反应，血清抗乙酰胆碱抗体阳性。常伴有胸腺增生或胸腺瘤。

（五）治疗

【提示】GBS 的总体治疗原则：早期应防止病情进展，病情高峰及平台期需精心护理及免疫治疗，好转期行康复治疗。

【本例治疗方案】

1.加强护理，防止致命并发症

（1）该患者出现呼吸肌麻痹，行气管切开、呼吸机辅助呼吸，需严密观察呼吸功能，同时定时吸痰、雾化治疗，加强呼吸道护理，防治肺部感染；

（2）监测患者生命体征；

（3）该患者出现吞咽困难，应给予肠内及静脉营养支持治疗；

（4）该患者长期卧床，应预防压疮、下肢静脉血栓形成等。

2.免疫治疗

（1）静脉大量注射免疫球蛋白（IVIg）：推荐用于发病 2 周之内的中度及重度 GBS 患者（如不能独立行走）。询证医学证据显示，IVIg 可阻止 GBS 病情进展，缩短病程，改善近期和远期疗效。推荐用法：0.4 g/（kg·d），5 天，或者 1.0 g/（kg·d），2 天。对于首次 IVIg 治疗缓解后继发加重的患者，可以再次应用 IVIg，用法：0.4 g/（kg·d），5 天。研究表明 IVIg 治疗与血浆置换等效，无明显不良反应，且使用方便，因此 IVIg 逐渐代替了血浆置换，在 GBS 患者中应用十分广泛。个别患者有头痛、肌痛、发热、一过性肝损伤等不良反应。

（2）血浆置换（PE）：推荐用于发病 4 周之内的中度及重度 GBS 患者，对于发病在 2 周之内的患者效果最好。推荐用法：两周内进行 5 次血浆置换。某研究表明对于症状较轻的 GBS 患者，两次血浆置换的疗效较好。目前 PE 和 IVIg 联合治疗的疗效不详。考虑到医院设备条件有限、医疗费用昂贵、院内感染等问题，PE 在国内的应用受到限制。PE

直通本章更新内容

的禁忌证主要是严重感染、心律失常、心功能不全、凝血系统等疾病。

（3）糖皮质激素：近20年来，国内外许多随机对照研究的结果认为激素并无疗效，IVIg与激素联合应用的疗效与单独应用IVIg无显著差别。但对于不能接受IVIg以及PE的GBS患者，目前仍有医院应用激素治疗。

3. 促进神经修复

维生素B族营养神经治疗。

4. 康复治疗

早期进行正规的神经康复锻炼，以防废用性肌萎缩和关节萎缩。

二、疾病知识拓展

（一）格林－巴利综合征（GBS）的临床分型

根据患者临床特点及电生理特点，临床上将GBS分为以下几种类型：

（1）急性炎性脱髓鞘性多发神经根神经病（AIDP）：是GBS中最常见的类型，也称经典型GBS，上面所述疾病临床及电生理特点，即为本类型特点。

（2）急性运动轴索性神经病（AMAN）：突出特点是神经电生理检查近于纯运动受累，以运动神经轴索损害明显为主。

（3）急性运动感觉轴索性神经病（AMSAN）：突出特点是神经电生理检查提示感觉和运动轴索损害明显。

（4）Miller-Fisher综合征（MFS）

①急性起病，病情在数日或数周后达到高峰；

②临床上以眼外肌瘫痪，共济失调和腱反射减低为主要症状，肢体肌力正常或轻度减退；

③脑脊液可出现蛋白－分离现象；

④病程呈自限性。

（5）急性广泛自主神经病

①急性起病，快速进展，2周内达到高峰；

②广泛交感神经及副交感神经功能障碍，不伴或伴有轻微肢体无力及感觉异常；

③脑脊液可出现蛋白－细胞分离现象；

直通本章更新内容

④病程呈自限性；

⑤排除其他病因。

（6）急性感觉性神经病（ASN）

①急性起病，快速进展，2周内达到高峰；

②对称肢体感觉异常；

③脑脊液可出现蛋白－细胞分离现象；

④神经电生理检查提示感觉神经损害；

⑤病程呈自限性；

⑥排除其他病因。

（7）怀疑诊断的特征（Asbury1990年修订版）

①明显持续不对称性肌力减弱；

②严重的膀胱或直肠功能障碍；

③ CSF-MNC 数大于 50×10^6/L；

④ CSF 出现多形核白细胞；

⑤出现明显感觉平面。

（8）除外诊断的特征（Asbury1990年修订版）

①有机物接触史；

②急性发作性卟啉病；

③近期白喉感染史或证据，伴或不伴心肌损伤；

④临床上符合铅中毒或有铅中毒证据；

⑤表现为单纯感觉症状；

⑥有肯定的脊髓灰质炎、肉毒素、癔症性瘫痪或中毒性神经病诊断依据。

（二）AIDP 与 CIDP 的鉴别

慢性炎症性脱髓鞘性多发性神经病（CIDP）见于各年龄段，中年多见，男女比率相近。CIDP 常为隐匿起病，病情在 2 个月以上达到高峰，主要症状为对称性肢体无力，感觉异常，可伴有颅神经受累和自主神经症状。脑脊液中蛋白－细胞分离。CIDP 运动神经传导测定主要表现为运动神经传导阻滞、异常波形离散、末端潜伏期延长、传导速度减慢、F波传导减慢、F波出现率下降。急性期 CIPD 进展较快，4～8 周内病情即达高峰，随访发现部分患者有复发，对激素敏感。具体鉴别点详见表8-4-5。

表 8-4-5 AIDP 与 CIDP 的临床特征

临床特点	AIDP	CIDP
前驱感染史	> 50%	不常见
起病形式	起病急，很快达到高峰	缓慢，数月或数年后
面肌无力	> 50%	< 50%
呼吸衰竭	较多	极少
中枢神经系统受累	可有	少
感觉障碍	轻度	中度
神经传导减慢	有，斑片状	有，弥漫性
激素疗效	不肯定	效果好
复发率	< 5%	多见，病程缓慢
预后	不确定	好

（张星虎 李昕頔）

参考文献

1. 中国抗癫痫协会．临床诊疗指南·癫痫病分册．2015 修订版．北京：人民卫生出版社，2015.

2. 中华医学会神经病学分会帕金森病及运动障碍学组．中国帕金森病治疗指南（第三版）．中华神经科杂志，2014，47（6）：428-433.

3. 中华医学会神经病学分会帕金森病及运动障碍学组，中国医师协会神经内科医师分会帕金森病及运动障碍专业委员会．中国帕金森病的诊断标准（2016 版）．中华神经科杂志，2016，49（4）：268-271.

4. 中华医学会风湿病学分会．风湿热诊断和治疗指南．中华风湿病学杂志，2011，15（7）：483-486.

5. 吴江，贾建平．神经病学．3 版．北京：人民卫生出版社，2015.

6. 中华医学会神经病学分会神经免疫学组，中国免疫学会神经免疫分会．中国多发性硬化诊断和诊疗专家共识．中华神经科杂志，2010，43（7）：516-521.

7. 中华医学会神经病学会神经免疫学组，中国免疫学会神经免疫分会，多发性硬化诊断和治疗中国专家共识（2014）版．中华神经科杂志，2015，48（5）：362-367.

8. 庄立．临床孤立综合征转化为多发性硬化的预测指标及治疗．中国神经免疫学和神经病学杂志，2010，17（4），290-293.

9. 中国免疫学会神经免疫学分会，中华学会神经病学分会神经免疫学组，中国医师协会神经内科分会神经免疫专业委员会．中国视神经脊髓炎谱系疾病诊断与治疗指南．中国神经免疫学和神经病学杂志，2016，23（3）：155-166.

10. Wingerchuk D M，Banwell B，Bennett J L，et al.International consensus diagnostic criteria for neuromyelitis optica spectrum disorders.Neurology，2015，85（2）：

177–189.

11. Matthews L，Marasco R，Jenkinson M，et al.Distinction of seropositive NMO spectrum disorder and MS brain lesion distribution.Neurology，2013，80（14）：1330–1337.

12. The Guillain–Barré syndrome study group.Plasmapheresis and acute Guillain–Barré syndrome.Neurology，1985，35（8）：1096–1104.

13. Walgaard C，Lingsma HF，Ruts L，et al.Prediction of respiratory insufficiency in Guillain–Barré syndrome.Ann Neurol，2010，67（6）：781–787.

14. Hughes RA，Swan AV，Raphaël JC，et al.Immunotherapy for Guillain–Barré syndrome: a systematic review.Brain，2007，130（Pt9）：2245–2257.

15. Raphaël JC，Chevert S，Hughes RA，et al.Plasma exchange for Guillain–Barré syndrome.Cochrane Database Syst Rev，2012，11（7）：CD001798.

16. van Doorn PA.Diagnosis，treatment and prognosis of Guillain–Barré syndrome（GBS）.Presse Med，2013，42（6Pt2）：193–201.

17. Kuwabara S，Yuki N.Axonal Guillain–Barré syndrome: concepts and controversies. Lancet Neurol，2013，12（12）：1180–1188.

18. Wang Y，Sun S，Zhu j，et al.Biomarkers of Guillain–Barré syndrome:some recent progress，more still to Be explored. Mediators Inflamm，2015，2015:564098.

19. Pithadia AB，Kakadia N. Guillain–Barré syndrome（GBS）. Pharmacol Rep，2010，62（2）：220–232.

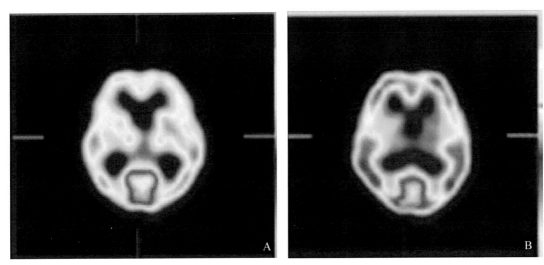

注：A.0 为正常人 SPECT，B. 为 AD 患者的 SPECT

彩插 1　单光子发射断层扫描

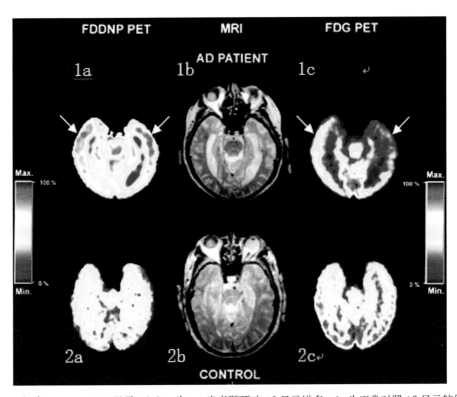

注：A 组为 FDDNP：PET 显示 Aß（1a 为 AD 患者颞顶叶 Aß 显示增多，2a 为正常对照 Aß 显示较低）；

B 组为 MRI：显示内侧颞叶（1b 为 AD 患者内侧颞叶萎缩，2b 为正常对照显示内侧颞叶正常）；

C 组为 FDG：PET 显示葡萄糖代谢（1c 为 AD 患者颞顶叶葡萄糖代谢减低，2c 为正常对照显示葡萄糖代谢正常）

彩插 2　正电子发射断层摄影

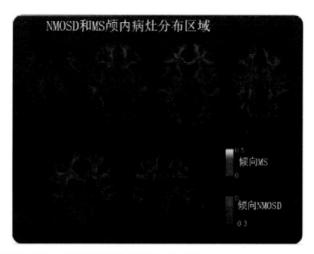

注：红色区域倾向于 MS 病灶，蓝色部分倾向于 NMOSD 病灶

彩插 3　NMOSD 和 MS 颅内病灶分布区域